T0237654

Tumorassoziierte Fatigue

Joachim Weis · Markus Horneber
Stephanie Otto

Tumorassoziierte Fatigue

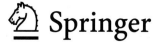 Springer

Joachim Weis
Comprehensive Cancer Centers
Abteilung Selbsthilfeforschung
Universitätsklinikum Freiburg
Freiburg, Deutschland

Stephanie Otto
Comprehensive Cancer Center
Ulm (CCCU)
Universitätsklinikum Ulm
Ulm, Deutschland

Markus Horneber
Klinik für Innere Medizin 3 - Schwerpunkt
Pneumologie, Universitätsklinik der
Paracelsus Medizinischen Privatuniversität
Klinikum Nürnberg Campus Nord
Nürnberg, Deutschland

ISBN 978-3-662-64614-4   ISBN 978-3-662-64615-1   (eBook)
https://doi.org/10.1007/978-3-662-64615-1

Die Deutsche Nationalbibliothek verzeichnet diese Publikation in der Deutschen Nationalbibliografie;
detaillierte bibliografische Daten sind im Internet über https://portal.dnb.de abrufbar.

Springer ist ein Imprint der eingetragenen Gesellschaft Springer-Verlag GmbH, DE und ist ein Teil von
Springer Nature.
Die Anschrift der Gesellschaft ist: Heidelberger Platz 3, 14197 Berlin, Germany

Das Papier dieses Produkts ist recyclebar.

Geleitwort

Wenn man sich über un(zureichend) gelöste Fragen in der Onkologie Gedanken macht, kommt einem zwangsläufig die tumorassoziierte Fatigue (TF) in den Sinn. Vielschichtig in ihrer Genese, durch die Tumorerkrankung, aber auch durch die tumorspezifische Therapie ausgelöst und meist nicht einfach medikamentös behandelbar, führt die TF im Laufe einer Tumorerkrankung bei vielen Patient*innen zu einer drastischen Einschränkung ihrer Lebensqualität. Trotz ihrer hohen Prävalenz – in Studien liegt diese je nach Erkrankungs- und Therapiesituation zwischen 10 % und 90 % – findet die TF im praktischen Alltag noch zu wenig Beachtung. Wesentlicher Grund dafür ist der bei den Behandler*innen noch immer weit verbreitete Eindruck, „da könne man halt oft nichts verbessern". Aber auch viele Patient*innen berichten nicht über TF, z. B. aus Angst, als unmotiviert zu gelten: „Man lässt sich doch nicht gehen!"

Joachim Weis, Markus Horneber und Stephanie Otto haben sich zur Aufgabe gemacht, diese Eindrücke zu verändern. Sie zeigen im vorliegenden Buch aktuelle Daten zur Prävalenz, zu Symptomatik und dem vielschichtigen Spektrum der Ätiologie und Pathogenese von TF.

Die Autorengruppe legt auch eindrucksvoll dar, dass es wichtig und lohnend ist, eine differenzierte Diagnostik von möglichen Ursachen einer TF durchzuführen, da sich hieraus unterschiedliche Interventionen ergeben können. Das therapeutische Spektrum ist, der vielschichtigen Kausalität von TF entsprechend, breit und reicht von medikamentöser Intervention über körperliche Bewegung und Training sowie psychosoziale Interventionen bis hin zu künstlerischen, nutritiven und physikalischen Behandlungskonzepten.

Dem breiten therapeutischen Spektrum stehen deutliche Barrieren für die Umsetzung effektiver Therapiestrategien entgegen. Das Autor*innenteam stellt klar heraus, dass die Umsetzung der Konzepte oft an fehlenden Strukturen und/oder zeitlichen und personellen Voraussetzungen scheitert, vor allem wenn eine Therapie wohnortnah und durch qualifizierte Kräfte angeboten werden soll. Letzteres ist aber unabdingbar. TF betrifft Menschen in ihrem Alltag, sie fühlen sich andauernd und ungewöhnlich müde und erschöpft. Wenn hier durch eine Intervention z. B. mit Bewegung und körperlichem Training etwas erreicht werden soll, muss diese Maßnahme wohnortnah und durch qualifizierte Trainer*innen erfolgen, die ermessen können, was für die Patient*innen adäquat ist und sie zugleich auch motivieren, etwas zu tun, was auf den ersten Blick kontraproduktiv erscheint: Sich körperlich zu bewegen, wenn man sehr erschöpft ist.

Effektive Fatiguebehandlung braucht – und das erläutert das Buch eindrucksvoll – eigentlich ein multidisziplinäres Team, von dem alle Facetten einer Fatiguetherapie angeboten werden, das die Therapie individuell auf die Patient*innen angepasst und deren Bedarfe und Vorstellungen berücksichtigt. Selbstverständlich spielen behandelnde und nachsorgende Ärzt*innen eine wichtige Rolle in diesem Team, nicht zuletzt, weil sie den Bezug zur aktuellen Situation der Krebserkrankung und -therapie herstellen. Solche Teams gibt es auch in unserem hochentwickelten Gesundheitswesen in Deutschland nur an wenigen Stellen und keinesfalls flächendeckend. Andererseits gibt es schon Beispiele für die erfolgreiche Etablierung multidisziplinärer Behandlungsteams für komplexe Erkrankungen, denken sie z. B. an die geriatrische frührehabilitative Komplexbehandlung. Warum nicht auch für die TF?

Ich wünsche mir daher, dass dieses Buch dazu beiträgt, bei Ärzt*innen und vor allem den Verantwortlichen im Gesundheitswesen die Aufmerksamkeit für die TF zu wecken oder zu steigern und die in diesem Buch vorgeschlagenen Konzepte zur Verbesserung der Versorgung unserer Patient*innen mit TF umzusetzen.

Prof. Dr. Thomas Seufferlein
Ärztlicher Direktor, Klinik für Innere Medizin I
Universitätsklinikum Ulm
Ulm, Deutschland

Vorwort

Tumorassoziierte Fatigue hat sich als Fachbegriff etabliert, um die andauernden, belastenden und die Lebensqualität einschränkenden Müdigkeits- und Erschöpfungszustände zu beschreiben unter denen viele Menschen mit bösartigen Erkrankungen leiden. Seit das Thema Anfang der 1990er-Jahre vermehrte Aufmerksamkeit in der onkologischen Fachwelt fand, wurden vielfältige Anstrengungen unternommen und zahlreiche Forschungsarbeiten durchgeführt, um das komplexe, durch Müdigkeit, Kraftlosigkeit, rasche Erschöpfung und verminderte Leistungsfähigkeit gekennzeichnete Syndrom besser verstehen, diagnostizieren und behandeln zu können. Dennoch erscheint es uns mit seinen individuellen Ausprägungen und den vielfältigen Wechselwirkungen zwischen auslösenden, aufrechterhaltenden und schützenden Einflussfaktoren auch heute noch oft rätselhaft.

Ausgehend von einer Aufarbeitung der umfangreichen Literatur zur Epidemiologie gibt das Buch einen Überblick über die verschiedenen Erklärungsansätze zur Ätiologie und Pathogenese und bezieht dabei auch die neueren Erkenntnisse der Psychoneuroimmunologie, Stressforschung, Verhaltenspsychologie, Sportphysiologie und der Molekulargenetik ein. Selbst wenn wir die Entstehung von Fatiguesyndromen bei Menschen mit bösartigen Erkrankungen immer noch nicht umfassend erklären können, ermöglichen die zahlreichen Erkenntnisse und Forschungsergebnisse ein zunehmend besser werdendes Verständnis des Krankheitsbilds. Auch liefern sie hilfreiche Ausgangspunkte für die zukünftige Forschung und die Weiterentwicklung der Diagnostik und Therapie.

Für die onkologische Versorgung favorisieren wir ein gestuftes und und zwischen den Fachgruppen abgestimmtes Vorgehen, das sich an dem Schweregrad und den Auswirkungen der Symptomatik orientiert, wie es auch nationale und internationale Leitlinien empfehlen. Die zentralen Elemente sind hierbei ein regelmäßiges Symptom- und Belastungsscreening, eine gezielte Anamnese und maßvolle apparative Diagnostik, sowie eine kriterienbasierte Diagnosestellung als Grundlage für ein interdisziplinär/interprofessionelles Vorgehen bei der Behandlung. Zur psychometrischen Erfassung der tumorassoziierten Fatigue geben wir einen Überblick über die deutschsprachig validierten Fragebogen mit Hinweisen, wie diese für Forschungs- und Versorgungsziele eingesetzt werden können. Da es nachwievor weder verlässlichen Labor- und Funktionstests, noch apparative Methoden zur Diagnosestellung gibt, sondern die selbsteingeschätzten Beschwerden und Belastungen der Betroffenen das Krankheitsbild definieren, stellen wir das anamnestische Gespräch in das

Zentrum des diagnostischen Vorgehens. Es dient nicht nur dem Erfassen der individuellen Symptomatik und der damit verbundenen Anpassungsvorgänge, sondern auch der Identifikation von somatischen, psychischen und sozialen Einflussfaktoren, an denen sich die Behandlung orientieren kann. Auch gehen wir auf die Abgrenzung der tumorassoziierten Fatigue gegenüber dem Chronischen Fatigue-Syndrom (ME/CFS) ein und geben Hinweise für die sozialmedizinische Beurteilung und Begutachtung.

Das Kapitel zur Therapie macht deutlich, dass wir mittlerweile über eine Reihe von gesicherten Behandlungsmöglichkeiten verfügen. Sie sind jedoch unverändert symptomatischer Natur, da für eine ursächliche Therapie noch das Wissen fehlt. und stammen aus der Sport- und Bewegungstherapie, der Verhaltenstherapie und der Mind-Body-Medizin. Wir gehen aber auch auf die zahlreichen medikamentösen Therapieansätze ein und auf Behandlungskonzepte, die mit einem multimodalen Vorgehen versuchen, der vielschichtigen Entstehung der Fatigue Rechnung zu tragen. Für keine der in diesem Buch vorgestellten Therapieverfahren sprechen wir Empfehlungen aus, sondern verweisen auf die der nationalen und internationalen Leitlinien. Bei den Darstellungen zur medikamentösen Therapie ist es uns ein Anliegen, deutlich werden zu lassen, dass diese sorgfältig abgewogen und individuell ausgewählt werden sollte und es dafür Erfahrung in der Versorgung onkologischer Patient*innen bedarf.

In einem abschließenden Kapitel stellen wir einen auf unser Gesundheitssystem abgestimmten Versorgungsalgorithmus vor, mit dem wir versuchtén, die Ausführungen zur Diagnostik und Therapie in den vorangehenden Kapiteln zu einem roten Faden für das praktische klinische Handeln zu verknüpfen. Nicht zuletzt gehen wir in diesem Abschlusskapitel auch auf die immer noch unzureichende Versorgung der meisten von tumorassoziierter Fatigue betroffenen Patient*innen ein und skizzieren, wie sich diese Situation verbessern lassen könnte.

Unser multiprofessionelles Autor*innenteam stellte sich die Aufgabe, mit diesem Buch einen umfassenden und dennoch kompakten Überblick über den Stand der Kenntnisse zur tumorassoziierten Fatigue zu geben. Wir richten dieses Buch an alle Berufsgruppen, die in den verschiedenen Versorgungssektoren onkologische Patient*innen betreuen, oder das Thema Fatigue in der Forschung bearbeiten und haben uns bemüht, die vielen komplexen Zusammenhänge nicht nur wissenschaftlich korrekt, sondern auch klar und verständlich darzustellen. So hoffen wir, dass das Buch nicht nur im Fachkreis eine gewinnbringende Lektüre ist und zur Auseinandersetzung mit dem Thema der tumorassoziierten Fatigue anregt, sondern auch unter Patient*innen und in der Öffentlichkeit interessierte Leser*innen findet.

Freiburg, Deutschland   Joachim Weis
Nürnberg, Deutschland   Markus Horneber
Ulm, Deutschland   Stephanie Otto
April 2023

Inhaltsverzeichnis

1 Definition, Häufigkeit und klinisches Erscheinungsbild 1
Joachim Weis und Markus Horneber
  1.1 Häufigkeit. 3
  1.2 Erscheinungsbild 8
  Literatur. 12

2 Ätiologie und Pathogenese 17
Markus Horneber und Joachim Weis
  2.1 Erklärungsansätze zur Entstehung pathologischer
       Formen von Fatigue 18
       2.1.1 Kognitiv-behaviorale Modelle 19
       2.1.2 Stress-Allostase-Modell. 19
       2.1.3 Metakognitives Modell 21
  2.2 Erklärungsansätze zur Entstehung der
       tumorassoziierten Fatigue 21
       2.2.1 Einflüsse der Tumorerkrankung und der Tumortherapie. . . . 24
       2.2.2 Genetische Einflussfaktoren. 27
       2.2.3 Psychosoziale Einflussfaktoren 29
       2.2.4 Störungen in Regulationssystemen 31
  Literatur. 34

3 Diagnostisches Vorgehen 47
Joachim Weis, Markus Horneber und Stephanie Otto
  3.1 Screening 49
  3.2 Diagnostik 50
       3.2.1 Anamnese und klinische Untersuchungen. 51
       3.2.2 Kriterienbasierte Diagnosestellung 51
       3.2.3 Psychometrische Verfahren zu Erfassung der Fatigue 55
  3.3 Gezielte Diagnostik weiterer Einflussfaktoren 59
       3.3.1 Psychische Einflussfaktoren. 59
       3.3.2 Schläfrigkeit und Schlafstörungen. 61
       3.3.3 Gebrechlichkeit 61
       3.3.4 Sarkopenie 62
       3.3.5 Körperliche Leistungsfähigkeit 63

        3.3.6   Ernährungsstatus 64
        3.3.7   Erfassung unerwünschter Arzneimittelwirkungen 65
        3.3.8   Abgrenzung zum Chronischen Fatigue-Syndrom 65
    3.4   Sozialmedizinische Begutachtung 67
    Literatur. 69
4   **Prävention und Therapie** 75
    Stephanie Otto, Markus Horneber und Joachim Weis
    4.1   Information und Beratung 77
    4.2   Behandlung von Einflussfaktoren 79
        4.2.1   Hypothyreose und Hypogonadismus 79
        4.2.2   Anämie 80
        4.2.3   Komorbiditäten 81
        4.2.4   Schlafstörungen 82
        4.2.5   Symptomcluster 83
    4.3   Sport- und Bewegungstherapie 84
        4.3.1   Wirkmechanismen von körperlichem Training 85
        4.3.2   Wirkungen von körperlichem Training auf Fatigue 86
        4.3.3   Evidenz der Wirksamkeit 88
        4.3.4   Empfehlungen von Fachgesellschaften 90
        4.3.5   Gegenanzeigen und Risiken 93
        4.3.6   Barrieren für die Umsetzung 95
        4.3.7   Vorschläge zur Überwindung der Barrieren 96
    4.4   Psychosoziale Interventionen 98
        4.4.1   Psychoedukative Interventionen 99
        4.4.2   Kognitiv-behaviorale Interventionen 103
        4.4.3   Weitere psychosoziale Interventionen 105
    4.5   Mind-Body-Verfahren 105
        4.5.1   Yoga 105
        4.5.2   Tai-Chi/Qi-Gong 106
        4.5.3   Achtsamkeitsbasierte Stressreduktion
                 (Mindfulness-Based Stress Reduction – MBSR) 107
    4.6   Weitere nichtmedikamentöse Behandlungsansätze 108
        4.6.1   Künstlerische Therapieansätze 108
        4.6.2   Lichttherapie 109
        4.6.3   Ernährungsbezogene Interventionen 110
        4.6.4   Akupunktur und Akupressur 111
        4.6.5   Massagetherapie 112
    4.7   Medikamentöse Behandlungsansätze 112
        4.7.1   Stimulanzien 113
        4.7.2   Glucocorticoide 117
        4.7.3   Pflanzliche Präparate 118
        4.7.4   Weitere medikamentöse Behandlungsansätze 119
    4.8   Multimodale Behandlungsansätze 121
    Literatur. 124

**5 Versorgungssituation: Herausforderungen
und Lösungsmöglichkeiten**.................................. 145
Markus Horneber, Joachim Weis und Stephanie Otto
5.1 Algorithmus für das diagnostische und therapeutische
Vorgehen im Versorgungsalltag 145
5.2 Schwierigkeiten in der aktuellen Versorgungssituation........... 148
5.3 Schritte zur Verbesserung der Versorgung................... 151
Literatur.. 151

Erratum zu: Prävention und Therapie........................... E1

Anhang... 155

Stichwortverzeichnis....................................... 161

Definition, Häufigkeit und klinisches Erscheinungsbild

1

Joachim Weis und Markus Horneber

Inhaltsverzeichnis

1.1 Häufigkeit.. 3
1.2 Erscheinungsbild... 8
Literatur.. 12

Bereits am Ende des 19. Jahrhunderts beschrieb Angelo Mosso, Professor für Physiologie an der Universität in Turin, Müdigkeit, Kraftlosigkeit und Erschöpfung unter dem Begriff der Fatigue als wichtige Reaktionen des Körpers auf Belastung, die uns die Notwendigkeit der Ruhe und Erholung signalisieren und uns dadurch vor Überlastungen schützen. Als Teil unserer Regulationsvorgänge hilft eine solche „physiologische Fatigue", das physische und psychische Gleichgewicht des Organismus zu bewahren (Noakes, 2012). Müdigkeit, Kraftlosigkeit und Erschöpfung dieser Art sind allen Menschen nach körperlichen Tätigkeiten oder geistigen Anstrengungen vertraut. Es sind vorübergehende und als natürlich empfundene Zustände, die sich nach einer Phase der Erholung zurückbilden.

> „At first sight it might appear an imperfection of our body but is on the contrary one of its most marvellous perfections. The fatigue increasing more rapidly than the amount of work done saves us from the injury which lesser sensibility would involve for the organism. (Mosso, 1915)"

J. Weis (✉)
Comprehensive Cancer Centers Abteilung Selbsthilfeforschung Universitätsklinikum Freiburg, Freiburg, Deutschland
e-mail: joachim.weis@uniklinik-freiburg.de

M. Horneber
Klinik für Innere Medizin 3 - Schwerpunkt Pneumologie, Universitätsklinik der Paracelsus Medizinischen Privatuniversität, Klinikum Nürnberg Campus Nord, Nürnberg, Deutschland
e-mail: markus.horneber@klinikum-nuernberg.de

J. Weis et al., *Tumorassoziierte Fatigue*, https://doi.org/10.1007/978-3-662-64615-1_1

Sprechen erkrankte Menschen jedoch von Müdigkeit, Kraftlosigkeit und Erschöpfung, unterscheiden sich die damit verbundenen Wahrnehmungen von denen gesunder Menschen. Es sind nicht mehr die als normal und angemessen anzusehenden Zustände, die mit Anstrengungen einhergehen, sondern als belastend empfundene Symptome, die bereits nach geringen Belastungen auftreten und sich oft durch Ruhe und Schlaf nicht in der üblichen Form zurückbilden (Glaus et al., 1996). Treten solche Symptome im Zusammenhang mit bösartigen Erkrankungen oder deren Therapien auf und sind sie nicht eindeutig Ausdruck einer anderen Erkrankung, wird dafür seit dem Ende der 1990er-Jahre der Begriff der tumorassoziierten Fatigue („cancer-related fatigue") verwendet. Für eine bessere Lesbarkeit verwenden wir in diesem Buch für diese Form einheitlich den Begriff Fatigue, sofern nicht in einem bestimmten Kontext eine genauere Differenzierung erforderlich ist.

Die Fatigue Coalition, eine multidisziplinäre Gruppe von Expert*innen schlug 1998 vor, Fatigue als einen „subjektiv empfundenen Zustand ausgeprägter und anhaltender Erschöpfung sowie verminderter körperlicher oder mentaler Leistungsfähigkeit, der nicht durch Ruhe verbessert wird", zu definieren (Cella et al., 1998). Daran anknüpfend definiert das National Comprehensive Cancer Network (NCCN) in seiner regelmäßig aktualisierten Leitlinie zur tumorassoziierten Fatigue diese wie folgt (2023):

▶ **Definition** Tumorassoziierte Fatigue ist eine unangenehme, andauernde Empfindung physischer, kognitiver und emotionaler Müdigkeit und Erschöpfung, die in Zusammenhang mit einer Krebsdiagnose oder -therapie aufgetreten ist, in keinem Verhältnis zum Ausmaß der Aktivitäten steht und das Alltagsleben der Betroffenen beeinträchtigt (NCCN, 2023).

Die Definition des NCCN, die von allen internationalen Leitlinien übernommen wurde (Bower, 2014; Fabi et al., 2020; Howell et al., 2013), geht zwar nicht darauf ein, dass sich die Kräfte bei der tumorassoziierten Fatigue nicht durch Schlaf und Ruhe regenerieren, sie drückt aber deutlich aus, dass sich diese Form der Fatigue nicht nur quantitativ, sondern auch qualitativ von normalen Zuständen von Müdigkeit und Erschöpfung unterscheidet. Sie weist auch auf die mehrdimensionale, körperliche, kognitive und emotionale Ausprägung von Fatigue hin und auf die damit verbundene Beeinträchtigung der Leistungsfähigkeit der Betroffenen.

Das Beschwerdebild der Fatigue tritt nicht nur bei malignen Erkrankungen auf, sondern auch im Zusammenhang mit vielen anderen chronischen Erkrankungen, wie beispielsweise bei rheumatoider Arthritis, multipler Sklerose, chronisch obstruktiven Atemwegserkrankungen, oder als Folge von viralen Infektionen, z. B. im Rahmen eines Post-COVID-Syndroms, und als eigenständiges Krankheitsbild (Myalgische Enzephalomyelitis/Chronisches Fatigue-Syndrom). Obwohl sich solche Fatigue-Syndrome in ihren Manifestationen je nach Grunderkrankung unterscheiden, wird von übergreifenden Mechanismen der Pathogenese und Pathophysiologie ausgegangen (Matura et al., 2018; Torossian & Jacelon, 2021). Siehe hierzu auch die Ausführungen in Kap. 2.

1.1 Häufigkeit

Zahlreiche Untersuchungen belegen, dass Fatigue bei bösartigen Erkrankungen zu den häufigsten Symptomen zählt. Nach einer aktuellen Metaanalyse von 84 Beobachtungsstudien, in denen die Häufigkeit von Fatigue bei mehr als 140.000 Patient*innen mit verschiedenen Formen von Malignomen erhoben worden war, variieren die Häufigkeitsangaben von 14–100 %. Auf der Basis einer gepoolten Datenanalyse schätzten die Autor*innen die aggregierte Prävalenz auf 52 % (Ma et al., 2020).

Auffallend bei dieser Metaanalyse war die große Schwankungsbreite der Prävalenzwerte zwischen den einzelnen Studien. Eine Ursache hierfür liegt in den unterschiedlichen Verlaufsformen der Fatigue: Während sie bei einigen Betroffenen bereits in der Frühphase der Erkrankung, manchmal schon vor der Diagnosestellung, auftritt, beginnt sie bei anderen erst während der Therapie, dauert mit wechselnden Intensitäten an und bildet sich nach dem Ende wieder zurück. Bei einer weiteren Gruppe treten die Symptome erst nach Abschluss der Therapie auf.

Durch diese unterschiedlichen Verlaufsformen ergeben sich, je nach Zeitpunkt der Untersuchung, sehr unterschiedliche Werte für die Häufigkeiten. Die Ergebnisse einer Längsschnittuntersuchung zeigen dies beispielhaft in Abb. 1.1 (Andrykowski et al., 2010).

Aber nicht nur der Zeitpunkt der Befragung, sondern auch die Art der Erfassung sowie die Begriffe, die bei einer Befragung verwendet werden, haben einen Einfluss auf die Häufigkeiten, die für Fatigue gefunden werden. Schon die Anzahl der Synonyme für Erschöpfung, wie beispielsweise Ermüdung, Entkräftung, Schwäche oder Ermattung, macht dies deutlich. Hinzu kommt, dass sich das Verständnis für Alltagsbegriffe in diesem Bereich zwischen Fachleuten und erkrankten Menschen deutlich unterscheidet. So fand eine Untersuchung, dass Patient*innen Begriffe zur Beschreibung von Müdigkeits- und Erschöpfungszuständen verwandten, die von psychiatrischen Fachleuten eigentlich für die Beschreibung von Traurigkeit ausgewählt worden waren (Wessely, 2001).

Vor diesem Hintergrund wurden in den letzten drei Jahrzehnten eine Reihe von ein- oder mehrdimensionalen Fragebogen entwickelt, um die Häufigkeit von Fatigue bei Tumorerkrankungen valide und verlässlich zu erfassen. Obwohl die meisten dieser Fragebogen hohe Gütekriterien aufweisen, sind Häufigkeitswerte, die mit ihnen erhobenen wurden, untereinander nur begrenzt vergleichbar. Der Grund dafür liegt darin, dass den Fragebögen unterschiedliche Konzepte von Fatigue zugrunde liegen und sie verschiedene Dimensionen der Fatigue untersuchen. Auf die Frage

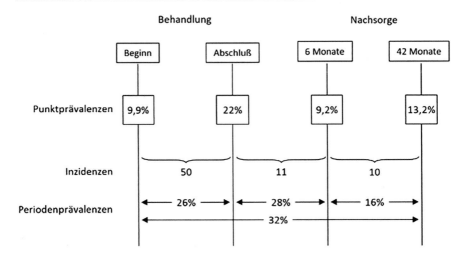

Abb. 1.1 Häufigkeiten der Fatigue im Krankheitsverlauf: Ergebnisse einer Längsschnittstudie zur Häufigkeit der Fatigue bei Mammakarzinompatientinnen mittels eines Fragebogens und kriterienbasierter Interviews. Unmittelbar vor Beginn der postoperativen, adjuvanten Therapie (Chemo- oder Radiotherapie) hatten 9,9 % (30/304) der Patientinnen Fatigue, nach Abschluss des ersten Kurses der Chemotherapie bzw. nach Abschluss der Radiotherapie 22 % (67/304), 6 Monate später 9,2 % (26/282) und 42 Monate später 13,2 % (29/222). Während der Behandlung traten 50 neue Fälle von Fatigue auf und während der Nachsorge insgesamt 21. Die Periodenprävalenzen berechnen sich aus der Anzahl der Patientinnen mit Fatigue zum jeweiligen Untersuchungszeitpunkt plus Anzahl der Neuerkrankungen im Beobachtungszeitraum geteilt durch die Gesamtzahl: Somit lag die Prävalenz während der Behandlungsphase bei 80/304 = 26 %. (Aus Heim & Weis, 2014)

der Diagnostik und die methodischen Vorgehensweisen wird ausführlich in Kap. 3 eingegangen. An dieser Stelle soll nur darauf hingewiesen werden, dass es zwar einen Vorschlag einer Gruppe von Expert*innen (Fatigue Coalition) für ein diagnostisches Interview und Fallkriterien für Fatigue gibt, es allerdings bisher keine Festlegung oder einen Goldstandard gibt, welche Symptome in welcher Ausprägung und mit welchen Auswirkungen vorliegen müssen, um eine Fatigue zu diagnostizieren.

Zusätzlich zum Zeitpunkt der Befragung und der Wahl des Fragebogens beeinflussen auch die Art der Therapie und das Stadium der Erkrankung der Befragten die zu erwartenden Werte für die Häufigkeit der Fatigue. Die Ergebnisse einer systematischen Übersichtsarbeit belegen diese Einflussfaktoren bei epidemiologischen Untersuchungen sehr anschaulich. Prue et al. (2006) untersuchten die Prävalenz der Fatigue bei Patient*innen mit soliden Tumoren während und nach der Tumortherapie. Sie schlossen dazu 29 Querschnitts- und 35 Längsschnittstudien ein, die mehrdimensionale Messinstrumente zur Fatigue verwendet hatten. Während der onkologischen Behandlung lagen die Prävalenzen von Fatigue zwischen 39 % und 100 % und ein Jahr nach Beendigung der Therapie zwischen 19 % und 38 %. Vier Faktoren waren für die unterschiedlichen Werte verantwortlich: der Zeitpunkt der Erhebung, die Krankheits-/Therapiesituation der Teilnehmenden, der eingesetzte Fragebogen und die verwendeten Schwellenwerte.

Donovan et al. (2013) untersuchten in einer systematischen Übersichtsarbeit, wie hoch die Prävalenz der Fatigue ist, wenn sie mithilfe des von der Fatigue Coalition vorgeschlagenen Interviews und anhand der diagnostischen Kriterien erfasst wurden (siehe hierzu die Beschreibung des Interviews und der Kriterien in Kap. 3). Sie schlossen sieben Querschnitt- und zwei Längsschnittstudien ein, in denen Patientinnen mit Mammakarzinomen und Populationen mit unterschiedlichen Krebsdiagnosen untersucht worden waren und fanden eine durchschnittliche Prävalenz von 23 %, wenn alle vier Kriterien (A1 + 5 weitere Symptome + B + C + D) zur Diagnosestellung angewendet wurden. Wie zu erwarten, waren die Prävalenzen deutlich höher, wenn beispielsweise nur das Kriterium A1 („Deutliche Müdigkeit, Energieverlust oder verstärktes Ruhebedürfnis, welches in keinem Verhältnis zu aktuellen Veränderungen des Aktivitätsniveaus steht") zur Diagnosestellung herangezogen worden war. Tab. 1.1 zeigt eine Aufstellung der eingeschlossenen Studien und die jeweils ermittelten Prävalenzangaben.

▶ **Merke:** Die Häufigkeitsangaben zu Fatigue unterliegen großen Schwankungen, die einerseits durch die methodische Vorgehensweise zur Erfassung bzw. Diagnostik und andererseits durch die Heterogenität der untersuchten Gruppen beeinflusst werden. Um Missverständnisse und Fehlschlüsse beim Interpretieren von Ergebnissen epidemiologischer Untersuchungen zur Fatigue zu vermeiden, sollten Inzidenz- und Prävalenzangaben anhand von folgenden Fragen geprüft werden:

- Auf welche Gruppe von Patient*innen beziehen sich die Ergebnisse und lassen sie eine Generalisierung auf andere Patient*innengruppen zu?
- Welcher Fragebogen wurde eingesetzt und welcher Schwellenwert wurde für die Falldefinition festgelegt?
- Welche diagnostischen Kriterien lagen bei einer interviewbasierten Erfassung zugrunde?

Tab. 1.1 Studien, in denen die Prävalenz der tumorassoziierten Fatigue (TF) durch Anwendung der von der Fatigue Coalition vorgeschlagenen diagnostischen Kriterien ermittelt wurde. (Mod. nach Donovan et al., 2013)

Studie	Design	Anzahl Teilnehmer Diagnose/Stadium Geschlecht	Therapiesituation	Kriterien und Häufigkeit TF
Alexander et al., 2009	Querschnittserhebung	200 Patientinnen Mammakarzinom (Stadium I–IIb)	Alle Behandlungen außer Hormontherapie seit mindestens 3 Monaten, aber nicht länger als 2 Jahre abgeschlossen	30 % bei Vorliegen aller Kriterien (A–D)
Andrykowski et al., 2005	Longitudinale Kohortenstudie	288 Patientinnen Mammakarzinom (Stadium 0–II)	Vor Beginn bis zum Abschluss der adjuvanten Chemo-/Radiotherapie	10,4 % vor Beginn der Therapie 26 % nach Abschluss der Therapie bei Vorliegen aller Kriterien (A–D)
Andrykowski et al., 2010	Follow-up der longitudinalen Kohortenstudie (Andrykowski et al., 2005) nach 6 und 42 Monaten	304 (288 + 6) Patientinnen Mammakarzinom (Stadium 0–II) 337 gesunde, weibliche Kontrollpersonen	6 und 42 Monate nach Abschluss der adjuvanten Chemo-/Radiotherapie	9,2 % 6 Monate später 13,1 % 42 Monate später bei Vorliegen aller Kriterien (A–D)
Cella et al., 2001	Querschnittserhebung	379 Patient*innen Verschiedene Karzinome; verschiedene Stadien 79 % weiblich	Chemo- und/oder Radiotherapie abgeschlossen	37 % bei Vorliegen des Symptomkriteriums A1 17 % bei Vorliegen von 6 Symptomkriterien (A1 + weitere 5)
Fernandes et al., 2006	Querschnittserhebung	25 Patient*innen Verschiedene Karzinome; 72 % fortgeschrittene Krankheitssituation 25 gesunde Kontrollpersonen	Stationäre Patient*innen; 20 % während Chemo- und/oder Radiotherapie	96 % bei Vorliegen des Symptomkriteriums A1 56 % bei Vorliegen von 6 Symptomkriterien (A1 + weitere 5) und den Kriterien B–D

Murphy et al., 2006	Querschnittserhebung	16 Patient*innen Verschiedene Karzinome 50 % weiblich	Stationäre, palliativmedizinische Behandlung	62,5 % bei Vorliegen von 6 Symptomkriterien (A1 + weitere 5) 12,5 % bei Vorliegen aller Kriterien (A–D)
Sadler et al., 2002	Querschnittserhebung	51 Patient*innen Verschiedene Karzinome (61 % Mammakarzinome); verschiedene Stadien 75 % weiblich	Behandlung (SZT/KMT) seit 5–12 Monaten abgeschlossen	43 % bei Vorliegen des Symptomkriteriums A1 25 % bei Vorliegen von 6 Symptomkriterien (A1 + weitere 5) 21 % bei Vorliegen aller Kriterien (A–D)
Van Belle et al., 2005	Querschnittserhebung	834 Patient*innen Verschiedene Karzinome; verschiedene Stadien 43 % weiblich	Stationäre und ambulante Patienten; 54 % während Chemo- oder Radiotherapie	54 % bei Vorliegen des Symptomkriteriums A1
Young und White 2006	Querschnittserhebung	69 Patientinnen Mammakarzinom (Stadium 0–II)	Kurative Behandlung mindestens 6 Monate abgeschlossen	66,7 % bei Vorliegen des Symptomkriteriums A1 23,3 % bei Vorliegen von 6 Symptomkriterien (A1 + weitere 5)
Yeh et al., 2011	Querschnittserhebung	265 Patient*innen Verschiedene Karzinome (37 % Mammakarzinome; verschiedene Stadien 64 % weiblich	48 % in palliativer, 21 % in kurativer Behandlung; 31 % abgeschlossene kurative Behandlung	86 % bei Vorliegen des Symptomkriteriums A1 11 % bei Vorliegen von 6 Symptomkriterien (A1 + weitere 5)

1.2   Erscheinungsbild

Das klinische Bild der tumorassoziierten Fatigue ist vielfältig und die empfundenen Störungen und Einschränkungen werden von den Betroffenen sehr individuell beschrieben. Auf der körperlichen Ebene kann sich die Fatigue in einer reduzierten körperlichen Leistungsfähigkeit, Schwächegefühl, fehlenden Ausdauer oder Energiemangel äußern. Auf der emotionalen Ebene sind Antriebs- und Interesselosigkeit, erlebte Frustration sowie fehlende Motivation die häufigsten Symptome, während sich auf der kognitiven Ebene vor allem Probleme in der Daueraufmerksamkeit, geteilten Aufmerksamkeit, dem Aufmerksamkeitswechsel oder im Kurzzeitgedächtnis zeigen können (Bower, 2014; Donovan et al., 2013) (siehe Abb. 1.2).

Im Vergleich zu Gesunden, die ihre Müdigkeit als ein normales, mit dem Tagesablauf und seinen Aktivitäten verbundenes Gefühl erleben, steht bei Krebspatienten mit Fatigue das Empfinden im Vordergrund, dass bereits nach kurzer Zeit und bei geringfügigen Anstrengungen körperliche Erschöpfung, Abgeschlagenheit, Schwäche- und Schweregefühl der Muskulatur und eine unüblich starke Müdigkeit auftritt. Typischerweise stehen die Beschwerden in keinem angemessenen Verhältnis zu vorangehenden Aktivitäten und nach Erholungsphasen oder Schlaf tritt häufig nur für kurze Zeit eine Besserung ein (Servaes et al., 2007).

Nicht selten werden die Zeichen und Beschwerden zu einem ständigen Begleiter, der weite Bereiche des Lebens beeinträchtigt. Viele Betroffene können selbst einfache Verrichtungen des Alltags aufgrund der körperlichen Erschöpfung nicht mehr bewältigen. Diesem Verlust an Leistungsfähigkeit begegnen viele Patienten zunächst mit Kampfgeist und positiver Motivation, die jedoch in Niedergeschlagenheit und Enttäuschung umschlagen, wenn der Zustand weiter anhält oder die Kräfte weiter abnehmen (Scott et al., 2011; Shi et al., 2011). Viele Betroffene leiden zusätzlich unter Schmerzen, Schlafstörungen und psychischer Belastung durch Angst und Depression (Ancoli-Israel et al., 2001; Brown & Kroenke, 2009).

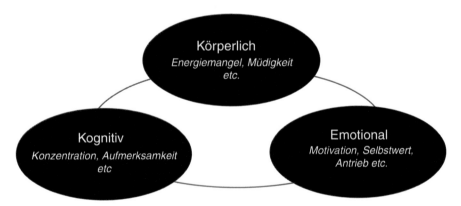

Abb. 1.2 Tumorassoziierte Fatigue als multidimensionales Konstrukt. (Nach Weis & Horneber, 2014)

Die Symptome können zu jedem Zeitpunkt der Erkrankung auftreten, als frühes Zeichen bereits vor der Diagnose, während der Behandlung, lang nach deren Abschluss oder bei rezidivierender bzw. progredienter Erkrankung. Die möglichen Verläufe sind dabei recht unterschiedlich, einige Beispiele dazu:

- Fatigue, die bei der Diagnosestellung der Krebserkrankung besteht, verbessert sich im Lauf der antitumorösen Therapie,
- Fatigue entwickelt sich während der Chemotherapie, hat dabei eine den Therapiezyklen folgende, zu- und abnehmende Intensität („Roller-Coaster-Symptombild") und bildet sich nach Abschluss der Chemotherapie zurück,
- Fatigue nimmt während einer Strahlentherapie langsam und beständig an Intensität zu, hält einige Zeit nach Beendigung der Strahlentherapie an, um dann wieder abzunehmen,
- Fatigue bildet sich nach Abschluss der antitumorösen Therapie nicht zurück, sondern persistiert,
- oder Fatigue tritt erst nach dem Ende der Therapiephase auf.

Viele Untersuchungen belegen, dass je stärker die Fatiguesymptome während der Behandlungsphase sind (Chemo-/Strahlentherapie), die Wahrscheinlichkeit umso größer ist, dass diese auch nach der Behandlung weiter bestehen (u. a. Andrykowski et al., 2010; Kreissl et al., 2016; Kuhnt et al., 2011; Pertl et al., 2014; van Weert et al., 2006). Goedendorp et al. (2008) fanden sogar heraus, dass Fatiguesymptome, die bereits ein Jahr vor der Krebsdiagnose bestanden, einen signifikanten Einfluss auf die Ausprägung von Fatigue während der onkologischen Therapie hatten.

Bower et al. (2021) fanden in einer Längsschnittuntersuchung heraus, wie unterschiedlich die Verläufe sind, was hier bespielhaft dargestellt werden soll: Klagten Frauen mit Brustkrebs bereits vor der adjuvanten Therapie über Fatiguesymptome, war die Wahrscheinlichkeit hoch, dass diese persistierten. So erholten sich etwa 78 % der Frauen mit Fatigue zu Beginn der Behandlung nicht davon innerhalb von 18 Monaten danach. Die Wahrscheinlichkeit für das Persistieren von Fatiguesymptomen stieg, wenn Depressionen oder Angst und Schlafstörungen in der Vorgeschichte bekannt waren. Dagegen traten in dieser Untersuchung bei 80 % der Frauen, die vor der adjuvanten Therapie nicht unter Fatiguesymptomen litten, auch weiterhin keine oder nur geringe Symptome auf. Diese Ergebnisse sind nicht nur aus epidemiologischer Sicht wichtig, da diese Frauen von den allgemeinen Empfehlungen zur körperlichen Aktivität und Schlafhygiene während der Krebsbehandlung profitieren würden, aber keine intensiveren oder gezielten therapeutischen Maßnahmen gegen Fatigue bräuchten. Bei den übrigen 20 % dieser Untersuchung trat Fatigue bei der einen Hälfte in Form einer vorübergehenden Phase während der Therapie, bei der anderen durch eine Zunahme und Persistenz nach Abschluss der Therapie auf.

Ein Forschungsteam aus den USA hat die tageszeitlichen Schwankungen von Fatiguesymptomen während der Chemotherapie untersucht und herausgefunden, dass Fatigue in zwei deutlich voneinander zu unterscheidenden Formen auftritt (Lin et al., 2022): geringe morgendliche und mäßige Ausprägung am Abend (ca. 60 %)

und hohe Ausprägung sowohl morgens als auch abends (40 %). Die beiden Gruppen unterschieden sich dahingehend, dass in der zweiten Gruppe häufiger jüngere, weibliche, unverheiratete und arbeitslose Patient*innen waren, die zusätzlich auch über ein höheres Maß an Angst, depressiven Symptomen, Schlafstörungen, Schmerzen und Stress berichteten.

Passend zu diesen Ergebnissen – sowie zur klinischen Erfahrung – zeigen viele weitere Untersuchungen, dass Fatigue häufig als Teil eines Symptomclusters in Verbindung mit Schmerzen, Schlafstörungen sowie Beeinträchtigung der psychischen Befindlichkeit auftritt (Ancoli-Israel et al., 2001; Thong et al., 2018). Zhu et al. (2017) beschrieben beispielsweise drei verschiedene Komorbiditätsmuster von Depression, Angst und Fatigue, die im Längsschnitt unterschiedliche Symptomverläufe aufwiesen, die wiederum von der initialen Ausprägung der Fatiguebeschwerden abhingen.

Eine Studie an Langzeitüberlebenden nach Prostatakarzinomerkrankungen beschrieb die komplexen Zusammenhänge zwischen Fatigue und anderen Symptomen mithilfe einer latenten Klassenanalyse in drei Symptomclustern (Adam et al., 2021). Cluster 1 (Prävalenz 61 %) umfasste Patienten mit geringen Schmerzen und leicht ausgeprägter körperlicher und emotionaler Fatigue sowie moderaten depressiven Symptomen. Cluster 2 (15 %) war durch geringe körperliche Fatigue und Schmerzen, moderate emotionale Fatigue sowie stark ausgeprägte depressive Symptome charakterisiert. Cluster 3 (24 %) zeichnete sich durch hohe Werte in allen untersuchten Symptombereichen aus. Die Patienten in den Clustern 2 und 3 waren körperlich nicht aktiv oder wiesen Depressionen oder andere Komorbidität in der Anamnese auf und hatten insgesamt eine schlechtere Lebensqualität.

Je nach Verlauf und Ausprägung führt Fatigue zu vorübergehender Unpässlichkeit, unzureichender Alltagsbewältigung mit sozialem Rückzug (Smith et al., 2011) bis hin zu Berufs- und Erwerbsunfähigkeit mit persönlichen finanziellen und volkswirtschaftlichen Belastungen (Henry et al., 2008; Schmidt et al., 2019; Spelten et al., 2002; Tiedtke et al., 2010). Hiervon sind nicht nur die Patient*innen allein, sondern auch ihr soziales Umfeld betroffen (Oktay et al., 2011).

Bootsma et al. (2020) analysierten in einer systematischen Übersichtsarbeit (Meta-Ethnografie) alle qualitativen Studien, die das Erleben von Fatigue-Syndromen nach Abschluss der onkologischen Therapiephase untersucht hatten. Sie fanden sechs miteinander verknüpfte, übergreifende Themen zur Beschreibung der Empfindungen, Erfahrungen und Reaktionen der Betroffenen, die sich – je nach Persönlichkeit, Vulnerabilität und Art der Stressbewältigung – in ihren Anteilen individuell unterschiedlich ausprägten:

- Die Betroffenen erleben die Fatiguesymptome als sehr körpernah („embodied experience").
- Da Fatiguesymptome sich nicht äußerlich ausdrücken und auch gesunde Menschen Müdigkeit und Erschöpfung erleben, wird der Zustand der Betroffenen von Außenstehenden oft fehleingeschätzt („misrecognition").

- Die körperlichen, kognitiven, emotionalen und sozialen Auswirkungen durch Fatigue schränken die Funktionalität und Teilhabe der Betroffenen ein („small horizon").
- Die Einschränkungen führen dazu, dass die Betroffenen ihre bisherigen Rollen im privaten und sozialen Umfeld sowie im Arbeitsleben nicht mehr uneingeschränkt wahrnehmen können („role change").
- Die Symptome, Einschränkungen und damit verbundenen Verluste werden als existenziell erlebt („loss of self").
- Das Finden einer „neuen Normalität" als Ausdruck für die Bemühungen und Anstrengungen, mit den Fatigue-bedingten Veränderungen leben zu müssen („regaining one's footing").

Viele Untersuchungen zeigen, dass Fatiguesymptome selten erfragt werden. Trotz der zunehmenden Aufmerksamkeit für das Thema Fatigue vor allem in den letzten beiden Jahrzehnten nehmen die Behandelnden das Ausmaß der Belastungen und Einschränkungen durch Fatigue noch immer nicht ausreichend wahr und unterschätzen die Behandlungsbedürftigkeit (Horneber et al., 2012; Schmidt et al., 2022; Williams et al., 2016). Ein Phänomen, auf das im Fachkreis bereits in den 1990er-Jahren hingewiesen wurde (Newell et al., 1998; Vogelzang et al., 1997). Gründe für eine unzureichende Kommunikation über Fatigue finden sich sowohl auf Seiten der Betroffenen als auch bei den Behandelnden. Viele Patient*innen sprechen die Beschwerden nicht an, da sie nicht als klagsam erscheinen möchten, sie diese als „zur Krankheit und Therapie gehörend" betrachten oder einfach nicht danach gefragt werden (Schmidt et al., 2021). Auch befürchten viele, dass die Symptome einen Rückfall der Erkrankung bedeuten oder die Tumortherapie verzögern könnten (Shun et al., 2009; Westerman et al., 2007). Auf Seiten des Behandlungsteams sind mangelnde Zeit und fehlende Kenntnisse zur Diagnostik und zu Behandlungsmöglichkeiten wichtige Hinderungsgründe für eine angemessene Kommunikation (Hofmann et al., 2007; Vogelzang et al., 1997; Williams et al., 2016). Nicht zuletzt führen Vergleiche der Behandelnden und des sozialen Umfelds mit der (jeweils eigenen) Alltagsmüdigkeit dazu, dass die Beschwerden der Betroffenen nicht ausreichend ernst genommen werden (Passik et al., 2002; Pearce & Richardson, 1996).

Die tumorassoziierte Fatigue ist im Klassifikationssystem der Erkrankungen (ICD) bisher keiner eigenständigen Krankheitskategorie zugeordnet, kann jedoch durch die mit ihren verbundenen somatischen und psychischen Auswirkungen sowie den sozialen Belastungen eine Erkrankung mit ausgeprägtem Krankheitswert darstellen. Sie ist von anderen Müdigkeits- und Erschöpfungssyndromen wie dem psychovegetativen Erschöpfungssyndrom, der Neurasthenie (F48.0), dem Burnout-Syndrom (QD85 in ICD-11) und dem Chronischen Müdigkeitssyndrom (Chronic fatigue syndromeG93.3) abzugrenzen (siehe hierzu auch Abschn. 3.3.7). In der englischen Ausgabe der ICD-10-CM wird die tumorassoziierte Fatigue seit 2016 als „R53.0 Neoplastic (malignant) related fatigue" kodiert. In der deutschen Version (ICD-10-GM-2022) gibt es diese Bezeichnung nicht, aber einen Code (R53) für

„Unwohlsein und Ermüdung" unter „Allgemeinsymptome". In der Entwurfsversion des deutschen ICD-11 gibt es „Fatigue" mit dem Code MG22 unter „Allgemeinsymptome oder klinische Befunde".

Literatur

Adam, S., Thong, M. S. Y., Martin-Diener, E., Camey, B., Egger Hayoz, C., Konzelmann, I., Mousavi, S. M., Herrmann, C., Rohrmann, S., Wanner, M., Staehelin, K., Strebel, R. T., Randazzo, M., John, H., Schmid, H.-P., Feller, A., & Arndt, V. (2021). Identifying classes of the pain, fatigue, and depression symptom cluster in long-term prostate cancer survivors – Results from the multi-regional Prostate Cancer Survivorship Study in Switzerland (PROCAS). *Supportive Care in Cancer, 29*(11), 6259–6269. https://doi.org/10.1007/s00520-021-06132-w

Alexander, S., Minton, O., Andrews, P., & Stone, P. (2009). A comparison of the characteristics of disease-free breast cancer survivors with or without cancer-related fatigue syndrome. *European Journal of Cancer, 45*(3), 384–392. https://doi.org/10.1016/j.ejca.2008.09.010. Epub 2008 Oct 30.

Ancoli-Israel, S., Moore, P. J., & Jones, V. (2001). The relationship between fatigue and sleep in cancer patients: A review. *European Journal of Cancer Care (English Language Edition), 10*(4), 245–255.

Andrykowski, M. A., Schmidt, J. E., Salsman, J. M., Beacham, A. O., & Jacobsen, P. B. (2005). Use of a case definition approach to identify cancer-related fatigue in women undergoing adjuvant therapy for breast cancer. *Journal of Clinical Oncology, 23*(27), 6613–6622. https://doi.org/10.1200/JCO.2005.07.024.

Andrykowski, M. A., Donovan, K. A., Laronga, C., & Jacobsen, P. B. (2010). Prevalence, predictors, and characteristics of offtreatment fatigue in breast cancer survivors. *Cancer, 116*(24), 5740–5748. https://doi.org/10.1002/cncr.25294. Epub 2010 Aug 23.

Bootsma, T. I., Schellekens, M. P. J., van Woezik, R. A. M., van der Lee, M. L., & Slatman, J. (2020). Experiencing and responding to chronic cancer-related fatigue: A meta-ethnography of qualitative research. *Psycho-Oncology, 29*(2), 241–250. https://doi.org/10.1002/pon.5213

Bower, J. E. (2014). Cancer-related fatigue – Mechanisms, risk factors, and treatments. *Nature Reviews: Clinical Oncology, 11*(10), 597–609.

Bower, J. E., Ganz, P. A., Irwin, M. R., Cole, S. W., Garet, D., Petersen, L., Asher, A., Hurvitz, S. A., & Crespi, C. M. (2021). Do all patients with cancer experience fatigue? A longitudinal study of fatigue trajectories in women with breast cancer. *Cancer, 127*(8), 1334–1344. https://doi.org/10.1002/cncr.33327

Brown, L. F., & Kroenke, K. (2009). Cancer-related fatigue and its associations with depression and anxiety: A systematic review. *Psychosomatics, 50*(5), 440–447.

Cella, D., Peterman, A., Passik, S., Jacobsen, P., & Breitbart, W. (1998). Progress toward guidelines for the management of fatigue. Oncology *(Huntingt), 12*(11A), 369–377.

Cella, D., Davis, K., Breitbart, W., & Curt, G. (2001). Fatigue Coalition. Cancer-related fatigue: prevalence of proposed diagnostic criteria in a United States sample of cancer survivors. *Journal of Clinical Oncology, 19*. https://doi.org/10.1200/jco.2001.19.14.3385.

Donovan, K. A., McGinty, H. L., & Jacobsen, P. B. (2013). A systematic review of research using the diagnostic criteria for cancer-related fatigue: Diagnostic criteria. *Psycho-Oncology, 22*(4), 737–744. https://doi.org/10.1002/pon.3085

Fabi, A., Bhargava, R., Fatigoni, S., Guglielmo, M., Horneber, M., Roila, F., Weis, J., Jordan, K., & Ripamonti, C. I. (2020). Cancer-related fatigue: ESMO Clinical Practice Guidelines for diagnosis and treatment. *Annals of Oncology, 31*(6), 713–723. https://doi.org/10.1016/j.annonc.2020.02.016

Fernandes, R., Stone, P., Andrews, P., Morgan, R., & Sharma, S. (2006). Comparison between fatigue, sleep disturbance, and circadian rhythm in cancer in patients and healthy volunteers: evaluation of diagnostic criteria for cancer-related fatigue. *Journal of Pain and Symptom Management, 32*(3), 245–254. https://doi.org/10.1016/j.jpainsymman.2006.03.014.

Glaus, A., Crow, R., & Hammond, S. (1996). A qualitative study to explore the concept of fatigue/tiredness in cancer patients and in healthy individuals. *European Journal of Cancer Care (English Language Edition), 5*(2 Suppl), 8–23.

Goedendorp, M. M., Gielissen, M. F., Verhagen, C. A., Peters, M. E., & Bleijenberg, G. (2008). Severe fatigue and related factors in cancer patients before the initiation of treatment. *British Journal of Cancer, 99*(9), 1408–1414. https://doi.org/10.1038/sj.bjc.6604739

Heim, M. E., & Weis, J. (2014). *Fatigue bei Krebserkrankungen*. Schattauer. ISBN 978-3-7945-2946-9.

Henry, D. H., Viswanathan, H. N., Elkin, E. P., Traina, S., Wade, S., & Cella, D. (2008). Symptoms and treatment burden associated with cancer treatment: Results from a cross-sectional national survey in the U.S. *Supportive Care in Cancer, 16*(7), 791–801. https://doi.org/10.1007/s00520-007-0380-2

Hofmann, M., Ryan, J. L., & Figueroa-Moseley, C. D. (2007). Cancer-related fatigue: The scale of the problem. *Oncologist, 12*(1), 4–10.

Horneber, M., Fischer, I., Dimeo, F., Rüffer, J. U., & Weis, J. (2012). Cancer-related fatigue: Epidemiology, pathogenesis, diagnosis, and treatment. *Dtsch Arztebl Int, 109*(9), 161–171. https://doi.org/10.3238/arztebl.2012.0161; quiz 172.

Howell, D., Keller-Olaman, S., Oliver, T. K., Hack, T. F., Broadfield, L., Biggs, K., Chung, J., Gravelle, D., Green, E., Hamel, M., Harth, T., Johnston, P., McLeod, D., Swinton, N., Syme, A., & Olson, K. (2013). A pan-Canadian practice guideline and algorithm: Screening, assessment, and supportive care of adults with cancer-related fatigue. *Current Oncology (Toronto, Ont.), 20*(3), e233–e246.

Kreissl, S., Mueller, H., Goergen, H., Mayer, A., Brillant, C., Behringer, K., Halbsguth, T. V., Hitz, F., Soekler, M., Shonukan, O., Rueffer, J. U., Flechtner, H. H., Fuchs, M., Diehl, V., Engert, A., & Borchmann, P. (2016). Cancer-related fatigue in patients with and survivors of Hodgkin's lymphoma: A longitudinal study of the German Hodgkin Study Group. *Lancet Oncology, 17*(10), 1453–1462.

Kuhnt, S., Ehrensperger, C., Singer, S., Hofmeister, D., Papsdorf, K., Weis, J., Zwerenz, R., & Brähler, E. (2011). Prädiktoren tumorassoziierter Fatigue: Längsschnittanalyse. *Psychotherapeut, 56*(3), 216–223. https://doi.org/10.1007/s00278-011-0822-7

Lin, Y., Bailey, D. E., Xiao, C., Hammer, M., Paul, S. M., Cooper, B. A., Conley, Y. P., Levine, J. D., Kober, K. M., & Miaskowski, C. (2022). Distinct co-occurring morning and evening fatigue profiles in patients with gastrointestinal cancers receiving chemotherapy. *Cancer Nursing*. https://doi.org/10.1097/ncc.0000000000001148

Ma, Y., He, B., Jiang, M., Yang, Y., Wang, C., Huang, C., & Han, L. (2020). Prevalence and risk factors of cancer-related fatigue: A systematic review and meta-analysis. *International Journal of Nursing Studies, 111*, 103707. https://doi.org/10.1016/j.ijnurstu.2020.103707

Matura, L. A., Malone, S., Jaime-Lara, R., & Riegel, B. (2018). A systematic review of biological mechanisms of fatigue in chronic illness. *Biological Research for Nursing, 20*(4), 410–421. https://doi.org/10.1177/1099800418764326

Mosso, A. (1915). *Fatigue*. Allen & Unwin Ltd.

Murphy, H., Alexander, S., & Stone, P. (2006). Investigation of diagnostic criteria for cancer-related fatigue syndrome in patients with advanced cancer: a feasibility study. *Palliative Medicine, 20*(4), 413–418. https://doi.org/10.1191/0269216306pm1145oa.

National Comprehensive Cancer Network (NCCN). (2023). Cancer related fatigue. *NCCN Clinical Practice Guidelines in Oncology (NCCN Guidelines ®)*. (Vol. Version 2.2023 – January 30, 2023).

Newell, S., Sanson-Fisher, R. W., Girgis, A., & Bonaventura, A. (1998). How well do medical oncologists' perceptions reflect their patients' reported physical and psychosocial problems? Data from a survey of five oncologists. *Cancer, 83*(8), 1640–1651.

Noakes, T. D. (2012). Fatigue is a brain-derived emotion that regulates the exercise behavior to ensure the protection of whole body homeostasis. *Frontiers in Physiology, 3*(82), 1–13.

Oktay, J. S., Bellin, M. H., Scarvalone, S., Appling, S., & Helzlsouer, K. J. (2011). Managing the impact of posttreatment fatigue on the family: Breast cancer survivors share their experiences. *Fam Syst Health, 29*(2), 127–137.

Passik, S. D., Kirsh, K. L., Donaghy, K., Holtsclaw, E., Theobald, D., Cella, D., & Breitbart, W. (2002). Patient-related barriers to fatigue communication: Initial validation of the fatigue management barriers questionnaire. *Journal of Pain and Symptom Management, 24*(5), 481–493.

Pearce, S., & Richardson, A. (1996). Fatigue in cancer: A phenomenological perspective. *European Journal of Cancer Care (English Language Edition), 5*(2), 111–115.

Pertl, M. M., Hevey, D., Collier, S., Lambe, K., & O'Dwyer, A.-M. (2014). Predictors of fatigue in cancer patients before and after chemotherapy. *Journal of Health Psychology, 19*(6), 699–710. https://doi.org/10.1177/1359105313477675

Prue, G., Rankin, J., Allen, J., Gracey, J., & Cramp, F. (2006). Cancer-related fatigue: A critical appraisal. *European Journal of Cancer, 42*(7), 846–863.

Sadler, I. J., Jacobsen, P. B., Booth-Jones, M., Belanger, H., Weitzner, M. A., & Fields, K. K. (2002). Preliminary evaluation of a clinical syndrome approach to assessing cancer-related fatigue. *Journal of Pain and Symptom Management, 23*(5), 406–416. https://doi.org/10.1016/s0885-3924(02)00388-3.

Schmidt, M. E., Scherer, S., Wiskemann, J., & Steindorf, K. (2019). Return to work after breast cancer: The role of treatment-related side effects and potential impact on quality of life. *European Journal of Cancer Care (English Language Edition), 28*(4), e13051. https://doi.org/10.1111/ecc.13051

Schmidt, M. E., Bergbold, S., Hermann, S., & Steindorf, K. (2021). Knowledge, perceptions, and management of cancer-related fatigue: The patients' perspective. *Supportive Care in Cancer, 29*(4), 2063–2071. https://doi.org/10.1007/s00520-020-05686-5

Schmidt, M. E., Goldschmidt, S., Hermann, S., & Steindorf, K. (2022). Late effects, long-term problems and unmet needs of cancer survivors. *International Journal of Cancer, 151*(8), 1280–1290. https://doi.org/10.1002/ijc.34152

Scott, J. A., Lasch, K. E., Barsevick, A. M., & Piault-Louis, E. (2011). Patients' experiences with cancer-related fatigue: A review and synthesis of qualitative research. *Oncology Nursing Forum, 38*(3), E191–E203. https://doi.org/10.1188/11.Onf.E191-e203

Servaes, P., Gielissen, M. F., Verhagen, S., & Bleijenberg, G. (2007). The course of severe fatigue in disease-free breast cancer patients: A longitudinal study. *Psycho-Oncology, 16*(9), 787–795.

Shi, Q., Smith, T. G., Michonski, J. D., Stein, K. D., Kaw, C., & Cleeland, C. S. (2011). Symptom burden in cancer survivors 1 year after diagnosis: A report from the American Cancer Society's Studies of Cancer Survivors. *Cancer, 117*(12), 2779–2790. https://doi.org/10.1002/cncr.26146

Shun, S. C., Lai, Y. H., & Hsiao, F. H. (2009). Patient-related barriers to fatigue communication in cancer patients receiving active treatment. *Oncologist, 14*(9), 936–943.

Smith, S. K., Herndon, J. E., Lyerly, H. K., Coan, A., Wheeler, J. L., Staley, T., & Abernethy, A. P. (2011). Correlates of quality of life-related outcomes in breast cancer patients participating in the Pathfinders pilot study. *Psycho-Oncology, 20*(5), 559–564.

Spelten, E. R., Sprangers, M. A. G., & Verbeek, J. H. A. M. (2002). Factors reported to influence the return to work of cancer survivors: A literature review. *Psycho-oncology, 11*(2), 124–131. https://doi.org/10.1002/pon.585

Thong, M. S. Y., Mols, F., van de Poll-Franse, L. V., Sprangers, M. A. G., van der Rijt, C. C. D., Barsevick, A. M., Knoop, H., & Husson, O. (2018). Identifying the subtypes of cancer-related fatigue: Results from the population-based PROFILES registry. *Journal of Cancer Survivorship, 12*(1), 38–46. https://doi.org/10.1007/s11764-017-0641-0

Tiedtke, C., de Rijk, A., Dierckx de Casterlé, B., Christiaens, M.-R., & Donceel, P. (2010). Experiences and concerns about 'returning to work' for women breast cancer survivors: A literature review: Breast cancer and returning-to-work experiences. *Psycho-Oncology, 19*(7), 677–683. https://doi.org/10.1002/pon.1633

Torossian, M., & Jacelon, C. S. (2021). Chronic illness and fatigue in older individuals: A systematic review. *Rehabilitation Nursing, 46*(3), 125–136. https://doi.org/10.1097/rnj.0000000000000278

Vogelzang, N. J., Breitbart, W., Cella, D., Curt, G. A., Groopman, J. E., Horning, S. J., Itri, L. M., Johnson, D. H., Scherr, S. L., & Portenoy, R. K. (1997). Patient, caregiver, and oncologist perceptions of cancer-related fatigue. Results of a tripart assessment survey. *Seminars in Hematology, 34*(Suppl 2), 4–12.

van Weert, E., Hoekstra-Weebers, J., Otter, R., Postema, K., Sanderman, R., & van der Schans, C. (2006). Cancer-related fatigue: Predictors and effects of rehabilitation [E.van.Weert@ikn. nl]. *Oncologist, 11*(2), 184–196.

van Belle, S., Paridaens, R., Evers, G., Kerger, J., Bron, D., Foubert, J., Ponnet, G., Vander, S. D., Heremans, C., & Rosillon, D. (2005). Comparison of proposed diagnostic criteria with FACT-F and VAS for cancer-related fatigue: proposal for use as a screening tool. *Supportive Care in Cancer, 13*(4), 246–254. https://doi.org/10.1007/s00520-004-0734-y.

Wessely, S. (2001). Chronic fatigue: Symptom and syndrome. *Annals of Internal Medicine, 134*(9 Pt 2), 838–843.

Westerman, M. J., The, A. M., Sprangers, M. A., Groen, H. J., & van der, W. G., & Hak, T. (2007). Small-cell lung cancer patients are just 'a little bit' tired: Response shift and self-presentation in the measurement of fatigue. *Quality of Life Research, 16*(5), 853–861.

Williams, L. A., Bohac, C., Hunter, S., & Cella, D. (2016). Patient and health care provider perceptions of cancer-related fatigue and pain. *Support Care Cancer, 24*(10), 4357–4363. https://doi. org/10.1007/s00520-016-3275-2

Yeh, E. T., Lau, S. C., Su, W. J., Tsai, D. J., Tu, Y. Y., & Lai, Y. L. (2011). An examination of cancer-related fatigue through proposed diagnostic criteria in a sample of cancer patients in Taiwan. *BMC Cancer, 11*, 387. https://doi.org/10.1186/1471-2407-11-387.

Young, K. E., & White, C. A. (2006). The prevalence and moderators of fatigue in people who have been successfully treated for cancer. *Journal of Psychosomatic Research, 60*(1), 29-38. https:// doi.org/10.1016/j.jpsychores.2005.03.011.

Zhu, L., Ranchor, A. V., van der Lee, M., Garssen, B., Almansa, J., Sanderman, R., & Schroevers, M. J. (2017). Co-morbidity of depression, anxiety and fatigue in cancer patients receiving psychological care. *Psycho-Oncology, 26*(4), 444–451. https://doi.org/10.1002/pon.4153

Ätiologie und Pathogenese

Markus Horneber und Joachim Weis

Inhaltsverzeichnis

2.1 Erklärungsansätze zur Entstehung pathologischer Formen von Fatigue............ 18
    2.1.1 Kognitiv-behaviorale Modelle.. 19
    2.1.2 Stress-Allostase-Modell.. 19
    2.1.3 Metakognitives Modell.. 21
2.2 Erklärungsansätze zur Entstehung der tumorassoziierten Fatigue................. 21
    2.2.1 Einflüsse der Tumorerkrankung und der Tumortherapie............... 24
    2.2.2 Genetische Einflussfaktoren.. 27
    2.2.3 Psychosoziale Einflussfaktoren.. 29
    2.2.4 Störungen in Regulationssystemen... 31
Literatur.. 34

Müdigkeit und Erschöpfung sind Zustände, die jeder Mensch nach anstrengenden körperlichen und geistigen Tätigkeiten kennt. Sie sind Ausdruck für Regulationsvorgänge, die den Organismus vor Überlastungen schützen. Bei der muskulären Erschöpfung, als wesentlicher Teil der „physiologischen Fatigue", kann eine zentrale und eine periphere Ermüdung unterschieden werden (Tornero-Aguilera et al., 2022). Zentrale Ermüdung drückt sich aus durch eine abnehmende Aktivierung der Muskulatur durch eine verringerte Aktivität der supraspinalen Motoneurone, in-

M. Horneber (✉)
Klinik für Innere Medizin 3 - Schwerpunkt Pneumologie, Universitätsklinik der Paracelsus Medizinischen Privatuniversität, Klinikum Nürnberg Campus Nord, Nürnberg, Deutschland
e-mail: markus.horneber@klinikum-nuernberg.de

J. Weis
Comprehensive Cancer Centers Abteilung Selbsthilfeforschung Universitätsklinikum Freiburg, Freiburg, Deutschland
e-mail: joachim.weis@uniklinik-freiburg.de

J. Weis et al., *Tumorassoziierte Fatigue*, https://doi.org/10.1007/978-3-662-64615-1_2

folge verminderter Erregbarkeit oder zunehmender Inhibition. Eine periphere Ermüdung entsteht durch Prozesse distal der neuromuskulären Endplatte, die zu einer Verringerung der Muskelkraft führen, wie z. B. die Ansammlung von Laktat und Adenosindiphosphat. Physiologische Fatigue drückt sich allerdings nicht nur durch Veränderungen der muskulären Leistungsfähigkeit aus, sondern auch durch eine Abnahme kognitiver Prozesse, wie der Fähigkeit zur Aufmerksamkeit und Konzentration.

So einfach die Empfindung der physiologischen Fatigue als ein vorübergehendes „Nachlassen der Kräfte" ist, so vielschichtig ist ihre Entstehung. Das zentrale Nervensystem integriert dabei sensorische und metabolische Signale aus dem Organismus mit mentalen, kognitiven und motivationalen Prozessen sowie Reizen aus der Umwelt (Noakes 2012; St Clair Gibson et al., 2018; Venhorst et al., 2018). Nach aktuellen, allerdings noch kontrovers diskutierten Daten, kommt es bei dieser Integration zu einer komplexen, bidirektionalen Interaktion des zentralen Nervensystems mit den beteiligten Organen und Geweben, die sowohl mit peripheren metabolischen Veränderungen zusammenhängt als auch mit den Prozessen innerhalb der zentralnervösen Aktivierungssysteme, die freiwillige Handlungen steuern (Kuppuswamy, 2017; Pompeu, 2022).

2.1 Erklärungsansätze zur Entstehung pathologischer Formen von Fatigue

In der pathologischen Form unterscheidet sich Fatigue in der Art, Ausprägung und Dauer von der alltäglichen wahrzunehmenden, „physiologischen", Form. Sie begleitet neben Krebserkrankungen viele weitere somatische und psychische Erkrankungen und kann auch als eigenständiges Krankheitsbild, das Chronische Fatigue-Syndrom, auch als Myalgische Enzephalomyelitis bezeichnet (ME/CFS), auftreten. Ätiologisch sind solche pathologischen Fatigue-Syndrome mit den jeweiligen Erkrankungen verknüpft und unterscheiden sich in ihren Manifestationen. Allerdings gibt es Hinweise für übergreifende Mechanismen der Pathogenese und Pathophysiologie (Matura et al., 2018; Torossian & Jacelon, 2021), an denen auch die Regelungsprozesse der im vorangehenden Abschnitt kurz angesprochenen physiologischen Fatigue beteiligt sind (Greenhouse-Tucknott et al., 2021).

Im Folgenden soll kurz auf einige Modelle eingegangen werden, die zur Entstehung der pathologischen Formen von Fatigue formuliert wurden. Allen diesen Modellen, wie auch den Erklärungsansätzen zur Entstehung der tumorassoziierten Fatigue, die in den darauffolgenden Abschnitten dargestellt werden, ist gemeinsam, dass sie noch nicht umfassend empirisch fundiert sind. Weder die übergeordneten pathogenetischen Zusammenhänge noch die pathophysiologischen Prozesse sind bisher vollständig spezifiziert und abgesichert. Dennoch sind die Modelle hilfreich für die weiterführende Grundlagen- und Therapieforschung und haben darüber hinaus auch einen heuristischen Wert für die diagnostische und therapeutische Praxis.

2.1.1 Kognitiv-behaviorale Modelle

Kognitiv-behaviorale Modelle gehen davon aus, dass psychogene Faktoren wie Wahrnehmungsverzerrungen, dysfunktionale Überzeugungen oder Einstellungen und inadäquate Problemlösungen die wesentlichen Ursachen für die Entstehung und Aufrechterhaltung persistierender Fatigue-Syndrome sind und biologische bzw. somatische Funktionsstörungen nur eine geringe Rolle spielen. Sie bilden die konzeptuelle Grundlage für die Erklärung der Effekte verhaltenstherapeutischer Interventionen bei Fatigue (siehe Abschn. 4.4.2).

Modelle zur Erklärung des Einflusses von kognitiv-behavioralen Faktoren wurden primär für die Entstehung von ME/CFS, aber auch von Fatigue-Syndromen bei chronischen Erkrankungen entwickelt (Harvey & Wessely, 2009; Vercoulen et al., 1998). Nach diesen Entstehungsmodellen sollen vor allem die Anpassungsprozesse und Reaktionen der Betroffenen auf die erlebte Müdigkeit und Erschöpfung dazu führen, dass diese Symptome persistieren und zu einem andauernden Fatigue-Syndrom werden. Sie gehen davon aus, dass das Erleben der Fatiguesymptome zu physiologischen und psychosozialen Veränderungen führt, die als aufrechterhaltende Faktoren zu einer fortschreitenden Abwärtsspirale des Krankheitsgeschehens beitragen.

Maes & Twisk (2010) und Geraghty et al. (2019) kritisierten das Störungsmodell von Harvey & Wessely, da es weder Zusammenhänge zwischen pathophysiologischen Vorgängen und Symptomen berücksichtigte noch die empirischen Befunde zu zellulären und molekularen Veränderungen einschließlich genetisch prädisponierender Faktoren einbezog.

Song und Jason (2009) untersuchten das oben erwähnte kognitiv-behaviorale Modell von Vercoulen et al. in einer großen bevölkerungsbasierten Interviewstudie und fanden heraus, dass es zwar andauernde Fatigue-Syndrome erklärte, die im Zusammenhang mit psychiatrischen Erkrankungen auftraten, nicht aber solche, die mit somatischen Erkrankungen assoziiert waren, und auch nicht die der ME/CFS. Auch andere Untersuchungen zu kognitiv-behavioralen Störungsmodellen von Müdigkeits- und Erschöpfungssyndromen kamen zu dem Schluss, dass diese Modelle um den Einfluss biologisch-somatischer Faktoren erweitert werden sollten, um für Fatigue-Syndrome bei somatischen Erkrankungen aussagekräftig zu sein (Sunnquist & Jason, 2018).

2.1.2 Stress-Allostase-Modell

Die Entstehung von Fatigue kann auch stressinduziert verstanden und in einem Stress-Allostase-Modell beschrieben werden (Ganzel et al., 2010). Die grundlegenden Annahmen verstehen dabei unter Stress alle Belastungs- und Anforderungssituationen, denen ein Mensch auf somatischer, psychischer und sozialer Ebene ausgesetzt ist und die zu einer Anpassungsreaktion führen (Chrousos & Gold, 1992). Als Allostase werden die physiologischen Prozesse verstanden, mit denen sich der Organismus an solche – stressbedingten – wechselnden Belastungs- und Anforderungssituationen anpasst, ohne seine Homöostase und Funktionalität zu verlieren (Sterling & Eyer, 1988). Die Prozesse der Allostase gewährleisten die Stabilität des Organismus durch fortwährende Adaptationsvorgänge in den Systemen, die keine feststehenden physiologischen Sollwerte besitzen und den jeweiligen Anforderungen entsprechend verändert werden müssen (z. B. die Katecholaminausschüttung je nach körperlicher oder mentaler Aktivität). Wirken Stressoren auf den Organismus, führt die Allostase dazu, dass dieser seine Funktionalität auf einem neuen, höheren Beanspruchungsniveau aufrechterhält. Diese Anpassung ist jedoch mit „Kosten" für den Organismus verbunden, dem sogenannten „allostatic load", und der Anpassungszustand muss wieder verlassen werden, sobald die Belastungsphase vorüber ist (McEwen & Wingfield, 2003; Raglan & Schulkin, 2014).

Bei der Vermittlung der physiologischen Reaktionen spielen hierbei die Hormone der Hypothalamus-Hypophysen-Nebennieren-Achse (HHN-A) und des eng damit verbundenen autonomen Nervensystems als primäre Stressmediatoren eine zentrale Rolle und führen zu einer Vielzahl zellulärer Ereignisse in verschiedenen Zielgeweben. Es ist allerdings davon auszugehen, dass weitere Mediatoren, wie Zytokine und Neurotransmitter, auch daran beteiligt sind (McEwen, 2019).

Überfordern Stressoren die Anpassungsfähigkeit des Organismus, so die Annahme in Modellen zur stressbedingten Entstehung von Krankheiten, kann dieser die notwendigen Anpassungsprozesse nicht mehr oder nicht vollständig bewältigen. Auch die Rückkehr zu einem Ruhezustand findet dann nicht mehr in der physiologisch notwendigen Form statt und die Regulationsfähigkeit im Fall einer wieder auftretenden Belastung ist zunehmend eingeschränkt. Treten wiederholt stressbedingte Überlastungen auf („allostatic overload"), kommt es zunächst zu leichten, später zu andauernden Dysregulationen in den Systemen, die zwischen Stressoren und der Aufrechterhaltung der Funktionalität des Organismus vermitteln, wie dem Immunsystem, dem vegetativen Nervensystem und dem neuroendokrinen Nervensystem (Guidi et al., 2021; McEwen, 2004). Fava et al. (2019) beschreiben modellhaft, wie die Folgen, die durch kumulative Wirkungen der „primary stress mediators" auf Organe und Organsysteme zu pathologischen Prozessen führen, die Ausgangspunkte für andauernde Erkrankungen und Krankheitsprozesse sind.

In einem Stress-Allostase-Modell zur Entstehung pathologischer Formen von Fatigue sind Fatiguesymptome das pathophysiologische Korrelat dafür, dass die adaptiven Ressourcen des Körpers durch andauernde somatische, psychische oder soziale Stressoren im Rahmen einer chronischen Erkrankung erschöpft sind (Guidi et al., 2021). Erste empirische Daten für ein derartiges Entstehungsmodell stammen u. a. aus bevölkerungsbasierten Studien, in denen Patient*innen mit ME/CFS eindeutige Zeichen einer höheren allostatischen Last aufwiesen als gesunde Kontrollpersonen und die Ausprägung der ME/CFS-Symptomatik mit der Höhe der allostatischen Last korrelierte (Goertzel et al., 2006; Maloney et al., 2009).

2.1.3 Metakognitives Modell

Ein weiteres auf dem Stress-Allostase-Konzept aufbauendes Modell betrachtet Fatigue als eine metakognitive Bewertung geringer allostatischer Selbstwirksamkeit (Stephan et al., 2016). Es greift dabei die Rolle der Interozeption bei der Entstehung psychischer Störungen und psychiatrischer Krankheitsbilder auf.

Zum Verständnis dieses Modells ist es wichtig sich zu vergegenwärtigen, dass das zentrale Nervensystem über den Vorgang der Interozeption den inneren Zustand des Körpers wahrnimmt. Dieser vermittelt sich über eine Vielzahl somato- und viszerosensorischer Nervenbahnen, aber auch über nichtneuronale Signalwege, an das zentrale Nervensystem, vermittelt durch den sogenannten viszerosensorischen Kortex im Bereich der Inselregion (Ceunen et al., 2016; Chen et al., 2021). Interozeption reicht von der sensorischen bis zur metakognitiven Verarbeitung der Körpersignale und wird als wesentliche Grundlage allostatischer Regelungsprozesse angesehen (Kleckner et al., 2017). Interozeption und Allostase sind unablässig und miteinander vernetzt ablaufende Vorgänge, die von zentraler Bedeutung für das Funktionieren und Überleben des Organismus sind.

Dem ZNS kommt in dem Regulationsmodell der Allostase, wie oben dargestellt, die Rolle zu, durch eine prädiktive Regulation physiologische Erfordernisse zu antizipieren, bevor sie entstehen, um effizient darauf reagieren zu können. Mithilfe der prädiktiven Regulation generiert und aktualisiert das ZNS nicht nur ein Bild des inneren Zustands des Organismus, sondern auch eines seiner Umgebung und der damit verbundenen Interaktionen. Dies setzt einen kontinuierlichen inferenziellen Prozess des ZNS voraus, bei dem es die antizipierten Zustände und die durch die Interozeption vermittelten Signalen vergleicht und die erforderlichen körperlichen und psychischen Funktionsprozesse koordiniert. Abweichungen und Vorhersagefehler verwendet das ZNS in einem metakognitiven Prozess der ‚Selbstbeobachtung', um das Bild des eigenen Organismus und das der Umwelt anzupassen. Wenn die ausgelösten regulatorischen Vorgänge zu einer Anpassung an die Erfordernisse führen, verschwinden die ‚Fehlersignale'. Geschieht dies nicht oder nicht ausreichend und bleiben Abweichungen zwischen prädiktiven und interozeptiven Signalen bestehen, so entsteht metakognitiv das Bild einer nicht ausreichenden Selbstregulation.

In dem metakognitiven Modell der Fatigue wird sie als das Korrelat einer wiederholt wahrgenommenen, unzureichenden Anpassungsfähigkeit an Stressoren angesehen, mit dem das ZNS die Notwendigkeit signalisiert, verhaltensbezogene Aktivitäten zu verringern, um Energien zu sparen und Regulationsvorgänge anzupassen.

2.2 Erklärungsansätze zur Entstehung der tumorassoziierten Fatigue

Tumorassoziierte Fatigue wird als eine „unangenehme, andauernde Empfindung physischer, kognitiver und emotionaler Müdigkeit und Erschöpfung" definiert, „die in Zusammenhang mit einer Krebsdiagnose oder -therapie aufgetreten ist (…)."

Nach dieser Definition des NCCN (2023), wie auch nach den Fallkriterien der Fatigue Coalition, sind die Tumorerkrankung und die Tumortherapie zwei notwendige Bedingungen, von denen mindestens eine vorliegen muss, um eine tumorassoziierte Fatigue diagnostizieren zu können. Aber sie sind nicht immer hinreichende Bedingungen, da Fatigue auch zu einem Zeitpunkt auftreten kann, beispielsweise nach einer abgeschlossenen und erfolgreichen Behandlung, wenn die Einflüsse des Tumorgeschehens oder der Therapie nicht mehr unmittelbar bestehen (Ganz & Bower, 2007; Kreissl et al., 2016).

Auch spielen individuelle Schutz- und Risikofaktoren eine Rolle, da sich Fatiguesymptome bei Patient*innen mit derselben Tumorerkrankung, in ähnlichen Stadien und bei vergleichbaren onkologischen Therapien sehr unterschiedlich ausprägen können. Einige spüren während der antitumorösen Behandlung keine oder nur sehr wenige Müdigkeits- und Erschöpfungssymptome, wohingegen andere sehr stark darunter leiden (Bødtcher et al., 2015; Bower et al., 2018; Junghaenel et al., 2015; Kober et al., 2016).

Da einmal aufgetretene Fatiguesymptome auch persistieren können, müssen auch Faktoren an der Entstehung beteiligt sein, die dazu führen, dass sich aus einer akut auftretenden Symptomatik das anhaltende Krankheitsbild der Fatigue entwickelt. Die Annahme eines einfachen biomedizinischen Reiz-Reaktions-Modells reicht demnach nicht aus. Vielmehr muss von einer multifaktoriellen Ätiologie und Pathogenese ausgegangen werden, bei der in einem biopsychosozialen Kräftefeld neben auslösenden auch aufrechterhaltende und prädisponierende Faktoren wirksam werden (Abb. 2.1).

Es kann zu einem erweiterten Verständnis der multifaktoriellen Entstehung von akuten Fatiguesymptomen und deren Chronifizierung in das Krankheitsbild der tumorassoziierten Fatigue beitragen, wenn man die im Vorangehenden dargestellten Ausführungen zu Stress, Allostase und Interozeption hinzunimmt (Iftikhar et al., 2021; Solomon et al., 2020). Kurz zusammengefasst, stellen hierbei die auslösenden und aufrechterhaltenden Faktoren die Stressoren dar. Sie können in Prozessen des malignen Tumorwachstums, Wirkungen der Tumortherapie oder anderen Vorgängen

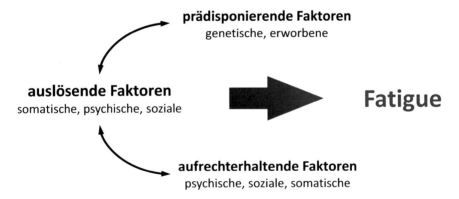

Abb. 2.1 Modellhafte Darstellung der Entstehungsfaktoren. (Aus Weis & Horneber, 2015)

wie z. B. Infektionen oder psychosozialem Distress liegen. Ihre Intensität, Häufigkeit und Dauer sowie die verstärkenden Effekte bei gleichzeitigem Auftreten bestimmen die allostatische Last, die auf den Organismus wirkt. Die Reaktion des Organismus drückt sich in individuell gestufter Form als akute Fatiguesymptomatik aus. Überlasten die Stressoren wiederholt die Adaptations- und Regenerationsvorgänge des Organismus, kommt es zu einer andauernden Reaktion, die sich an Störungen in übergreifenden Regulationssystemen zeigt (siehe Abschn. 2.2.4). Die Anfälligkeit des Individuums, auf die unterschiedlichen Stressoren mit somatischen und psychischen Regulationsstörungen zu reagieren, oder seine Widerstandsfähigkeit diesen Stressoren gegenüber, werden sowohl durch konstitutionelle Merkmale bedingt, die Einfluss auf die beteiligten physiologischen und pathophysiologischen Prozesse haben, als auch durch erworbene somatische und psychosoziale Eigenschaften. Gemeinsam bestimmen sie die individuelle Anpassungsfähigkeit gegenüber den verschiedenen Stressoren.

Trotz großer Forschungsbemühungen und vieler Erkenntnisse ist es bisher nicht möglich, die genauen Anteile einzelner Faktoren in der Pathogenese und Pathophysiologie einer tumorassoziierten Fatigue zu definieren. Es deutet sich aber an, dass nicht einzelne Faktoren allein ursächlich sind, sondern ihre Wechselwirkungen den Entstehungsprozess kennzeichnen und die Fatiguesymptomatik der sich entwickelnde Ausdruck der Systemdynamik als Ganzes ist (Chartogne et al., 2021; Saligan et al., 2015). Das entspricht auch den Folgerungen eines biopsychosozialen Modells, nach der, „(…) *jeder Prozess, der an der Ätiologie, der Pathogenese, der symptomatischen Manifestation und der Behandlung von Störungen beteiligt ist, folgerichtig nicht entweder biologisch oder psychologisch ist, sondern sowohl biologisch als auch psychologisch*" (Egger, 2008).

▶ **Definition Was bedeutet Gesundheit und Krankheit in einem erweiterten biopsychosozialen Modell?**

„**Gesundheit** bedeutet die ausreichende Kompetenz des Systems ‚Mensch', beliebige Störungen auf beliebigen Systemebenen autoregulativ zu bewältigen. Nicht das Fehlen von pathogenen Keimen (Viren, Bakterien etc.) oder das Nichtvorhandensein von Störungen auf der psycho-sozialen Ebene bedeuten demnach Gesundheit, sondern die Fähigkeit, diese pathogenen Faktoren ausreichend wirksam kontrollieren und bewältigen zu können.

Krankheit stellt sich dann ein, wenn der Organismus die autoregulative Kompetenz zur Bewältigung von auftretenden Störungen nicht ausreichend zur Verfügung stellen kann und relevante Regelkreise für die Funktionstüchtigkeit des Individuums überfordert sind bzw. ausfallen. Wegen der parallelen Verschaltung der Systemebenen ist es nicht so bedeutsam, auf welcher Ebene oder an welchem Ort eine Störung generiert oder augenscheinlich wird, sondern welchen Schaden diese auf der jeweiligen Systemebene, aber auch auf den unter- oder übergeordneten Systemen zu bewirken imstande ist." (Egger, 2008)

2.2.1 Einflüsse der Tumorerkrankung und der Tumortherapie

Die Tumorerkrankung und die antineoplastische Therapie spielen zentrale Rollen in der Ätiologie Fatigue sowohl als auslösende als auch als aufrechterhaltende Faktoren. Sie können unabhängig oder gemeinsam wirken und über eine Vielzahl pathophysiologischer Prozesse zum Störungsbild führen (O'Higgins et al., 2018; Yang et al., 2019b).

Die kausale ätiologische Beziehung wird dadurch deutlich, dass Fatigue mit dem Fortschreiten der Erkrankung immer stärker in den Vordergrund tritt und eine erfolgreiche antineoplastische Therapie zum Rückgang einer Fatiguesymptomatik führen kann. Der kausale Zusammenhang zwischen der Tumortherapie und dem Auftreten von Fatigue zeigt sich an der zeitlichen Sequenz und dem Bestehen einer Dosis-Wirkungs-Beziehung (Abrahams et al., 2016; Al Maqbali et al., 2021; Minton et al., 2012; Wang et al., 2015): Fatiguesymptome sind an den Tagen nach der Chemotherapie typischerweise am stärksten ausgeprägt und nehmen einen wellenförmigen, den Zyklen der Therapie folgenden Verlauf (Bower et al., 2012; Sura et al., 2006; Woo et al., 1998). Bei Strahlentherapien nehmen sie mit den Fraktionen der Therapie zu, bis sie ein Plateau erreichen (Alcantara-Silva et al., 2013). Bei beiden Therapieformen korreliert die Ausprägung der Symptomatik mit der Intensität der Behandlung (u. a. Feyer et al., 2004; Hajj et al., 2022; Meraner et al., 2012; Payne, 2006; Reidunsdatter et al., 2013).

Tab. 2.1 zeigt Kriterien, nach Bradford Hill, die für einen Kausalzusammenhang zwischen der Tumorerkrankung bzw. der -therapie und dem Fatigue-Syndrom sprechen. Das Suchen nach solchen kausalen Zusammenhängen ist nicht nur aus dem Blickwinkel der Ätiopathogenese motiviert, sondern auch durch das Bedürfnis nach einer Therapie, mit der die Erkrankungsursachen behandelt und nicht nur die Symptome gelindert werden können.

Tab. 2.1 Kausalitätskriterien nach Sir Austin Bradford Hill für tumorassoziierte Fatigue

Kausalitätskriterien	Beschreibung	
	therapieassoziierte Fatigue	tumorassoziierte
Zeitlicher Zusammenhang	Tritt typischerweise an den Tagen nach bspw. der Chemotherapie auf	Tritt im natürlichen Verlauf einer malignen Erkrankung beim Fortschreiten derselben regelhaft auf
Stärke der Assoziation	Tritt während der Therapiephase bei nahezu allen Patient*innen auf	
Dosis-Wirkungs-Beziehung	Korreliert mit der Intensität und Dauer der Therapie	Korreliert mit Stadium und Aktivität der malignen Erkrankung
Reversibilität	Bildet sich in Therapiepausen bzw. nach Therapieende zurück	Verbessert sich durch das Ansprechen der Erkrankung auf die Behandlung
Biologische Plausibilität und Kohärenz	Lässt sich im Experiment induzieren Es gibt plausible biologische Erklärungsansätze	

Als auslösende Faktoren sowohl der tumorbedingten als auch der therapiebedingten Fatigue werden Stoffe und Signale diskutiert, die über humorale, zelluläre und neuronale Wege zu Wechselwirkungen zwischen den peripheren Geweben
und dem zentralen Nervensystem führen (Santos & Pyter, 2018; Vichaya et al.,
2015). Sind sie Ausdruck der Aktivität der Tumorerkrankung, können die Stoffe und
Signale sowohl von den Tumorzellen selbst als auch von den sekretorisch und metabolisch aktiven Stroma-, Endothel- und Immunzellen des Tumormilieus ausgehen
(Mantovani et al., 2008; Nagarsheth et al., 2017; Pyter, 2016). Sind sie therapie-
bedingt, dann entstehen sie durch die zytostatischen Wirkungen, wie die Apoptose,
die nichtapoptotischen Formen des Zelltods (Nekrose, Autophagie) und die zelluläre Seneszenz, und die dadurch bedingten Veränderungen und Schädigungen von
Zellorganellen, Zellen und Geweben.

Inflammatorische Vorgänge werden als wichtige pathophysiologische Prozess-
ebei der Entstehung der tumor- und therapiebedingten Fatigue seit vielen Jahren intensiv diskutiert (Dantzer et al., 2014). Zahlreiche Untersuchungen bei Menschen,
aber auch bei Tieren belegen einen starken Zusammenhang zwischen inflammatorischen Prozessen im Organismus und dem Auftreten von Fatiguesymptomen (Bower, 2014; Cohen et al., 2019; Karshikoff et al., 2017; Lasselin et al.,
2017; Montoya et al., 2017; Omdal, 2020; Vichaya et al., 2017; Yang et al., 2019b).
Dieser gilt als phylogenetisch konserviertes Phänomen, das besonders ausgeprägt
bei akuten, schwergradigen Infektionen als Teil der sogenannten ‚Sickness Behaviour' auftritt, die durch Müdigkeit, Inappetenz, Appetitverlust, Schlafstörungen,
Interessensverlust und kognitive Störungen gekennzeichnet ist (Devlin et al., 2021).
Dantzer & Kelley (2007, 2008) und Kelley & Kent (2020) sehen neuro-
inflammatorische Prozesse im ZNS in Folge der systemischen Inflammation als Entstehungsmechanismen für die Symptomatik der Sickness Behaviour. Ein Beispiel für
eine solche Interaktion zwischen den peripheren Geweben und dem ZNS ist die Aktivierung der Indolamin-2,3-Dioxygenase in der Mikroglia des ZNS durch inflammatorische Vorgänge im Organismus. Diese Aktivierung führt zu Veränderungen
im Tryptophanstoffwechsel und der Tryptophan-Kynurenin-Serotonin-Kaskade
sowie der glutamatergen Neurotransmission (Brown et al., 2021; Kim et al., 2015).

Auch viele Patient*innen mit tumorassoziierter Fatigue haben stärkere Entzündungszeichen und höhere Spiegel proinflammatorischer Zytokine als solche
ohne Fatigue oder gesunde Probanden. Diese bestehen zum Teil noch bis zu 2 Jahre
nach Abschluss der onkologischen Therapie (Querido et al., 2022). Saligan & Kim
(2012) fanden in 10 longitudinalen Studien bei Fatigue erhöhte Werte für Marker
der systemischen Inflammation (C-reaktives Protein und neutrophile Granulozy-
ten), für CD4-positive T-Zellen, proinflammatorische Zytokine (Interleukin[IL]-6,
IL-1-β) sowie für IL-1-Rezeptorantagonist und lösliche TNF-Rezeptoren. Die Spiegel der Zytokine waren jedoch viel niedriger und die inflammatorischen Prozesse
weit geringer ausgeprägt als bei Entzündungsreaktionen, die zu Sickness Behaviour führen.

Andauernde unterschwellige Entzündungsprozesse können durch tumorbedingte
oder therapieinduzierte Gewebsveränderungen verursacht sein. Beispiele hierfür
sind die Aktivierung des p38-MAPK-Signalwegs durch Etoposid (Wood et al.,

2006), der Anstieg zirkulierender proinflammatorischer Zytokine während der Radiotherapie (Bower et al., 2009; Matsumura et al., 2008), operationsbedingte systemische Inflammation (Radin et al., 2022), die durch viele Chemotherapeutika und ionisierende Strahlen im Tumorgewebe ausgelöste zelluläre Seneszenz (Behranvand et al., 2021; Kumari & Jat, 2021; You et al., 2019) und nicht zuletzt das immunologisch hochaktive zelluläre Mikromilieu des Tumors selbst (Mantovani et al., 2010).

Auch entstehen durch zytotoxische Therapien im Tumor- und im gesunden Gewebe Schädigungen, die über sogenannte Damage-associated molecular patterns (DAMPs) (Inoue et al., 2021; Kroemer et al., 2013), wie z. B. HMGB1 und Chemokine, zu einer inflammatorischen Immunantwort führen (Bruera et al., 2006; Hernandez et al., 2016; Zhang et al., 2021).

Ein Beispiel für den Zusammenhang zwischen einem therapieassoziierten inflammatorischen Milieu und Fatigue beschrieben Feng et al. (2018). Sie untersuchten Patienten mit Prostatakarzinomen während der Strahlentherapie und fanden, dass die Ausprägung von Fatiguesymptomen mit der radiotherapieinduzierten Aktivierung eines proinflammatorischen Glutamat-Signalwegs in T-Lymphozyten korrelierte.

Fosså et al. (2020) fanden bei Lymphom-Überlebenden deutliche Veränderungen im Tryptophan-Kynurenin- und Vitamin-B6-Stoffwechsel, die für einen Zusammenhang zwischen Fatigue und metabolischen Veränderungen im Rahmen andauernder niederschwelliger Entzündungsvorgänge sprachen.

Auch wenn viele Untersuchungen einen Zusammenhang zwischen inflammatorischen Prozessen und dem Auftreten von Fatiguesymptomen nahelegen, weisen neuere Ergebnisse darauf hin, dass es auch davon unabhängige Entstehungsmechanismen gibt. So traten beispielsweise bei Tieren, denen verschiedene maligne Tumoren implantiert worden waren, Fatigue-assoziierte Verhaltensweisen lange vor der Expression inflammatorischer Gene auf (Vichaya et al., 2019). Die Blockade der Signalwege von Interleukin-1, die bei der Mediation von entzündungsbedingter Fatigue eine zentrale Rolle spielen (Roerink et al., 2017), hatte in diesen Untersuchungen keine Auswirkung auf die Entstehung der Fatigue.

Vichaya et al. (2020) fanden weitere Hinweise dafür, dass maligne Tumoren Fatigue-Syndrome auslösen können, ohne periphere oder zentralnervöse Inflammationsprozesse zu aktivieren. In ihren Untersuchungen waren Störungen im Ubiquitin-Proteasom-System der Skelettmuskulatur, dem Proteinabbauprozess, der die Beendigung intrazellulärer Signalübertragungswege regelt, eng mit Fatiguesymptomen korreliert. Auch gibt es Hinweise, dass eine Veränderung der Aktivität von Enzymen der Skelettmuskulatur, die an der Signaltransduktion und der Organisation des Aktinfilamentsystems in der Skelettmuskulatur beteiligt sind (DUSP18 und RHOBTB1), eine Bedeutung in der Pathophysiologie der durch die zytostatische Therapie ausgelösten Fatigue haben könnten (Alcântara-Silva et al., 2018). Diese Hinweise für therapiebedingte periphere Einflussfaktoren für die Entstehung von Fatigue werden gestützt durch die Ergebnisse von drei klinischen Studien: bei der ersten kam es während einer Strahlentherapie zu einer schrittweisen Zunahme der muskulären Ermüdbarkeit und Erschöpfung, die nicht durch zentralnervöse Prozesse zu erklären war (Lavigne et al., 2020), bei der zweiten kam es im Verlauf einer neoadjuvanten Therapie, Operation und Radiotherapie bei Frauen mit Mammakarzinomen zu einer schrittweisen Verminderung des zellulären Energiestoffwechsels (mitochondrialer Sauerstoffverbrauch und glykolytische Aktivität), was mit zunehmender Fatigue assoziiert war (Lacourt et al., 2022) , die dritte fand 6-12 Wochen nach der Chemotherapie deutliche Zeichen der mitochondrialen Dysfunktion, die signifikant mit Fatigue korrelierte Toh et al., 2020).

Grossberg et al. (2020) und Scott et al. (2022) beschrieben einen weiteren möglichen, nicht vom Immunsystem abhängigen Entstehungsmechanismus für Fatigue. Sie berichteten von tumorinduzierten Veränderungen im Gesamtenergiestoffwechsel des Organismus, die besonders die Leber betrafen und nicht zytokinbedingt waren. Die „Umprogrammierung des Stoffwechsels", wie Grossberg et al. (2020) es nannten, führte zu einer Abnahme der Verfügbarkeit von Glukose und Ketonen sowie einer Einschränkung der Metabolisierung von Laktat in der Skelettmuskulatur. Sie interpretierten ihre Ergebnisse als Ausdruck für einen „energetischen Wettbewerb" zwischen Skelettmuskulatur und Tumorgewebe und betrachteten Fatigue als eine adaptive behaviorale Reaktion des Organismus, der durch die Wachstumsvorgänge des Tumors metabolisch belastet ist und energetisch aufwendige Prozesse, wie körperliche Bewegung, einschränkt. Passend hierzu fanden Feng et al. (2019) spezifische Veränderungen im Metabolom von Menschen mit tumorassoziierter Fatigue.

Neben den Einblicken in die Pathophysiologie helfen diese Befunde dabei, die Ergebnisse von epidemiologischen Studien einzuordnen, die keine Zusammenhänge zwischen Fatigue und Entzündungsparametern zeigten (Maurer et al., 2021). Auch könnten solche entzündungsunabhängigen Entstehungswege die Erklärung dafür sein, dass viele tumorassoziierte Fatigue-Syndrome, insbesondere, wenn sie in frühen Krankheitsstadien auftreten, nicht mit Zeichen und Beschwerden einer systemischen Inflammation verbunden sind.

2.2.2 Genetische Einflussfaktoren

Die individuelle Anfälligkeit bzw. Widerstandsfähigkeit gegenüber der Wirkung von Fatigue-auslösenden Reizen wird durch konstitutionelle, erbliche Faktoren beeinflusst. So zeigen die Ergebnisse einer genomweiten Assoziationsstudie an über 100.000 Menschen der britischen Bevölkerung, dass es genetische Risikofaktoren für das Auftreten von pathologischen Formen von Müdigkeit und Erschöpfung gibt (Deary et al., 2018). Eine Besonderheit derartiger Allelassoziationsstudien liegt darin, dass sie Suszeptibilitätsgene, also Gene mit niedriger Penetranz, aufspüren können.

Auch bei Menschen mit Krebserkrankungen deuten zahlreiche Untersuchungsergebnisse darauf hin, dass funktionelle Einzelnukleotid-Polymorphismen (SNP) mit der Häufigkeit und Ausprägung psychoneurologischer Symptome verbunden sind. Eine systematische Übersichtsarbeit beschrieb 54 SNP in Genen neurologischer und immunologischer Signalwege, die das Risiko für die Entwicklung von beispielsweise Fatigue, Schmerz und Depressivität beeinflussten (Yang et al., 2019a).

▶ Von funktionellen SNP wird gesprochen, wenn der Polymorphismus innerhalb eines Gens (z. B. an einer Spleißstelle) oder in der regulatorischen Region eines Gens (z. B. Promotor) auftritt und damit einen Einfluss auf die Genfunktion hat. Sie sind einer der Gründe für Unterschiede in den Funktionen von Proteinen und können die Anfälligkeit für Funktionsstörungen oder Erkrankungen beeinflussen, stellen aber nicht deren Hauptursache dar.

Hinweise für einen Zusammenhang zwischen tumorassoziierter Fatigue und SNP in Genen neurologischer Signalwege fanden sich im katecholaminergen System, z. B. Catechol-O-Methyltransferase, Adrenozeptoren, Noradrenalin-transporter, NPY-Rezeptoren (Eshragh et al., 2017; Fernandez-de-Las-Penas et al., 2012b; Hoenemeyer et al., 2021), aber auch in nitrergen (z. B. neuronale NO-Synthase) und cholinergen (z. B. Galaminrezeptoren) Signalwegen sowie für Varianten des neuronalen Wachstumsfaktors BDNF (Eshragh et al., 2017; Feng et al., 2020; Goto et al., 2023). Als Beispiel für die mögliche Rolle des Katecholaminstoffwechsels und insbesondere von Dopamin, soll dessen zentra-les Enzym, die Catechol-O-Methyltransferase (COMT), herausgegriffen werden. Die Rolle von genetischen Varianten der COMT als mögliche Prädispositionen für psychiatrische und kardiovaskuläre Erkrankungen wird seit Langem dis-kutiert (Hall et al., 2019; Harrison & Tunbridge, 2008). Aus bevölkerungs-bezogenen Studien gibt es Anhaltspunkte, dass SNP in den Genen für Dopamin-rezeptoren und -transporter (*DRD2, DAT1*) in Zusammenhang mit Fatigue stehen (Malyuchenko et al., 2010). Auch die Ergebnisse der Studien von Fernández-de-las-Peñas et al. (2012a) und Hoenemeyer et al. (2021) deuten darauf hin, dass Unterschiede im Dopaminstoffwechsel durch verschiedene Genotypen der COMT prädisponierende Faktoren für die Entstehung von Fatigue sein könnten. Ähnliche Ergebnisse wurden auch für das Chronic Fatigue Syndrome gefunden (bspw. Hajdarevic et al., 2022; Schlauch et al., 2016).

Auch gibt es Anhaltspunkte für einen Zusammenhang zwischen dem Auftreten von tumorassoziierter Fatigue und SNP in Genen, die Funktionen des Immun-systems regulieren, sowohl für pro- (TNF-α, IL-1, IL-6) als auch für anti-inflammatorische Zytokine (IL-4, IL-10) und ihre Rezeptoren (Bower et al., 2013; Cameron et al., 2021; Kober et al., 2016; Kühl et al., 2018; Lee et al., 2020; Reinert-sen et al., 2011; Wang et al., 2017).

Darüber hinaus fanden einige Untersuchungen Assoziationen zwischen der Häufigkeit und der Ausprägung von Fatigue und SNP in Genen der sogenannten molekularen Uhr (*PER2, ARTNL2, CLOCK*). Diese Gene regulieren die Rhythmen der physiologischen Prozesse auf molekularer Basis. In der Studie von Armstrong et al., hatten Patient*innen mit Gliomen ein vielfach geringeres Risiko für das Auf-treten von Fatigue, wenn sie bestimmte SNP-Allele der Gene *PER2* und *ARTNL2* aufwiesen und in der Studie von Hajj et al. (2022) war das Vorhandensein eines SNP-Allels mit einem deutlich höheren Risiko für Fatigue bei Frauen mit Brust-krebserkrankungen verbunden. Interessanterweise sind alle drei Gene auch an der tageszeitabhängigen Regulation von immunologischen und neuroendokrinen (HHN-Achse) Funktionen beteiligt (Vieira et al., 2020).

Auch Polymorphismen in Enzymen der Biotransformation und von Transporter-proteinen der Zellmembran, die den Metabolismus und die intrazelluläre Konzentra-tion von Arznei- und Fremdstoffen beeinflussen, sind mit dem Auftreten von Fatigue assoziiert (Eshragh et al., 2017). Auch ein Polymorphismus im *GSTZ1*-Gen, das für die Glutathiontransferase kodiert, der eine wichtige Rolle bei der Bindung und Ent-fernung organischer Stoffe und deren Metabolite zukommt, war mit einer stärkeren Symptomlast einschließlich Fatigue bei Patient*innen mit Lungenkrebserkrankungen verbunden (Sloan et al., 2012). So trat bei Menschen mit dem 2677GG-Allels des *ABCB1*-Gens, das für das P-Glykoprotein kodiert, nach der Gabe von Docetaxel signifikant häufiger Fatigue auf als bei solchen mit dem 2677GA-Allel (Jabir et al., 2018). Weiterhin gibt es Hinweise, dass SNPs in Genen, die an physiologischen Regulationen des oxidativen Stresses und der DNA-Reparatur beteiligt sind, Prädispositionen für Fatigue darstellen können (Theresa et al., 2023)

2.2.3 Psychosoziale Einflussfaktoren

Psychosoziale Faktoren können in der Pathogenese vielfältige Einflüsse auf die Entstehung und den Verlauf der Fatigue haben. Hierbei können frühere Krankheitserfahrungen, negative Lebensereignisse sowie psychische Krisen aus der Biografie als prämorbide Faktoren eine Rolle spielen, aber auch Persönlichkeitsmerkmale, Verarbeitungsstrategien oder maladaptive Anpassungsprozesse.

Psychische Erkrankungen wie Depressionen und Angststörungen in der Vorgeschichte sind mit einem erhöhten Risiko für das Auftreten von Fatiguesymptomen in Zusammenhang mit der Krebserkrankung und der Krebsbehandlung verbunden. Ebenso haben Patient*innen mit einer Depression in der Lebensgeschichte vor der Krebserkrankung auch ein erhöhtes Risiko für Depression nach der Diagnose einer Krebserkrankung. Wie oben beschrieben treten bei einer Depression ähnliche Veränderungen in immunologischen und neurobiologischen Prozessen auf wie oben beschrieben.

Darüber hinaus findet sich in der Literatur eine Reihe von Zusammenhängen im Hinblick auf soziodemografische Merkmale. So konnten in einer Untersuchung zu Einflussfaktoren auf die Fatigue vor Beginn der onkologischen Behandlung als relevante Prädiktoren der Fatigue ein jüngeres Lebensalter, geringere Bildung, ein günstigeres Stadium der Erkrankung sowie negative Erfahrungen in der Kindheit gefunden werden. Untersucht wurden Brustkrebspatientinnen unterschiedlicher Stadien vor der onkologischen Behandlung, allerdings konnte in dieser Analyse nur 18 % der Varianz der Fatigue aufgeklärt werden (Bower, 2019). Mögliche pathophysiologische Mechanismen zur Erklärung der Befunde könnten in einer verstärkten Neigung zu inflammatorischen Reaktionen auf psychosoziale Stressoren und zur nachfolgenden Ausbildung andauernder unterschwelliger Entzündungsmilieus (Miller et al., 2011) liegen. Insbesondere bei Depression und negativen Kindheitserfahrungen können diese Zusammenhänge an einer Dysregulation der Hypothalamus-Hypophysen-Nebennieren-Achse und des autonomen Nervensystems (Bower et al., 2018) oder an Veränderungen im adaptiven Verhalten bei Entzündungen (Nusslock & Miller, 2016) liegen.

Weitere psychosoziale Einflussfaktoren für die Entstehung und Aufrechterhaltung der tumorassoziierten Fatigue lassen sich auf der Basis der in Abschn. 2.1.1 dargestellten kognitiv-behavioralen Erklärungsmodelle aufzeigen. So kann für die tumorassoziierte Fatigue angenommen werden, dass Krebspatient*innen Fatiguesymptome, bedingt durch den zeitlichen Zusammenhang mit der Krebserkrankung und der onkologischen Therapie, zuallererst und nicht unbedingt zu Unrecht, auf somatische Faktoren zurückführen. Durch den Vorgang der sogenannten somatosensorischen Amplifikation wird die Aufmerksamkeit auf die körperlichen Symptome fokussiert, was zu einer Verstärkung der Intensität der Symptomwahrnehmung führen kann. Dieser somatische Fokus führt zusammen mit der erlebten inneren Anspannung und den psychosozialen Belastungen zu einer spezifischen Reaktion auf die erlebten Beschwerden. Aufgrund dieses somatischen Fokus wird körperliche Aktivität eher vermieden, was kurzfristig zwar zur Minderung der Symptombelastung führt, aber mittel- und langfristig die Beschwerden über zunehmende physiologische Dekonditionierung aufrechterhält. Zugleich versuchen die Betroffenen, das bisherige „normale Leben" weiterzuführen, insbesondere an den Tagen und Zeiten, an denen die Symptomatik etwas geringer ausgeprägt und die Leistungsfähigkeit besser ist. Dadurch entsteht ein Wechselspiel von Überforderung und anschließender Erschöpfung, was in der zunehmenden Überzeugung mündet, dass etwas „im Körper" nicht mehr stimmt, und damit zur Ausbildung eines subjektiven Modells einer alleinigen somatischen Krankheitsentstehung führt. Ein solcher Regulationskreislauf aus Wahrnehmungsverzerrung, dysfunktionalen Einstellungen sowie Maladaptationsvorgängen kann zur Aufrechterhaltung und ggf. sogar zu einer Verschlechterung der Fatigue im Sinne einer Abwärtsspirale im weiteren Verlauf beitragen (Dantzer et al., 2014; Knoop et al., 2010; Michiels & Cluydts, 2001).

Lacourt et al. (2018a) erweiterten das kognitiv-behaviorale Modell durch Einbeziehung psychoneuroimmunologischer Parameter und inflammatorischer Prozesse. Sie folgerten aus den empirischen Studienergebnissen eine durch die chronischen niederschwelligen Entzündungsprozesse verursachte Dysbalance zwischen metabolisch verfügbarer und verhaltensbedingt verbrauchter Energie als das pathophysiologische Korrelat der tumorassoziierten Fatigue. Chronische unterschwellige Inflammationsprozesse erhöhen auf der einen Seite den systemischen Energieverbrauch und damit den Grundumsatz des Organismus (Straub, 2017), führen auf der anderen Seite aber zu einer zellulären Insulinresistenz und weniger effizienten lipid- und proteinbasierten Energiestoffwechselwegen sowie zur vermehrten Bildung von reaktiven Sauerstoffspezies (ROS) und damit verbundener mitochondrialer Dysfunktion (Bohlen et al., 2018; Feng et al., 2020). Angesichts dieser Situation, in der ein Mehr an verbrauchter Energie einem veränderten und weniger effizienten Energiestoffwechsel und damit einer geringeren Energieverfügbarkeit gegenübersteht, würde man erwarten, dass die Betroffenen adaptiv das Verhalten anpassen und den Energieverbrauch vermindern. Bei akuten, überschwelligen Entzündungen nimmt sowohl bei Tieren als auch beim Menschen die Bereitschaft ab, sich zu körperlich belasten, was man als Sickness Behaviour bezeichnet (Draper et al., 2018; Nunes et al., 2014; Yohn et al., 2016). Bei chronischen unterschwelligen Entzündungen scheint dies allerdings nicht generell zuzutreffen, wie Lacourt et al. (2018a) beschrieben. Sie fanden bei Patient*innen mit Fatigue und Entzündungszeichen in einem Test, mit dem die Motivation, sich physisch anzustrengen, gemessen werden kann („Effort Expenditure for Rewards Task"), eine deutlich erhöhte Bereitschaft, sich zu belasten (Lacourt et al., 2018b). Diese Verhaltensweise von Patient*innen mit Fatigue, sich trotz Müdigkeit und Erschöpfung zu körperlicher Anstrengung zu motivieren – und das trotz geringerer Energiereserven –, postulierten Lacourt et al. (2018a) als wichtigen pathogenetischen Vorgang bei der Entstehung andauernder Fatigue-Syndrome.

Ein vergleichbares Phänomen fand sich in einer Studie bei Betroffenen mit Chronic-Fatigue-Syndromen: Über die Hälfte der Teilnehmenden überschätzte die ihr für körperliche Aktivitäten zur Verfügung stehende Energie und der Grad der Fehleinschätzungen korrelierte mit der Ausprägung der Fatiguesymptome (Jason et al., 2009).

Auch weisen die Befunde einiger longitudinaler Studien darauf hin, dass das Erleben von pathologischen Müdigkeits- und Erschöpfungssymptomen in der Vorgeschichte einen Risikofaktor darstellt, Fatigue nach der Diagnose der malignen Erkrankung oder der antitumorösen Therapie zu entwickeln (Ancoli-Israel et al., 2014; Andrykowski et al., 2010; Bower et al., 2021; Di Meglio et al., 2022; Goedendorp et al., 2008; Pertl et al., 2014; Wielgus et al., 2009; Xian et al., 2021). Ursächlicher Faktor hierfür könnte eine genetische Prädisposition sein, durch die es zu verstärkten oder chronischen inflammatorischen Reaktionen auf körperliche oder psychische Stressoren kommt, wodurch das betroffene Individuum wiederum eine erhöhte Anfälligkeit gegenüber Fatigue hat (siehe dazu auch Abschn. 2.2.2). Auch das Erleben von Fatigue und die damit verbundenen Anpassungsprozesse könnten sich zu prämorbiden psychosozialen Faktoren entwickelt haben, die wiederum zu einer Disposition für das erneute Auftreten von Fatigue bei entsprechenden Auslösern führt.

2.2.4 Störungen in Regulationssystemen

Die in den Stress-Allostase-Modellen zur Entstehung von pathologischer Fatigue an zentraler Stelle stehenden Regulationsstörungen als Ausdruck wiederholter stressbedingter Überlastungen („allostatic overload"), lässt sich auch an empirischen Ergebnissen zur Pathogenese tumorassoziierter Fatigue ablesen, die im Folgenden kurz zusammengefasst werden.

2.2.4.1 Störungen im neuroendokrinen System

Bei malignen Erkrankungen finden sich häufig Störungen der Regulation der Hypothalamus-Hypophysen-Nebennierenrinden-Achse (HHN-A), die sich in Veränderungen im Verlauf der Cortisolspiegel und in der Empfindlichkeit der Glucocorticoidrezeptoren zeigen (Weinrib et al., 2010). Die Ergebnisse etlicher Untersuchungen zeigen Störungen in der Regulation der HHN-A bei Fatigue (Bower et al., 2002, 2005a, b; Cuneo et al., 2017; Schmidt et al., 2016).

Cortisol ist das „neuroendokrine Korrelat der Stressreaktion" beim Menschen. Seine Ausschüttung wird durch die HHN-A gesteuert. Stressoren jeder Art führen über corticolimbische Areale im Frontalhirn zur Aktivierung von Neuronen im Hypothalamus und dort zur Synthese der Neuropeptide Corticotropin-Releasing-Hormon und Vasopressin. Diese gelangen über den Portalblutkreislauf zum Vorderlappen der Hypophyse, stimulieren dort die Synthese und Ausschüttung des adrenocorticotropen Hormons (ACTH), das wiederum Biosynthese und Freisetzung von Cortisol aus der Nebennierenrinde aktiviert. Für die akute Stresssituation führt Cortisol zu einer Mobilisierung von Energieressourcen (Gluconeogenese) und hemmt kurzfristig entbehrliche Funktionen der zellulären und humoralen Immunabwehr. Hierdurch stehen dem Organismus kurzfristig mehr Energiequellen zur Verfügung. Nach Beendigung der Stresssituation oder durch die Adaptation des Organismus an die geänderten Bedingungen wird die aktivierte HHN-Achse rasch zurückreguliert. Die wichtigsten Regulationselemente sind dabei die Glucocorticoidrezeptoren, über die das ausgeschüttete Cortisol durch negative Rückkopplung die Bildung und Ausschüttung der hypothalamischen Neuropeptide und des hypophysären Peptidhormons ACTH hemmt. Geschieht dies nicht, kommt es zu metabolischen immunologischen, kardiovaskulären, mentalen und affektiven Störungen. Bower et al. (2011) fanden bei den Brustkrebspatientinnen, die nach Abschluss der kurativen Therapie Fatigue hatten, eine deutlich verminderte Empfindlichkeit der Glucocorticoidrezeptoren, was mit überschießenden inflammatorischen Reaktionen auf Stressreize verbunden war.

Die pulsatile Sekretion von Corticoliberin (CRH) aus dem Nucleus paraventricularis des Hypothalamus hat eine zirkadiane Rhythmik. Die Freisetzung und Stimulation des Hypophysenvorderlappens erreicht ihre höchste Frequenz in den frühen Morgenstunden und führt dazu, dass bei gesunden Menschen der ACTH-Spiegel und infolgedessen auch der Cortisolspiegel um die Zeit des morgendlichen Aufwachens einen Höchststand erreichen. Beide fallen im Laufe des Tages ab bis zu einem Tiefststand um Mitternacht. Dieser rhythmische Wechsel der neuronalen und endokrinen Aktivität ist ein wichtiger Indikator für die HHN-A-Kompetenz (Sephton & Spiegel, 2003). Ist das tageszeitliche Profil der Cortisolspiegel abgeflacht und weist höhere Spiegel in der zweiten Tageshälfte auf, ist dies ein Ausdruck für eine Dysregulation (Adam et al., 2017).

Bower et al., fanden bei Patientinnen mit Mammakarzinomen und Fatigue im Vergleich zu denen ohne Fatigue während der Behandlungsphase und nach deren Abschluss eine solche Dysregulation mit erniedrigten Morgen- und erhöhten Abendspiegeln (Bower et al., 2002, 2005a, b). Die Veränderungen der Cortisolkurven korrelierten dabei mit der Ausprägung der Fatiguesymptome. Auch Schmidt et al., berichteten von einem abgeschwächten Abfall der abendlichen Cortisolspiegel bei Fatigue (Schmidt et al., 2016).

Weitere Ergebnisse weisen darauf hin, dass bei tumorassoziierter Fatigue nicht nur der zirkadiane Rhythmus der Cortisolsekretion verändert ist, sondern auch die Reaktion der HHN-Achse auf Stresssituation nicht normal verläuft. So hatten Patientinnen mit Fatiguesymptomen nach Abschluss der kurativen Therapie gegenüber solchen ohne eine signifikant abgeschwächte Ausschüttung von Cortisol auf Stressreize (Bower et al., 2005a, b, 2011).

Auch bei vielen Patient*innen mit ME/CFS treten abgeschwächte zirkadiane Schwankungen des Cortisols und eine verminderte Reaktionsfähigkeit der HHN-Achse als Zeichen einer Dysfunktion auf, was die Beteiligung der HHN-Achse an der Pathogenese von Fatigue-Syndromen nahelegt (Nater et al., 2008; Papadopoulos & Cleare, 2011).

2.2.4.2 Störungen im autonomen Nervensystem

Wiederholte und andauernde Stressoren können zu nachhaltigen Veränderungen in der Regulation des autonomen Nervensystems mit seinen sympathischen und parasympathischen Anteilen hervorrufen. Eine verringerte Variabilität der Herzfrequenz (Herzratenvariabilität, HRV) und ein übermäßiger und protrahierter Anstieg der Noradrenalinkonzentration im Blut sind ein Ausdruck für eine Dysbalance. Sie zeigt mit der verminderten vagalen Kontrolle des Herzens den Verlust der Anpassungsfähigkeit des autonomen Nervensystems, auf Stressoren adäquat reagieren zu können, an. Viele Menschen mit Krebserkrankungen und insbesondere mit Fatigue weisen Funktionsstörungen im autonomen Nervensystem auf (Coumbe & Groarke, 2018).

Crosswell et al. (2014) untersuchten Frauen mehrere Jahre nach erfolgreicher kurativer Brustkrebstherapie und fanden eine signifikant niedrigere HRV bei Frauen mit Fatigue gegenüber denen ohne.

Fagundes et al. (2011) fanden bei Frauen, die innerhalb der letzten 2 Jahre eine kurative Brustkrebsbehandlung abgeschlossen hatten, nach stressauslösenden Ereignissen signifikant höhere Noradrenalinspiegel im Blut und eine niedrigere HRV als bei Frauen mit geringer ausgeprägter Fatigue. Insbesondere die Korrelation zwischen verminderter HRV und Ausprägung der Fatiguesymptomatik war hierbei sehr stark. Die Veränderungen der HRV waren bei Fatigue so ausgeprägt, wie die, die altersbedingt bei 20 Jahre älteren gesunden Frauen auftreten. Die Regulationsstörungen des autonomen Nervensystems, die bei Fatigue auftreten, könnten demnach Ausdruck beschleunigter Alterungsprozesse sein.

Die Ergebnisse dieser beiden Studien stehen im Einklang mit denen bei Menschen ohne Krebserkrankungen. Auch hier bestehen deutliche Zusammenhänge zwischen Dysfunktionen des autonomen Nervensystems und Fatigue-Syndromen. Als pathogenetischer Zusammenhang wird das andauernde Überwiegen des Sympathikotonus gesehen, das zu Veränderungen im Organismus führt, die nicht dauerhaft aufrechterhalten werden können, was wiederum als Folge Fatigue nach sich zieht (Brook & Julius, 2000; Thayer & Sternberg, 2006).

2.2.4.3 Störungen im zentralen Nervensystem

Einige Untersuchungsergebnisse weisen darauf hin, dass bei Fatigue-Betroffenen die Wahrnehmung von rascher Erschöpfung bei körperlichen Anstrengungen mehr durch zentralnervöse als durch skelettale Ermüdung bedingt ist (Allexandre et al., 2020; Cai et al., 2014; Kisiel-Sajewicz et al., 2012; Kisiel-Sajewicz et al., 2013; Marcora et al., 2009). So beendeten beispielsweise Patient*innen mit Fatigue eine bis zur Erschöpfung anhaltende Kontraktion der Ellenbogenbeugung deutlich früher als gesunde Kontrollpersonen. Die kontraktilen Eigenschaften der Muskulatur waren bei den Teilnehmenden mit Fatigue jedoch noch nicht vermindert, im Vergleich zu denen der Kontrollpersonen, die bereits deutliche Anhaltspunkte für eine muskuläre Erschöpfung zeigten. Somit gibt es Hinweise, dass bei Fatigue eine Diskrepanz zwischen der wahrgenommenen körperlichen Erschöpfung und dem tatsächlichen physiologischen Zustand des Muskels besteht. Das stützt die Hypothese, dass Veränderungen im zentralen Nervensystem eine wichtige Rolle bei der Entstehung von Fatigue spielen. Unterstützt wird diese Hypothese auch durch Untersuchungsergebnisse, bei denen sich die Vernetzungen von Bereichen des ZNS, die physiologischerweise bei Ruhe aktiviert sind – das sogenannte Default-Mode-Netzwerk – bei Patientinnen mit Brustkrebserkrankungen und Fatigue deutlich von denen bei Patientinnen ohne Fatigue unterschied (Hampson et al., 2015). Auch fand eine Studie signifikant unterschiedliche Konzentrationen von Metaboliten des Gehirnstoffwechsels in verschiedenen ZNS-Arealen, je nachdem ob Fatigue vorlag oder nicht (Zick et al., 2016).

Eine systematische Übersichtsarbeit fand spezifische neuronale Veränderungen bei Patientinnen mit Brustkrebserkrankungen und Fatigue, die darauf hindeuten, dass vorzeitige und pathologische Ermüdungs- und Erschöpfungssymptome möglicherweise auf die Unfähigkeit des Gehirns zurückzuführen sind, auf die gestiegenen Anforderungen der jeweils zu leistenden Aufgaben zu reagieren, oder dass sie das Ergebnis eines veränderten afferenten Inputs sind (Arya et al., 2021) (siehe dazu auch Abschn. 2.1.2).

Literatur

Abrahams, H. J., Gielissen, M. F., Schmits, I. C., Verhagen, C. A., Rovers, M. M., & Knoop, H. (2016). Risk factors, prevalence, and course of severe fatigue after breast cancer treatment: A meta-analysis involving 12 327 breast cancer survivors. *Annals of Oncology, 27*(6), 965–974.

Adam, E. K., Quinn, M. E., Tavernier, R., McQuillan, M. T., Dahlke, K. A., & Gilbert, K. E. (2017). Diurnal cortisol slopes and mental and physical health outcomes: A systematic review and meta-analysis. *Psychoneuroendocrinology, 83*, 25–41. https://doi.org/10.1016/j.psyneuen.2017.05.018

Al Maqbali, M., Al Sinani, M., Al Naamani, Z., Al Badi, K., & Tanash, M. (2021). Prevalence of fatigue in patients with cancer: A systematic review and meta-analysis. *Journal of Pain and Symptom Management, 61*(1), 167–189.e114. https://doi.org/10.1016/j.jpainsymman.2020.07.037

Alcantara-Silva, T. R., Freitas-Junior, R., Freitas, N. M., & Machado, G. D. (2013). Fatigue related to radiotherapy for breast and/or gynaecological cancer: A systematic review. *Journal of Clinical Nursing, 22*(19–20), 2679–2686.

Alcântara-Silva, T. R., de Freitas-Junior, R., Freitas, N. M. A., de Paula Junior, W., da Silva, D. J., Machado, G. D. P., Ribeiro, M. K. A., Carneiro, J. P., & Soares, L. R. (2018). Music therapy reduces radiotherapy-induced fatigue in patients with breast or gynecological cancer: A randomized trial. *Integrative Cancer Therapies, 17*(3), 628–635. https://doi.org/10.1177/1534735418757349

Allexandre, D., Seyidova-Khoshknabi, D., Davis, M. P., Ranganathan, V. K., Siemionow, V., Walsh, D., & Yue, G. H. (2020). EEG correlates of central origin of cancer-related fatigue. *Neural Plasticity, 2020*, 8812984. https://doi.org/10.1155/2020/8812984

Ancoli-Israel, S., Liu, L., Rissling, M., Natarajan, L., Neikrug, A. B., Palmer, B. W., Mills, P. J., Parker, B. A., Sadler, G. R., & Maglione, J. (2014). Sleep, fatigue, depression, and circadian activity rhythms in women with breast cancer before and after treatment: A 1-year longitudinal study. *Supportive Care in Cancer, 22*(9), 2535–2545. https://doi.org/10.1007/s00520-014-2204-5

Andrykowski, M. A., Donovan, K. A., Laronga, C., & Jacobsen, P. B. (2010). Prevalence, predictors, and characteristics of off-treatment fatigue in breast cancer survivors. *Cancer, 116*(24), 5740–5748.

Arya, N., Vaish, A., Zhao, K., & Rao, H. (2021). Neural mechanisms underlying breast cancer related fatigue: A systematic review of neuroimaging studies. *Frontiers in Neuroscience, 15*, 735945. https://doi.org/10.3389/fnins.2021.735945

Behranvand, N., Nasri, F., Emmameh, Z., Khani, P., Hosseini, A., Garssen, J., & Falak, R. (2021). Chemotherapy: A double-edged sword in cancer treatment. *Cancer Immunology, Immunotherapy*. https://doi.org/10.1007/s00262-021-03013-3

Bødtcher, H., Bidstrup, P. E., Andersen, I., Christensen, J., Mertz, B. G., Johansen, C., & Dalton, S. O. (2015). Fatigue trajectories during the first 8 months after breast cancer diagnosis. *Quality of Life Research, 24*(11), 2671–2679. https://doi.org/10.1007/s11136-015-1000-0

Bohlen, J., McLaughlin, S. L., Hazard-Jenkins, H., Infante, A. M., Montgomery, C., Davis, M., & Pistilli, E. E. (2018). Dysregulation of metabolic-associated pathways in muscle of breast cancer patients: Preclinical evaluation of interleukin-15 targeting fatigue. *J Cachexia Sarcopenia Muscle, 9*(4), 701–714. https://doi.org/10.1002/jcsm.12294

Bower, J. E. (2014). Cancer-related fatigue – Mechanisms, risk factors, and treatments. *Nature Reviews: Clinical Oncology, 11*(10), 597–609.

Bower, J. E. (2019). The role of neuro-immune interactions in cancer-related fatigue: Biobehavioral risk factors and mechanisms. *Cancer, 125*(3), 353–364. https://doi.org/10.1002/cncr.31790

Bower, J. E., Ganz, P. A., Aziz, N., & Fahey, J. L. (2002). Fatigue and proinflammatory cytokine activity in breast cancer survivors. *Psychosomatic Medicine, 64*(4), 604–611.

Bower, J. E., Ganz, P. A., & Aziz, N. (2005a). Altered cortisol response to psychologic stress in breast cancer survivors with persistent fatigue. *Psychosomatic Medicine, 67*(2), 277–280.

Bower, J. E., Ganz, P. A., Dickerson, S. S., Petersen, L., Aziz, N., & Fahey, J. L. (2005b). Diurnal cortisol rhythm and fatigue in breast cancer survivors. *Psychoneuroendocrinology, 30*(1), 92–100. https://doi.org/10.1016/j.psyneuen.2004.06.003

Bower, J. E., Ganz, P. A., Tao, M. L., Hu, W., Belin, T. R., Sepah, S., Cole, S., & Aziz, N. (2009). Inflammatory biomarkers and fatigue during radiation therapy for breast and prostate cancer. *Clinical Cancer Research, 15*(17), 5534–5540.

Bower, J. E., Ganz, P. A., Irwin, M. R., Arevalo, J. M., & Cole, S. W. (2011). Fatigue and gene expression in human leukocytes: Increased NF-κB and decreased glucocorticoid signaling in breast cancer survivors with persistent fatigue. *Brain, Behavior, and Immunity, 25*(1), 147–150. https://doi.org/10.1016/j.bbi.2010.09.010

Bower, J. E., Garet, D., Sternlieb, B., Ganz, P. A., Irwin, M. R., Olmstead, R., & Greendale, G. (2012). Yoga for persistent fatigue in breast cancer survivors: A randomized controlled trial. *Cancer, 118*(15), 3766–3775.

Bower, J. E., Ganz, P. A., Irwin, M. R., Castellon, S., Arevalo, J., & Cole, S. W. (2013). Cytokine genetic variations and fatigue among patients with breast cancer. *Journal of Clinical Oncology, 31*(13), 1656–1661.

Bower, J. E., Wiley, J., Petersen, L., Irwin, M. R., Cole, S. W., & Ganz, P. A. (2018). Fatigue after breast cancer treatment: Biobehavioral predictors of fatigue trajectories. *Health Psychology, 37*(11), 1025–1034. https://doi.org/10.1037/hea0000652

Bower, J. E., Ganz, P. A., Irwin, M. R., Cole, S. W., Garet, D., Petersen, L., Asher, A., Hurvitz, S. A., & Crespi, C. M. (2021). Do all patients with cancer experience fatigue? A longitudinal study of fatigue trajectories in women with breast cancer. *Cancer, 127*(8), 1334–1344. https://doi.org/10.1002/cncr.33327

Brook, R. D., & Julius, S. (2000). Autonomic imbalance, hypertension, and cardiovascular risk. *American Journal of Hypertension, 13*(6 Pt 2), 112S–122S. https://doi.org/10.1016/s0895-7061(00)00228-4

Brown, A. L., Sok, P., Taylor, O., Woodhouse, J. P., Bernhardt, M. B., Raghubar, K. P., Kahalley, L. S., Lupo, P. J., Hockenberry, M. J., & Scheurer, M. E. (2021). Cerebrospinal fluid metabolomic profiles associated with fatigue during treatment for pediatric acute lymphoblastic leukemia. *Journal of Pain and Symptom Management, 61*(3), 464–473. https://doi.org/10.1016/j.jpainsymman.2020.08.030

Bruera, E., Valero, V., Driver, L., Shen, L., Willey, J., Zhang, T., & Palmer, J. L. (2006). Patient-controlled methylphenidate for cancer fatigue: A double-blind, randomized, placebo-controlled trial. *Journal of Clinical Oncology, 24*(13), 2073–2078.

Cai, B., Allexandre, D., Rajagopalan, V., Jiang, Z., Siemionow, V., Ranganathan, V. K., Davis, M. P., Walsh, D., Dai, K., & Yue, G. H. (2014). Evidence of significant central fatigue in patients with cancer-related fatigue during repetitive elbow flexions till perceived exhaustion. *PloS One, 9*(12), e115370. https://doi.org/10.1371/journal.pone.0115370

Cameron, B., Webber, K., Li, H., Bennett, B. K., Boyle, F., de Souza, P., Wilcken, N., Lynch, J., Friedlander, M., Goldstein, D., & Lloyd, A. R. (2021). Genetic associations of fatigue and other symptoms following breast cancer treatment: A prospective study. *Brain Behav Immun Health, 10*, 100189. https://doi.org/10.1016/j.bbih.2020.100189

Ceunen, E., Vlaeyen, J. W. S., & Van Diest, I. (2016). On the origin of interoception [Review]. *Frontiers in Psychology, 7*. https://doi.org/10.3389/fpsyg.2016.00743

Chartogne, M., Leclercq, A., Beaune, B., Boyas, S., Forestier, C., Martin, T., Thomas-Ollivier, V., Landry, S., Bourgeois, H., Cojocarasu, O., Pialoux, V., Zanna, O., Messonnier, L. A., Rahmani, A., & Morel, B. (2021). Building a biopsychosocial model of cancer-related fatigue: The BIO-CARE FActory cohort study protocol. *BMC Cancer, 21*(1), 1140. https://doi.org/10.1186/s12885-021-08831-3

Chen, W. G., Schloesser, D., Arensdorf, A. M., Simmons, J. M., Cui, C., Valentino, R., Gnadt, J. W., Nielsen, L., Hillaire-Clarke, C. S., Spruance, V., Horowitz, T. S., Vallejo, Y. F., & Langevin, H. M. (2021). The emerging science of interoception: Sensing, integrating, interpreting, and regulating signals within the self. *Trends in Neurosciences, 44*(1), 3–16. https://doi.org/10.1016/j.tins.2020.10.007

Chrousos, G. P., & Gold, P. W. (1992). The concepts of stress and stress system disorders: Overview of physical and behavioral homeostasis. *JAMA, 267*(9), 1244–1252. https://doi.org/10.1001/jama.1992.03480090092034

Cohen, R. A., Gullett, J. M., Woods, A. J., Porges, E. C., Starkweather, A., Jackson-Cook, C. K., Lynch-Kelly, D. L., & Lyon, D. E. (2019). Cytokine-associated fatigue prior to, during, and post-chemotherapy for breast cancer. *Journal of Neuroimmunology, 334*, 577001. https://doi.org/10.1016/j.jneuroim.2019.577001

Coumbe, B. G. T., & Groarke, J. D. (2018). Cardiovascular autonomic dysfunction in patients with cancer. *Current Cardiology Reports, 20*(8), 69. https://doi.org/10.1007/s11886-018-1010-y

Crosswell, A. D., Lockwood, K. G., Ganz, P. A., & Bower, J. E. (2014). Low heart rate variability and cancer-related fatigue in breast cancer survivors. *Psychoneuroendocrinology, 45*, 58–66. https://doi.org/10.1016/j.psyneuen.2014.03.011

Cuneo, M. G., Schrepf, A., Slavich, G. M., Thaker, P. H., Goodheart, M., Bender, D., Cole, S. W., Sood, A. K., & Lutgendorf, S. K. (2017). Diurnal cortisol rhythms, fatigue and psychosocial factors in five-year survivors of ovarian cancer. *Psychoneuroendocrinology, 84*, 139–142. https://doi.org/10.1016/j.psyneuen.2017.06.019

Dantzer, R., & Kelley, K. W. (2007). Twenty years of research on cytokine-induced sickness behavior. *Brain, Behavior, and Immunity, 21*(2), 153–160. https://doi.org/10.1016/j.bbi.2006.09.006

Dantzer, R., O'Connor, J. C., Freund, G. G., Johnson, R. W., & Kelley, K. W. (2008). From inflammation to sickness and depression: When the immune system subjugates the brain. *Nature Reviews: Neuroscience, 9*(1), 46–56. https://doi.org/10.1038/nrn2297

Dantzer, R., Heijnen, C. J., Kavelaars, A., Laye, S., & Capuron, L. (2014). The neuroimmune basis of fatigue. *Trends in Neurosciences, 37*(1), 39–46.

Deary, V., Hagenaars, S. P., Harris, S. E., Hill, W. D., Davies, G., Liewald, D. C. M., McIntosh, A. M., Gale, C. R., Deary, I. J., & International Consortium for Blood Pressure, G., Aging, C. C., Longevity, G., & Group, C. C. I. (2018). Genetic contributions to self-reported tiredness. *Molecular Psychiatry, 23*(3), 609–620. https://doi.org/10.1038/mp.2017.5

Devlin, B. A., Smith, C. J., & Bilbo, S. D. (2021). Sickness and the social brain: How the immune system regulates behavior across species. *Brain, Behavior and Evolution*. https://doi.org/10.1159/000521476

Di Meglio, A., Havas, J., Soldato, D., Presti, D., Martin, E., Pistilli, B., Menvielle, G., Dumas, A., Charles, C., Everhard, S., Martin, A.-L., Coutant, C., Tarpin, C., Vanlemmens, L., Levy, C., Rigal, O., Delaloge, S., Lin, N. U., Ganz, P. A., et al. (2022). Development and validation of a predictive model of severe fatigue after breast cancer diagnosis: Toward a personalized framework in survivorship care. *Journal of Clinical Oncology, 40*(10), 1111–1123. https://doi.org/10.1200/JCO.21.01252

Draper, A., Koch, R. M., van der Meer, J. W., Aj Apps, M., Pickkers, P., Husain, M., & van der Schaaf, M. E. (2018). Effort but not reward sensitivity is altered by acute sickness induced by experimental endotoxemia in humans. *Neuropsychopharmacology, 43*(5), 1107–1118. https://doi.org/10.1038/npp.2017.231

Egger, J. W. (2008). Das biopsychosoziale Krankheitsmodell – Gründzüge eines wissenschaftlich begründenten ganzheitlichen Verständnisses von Krankheit., 16. Jahrgang, Nummer 12.

Eshragh, J., Dhruva, A., Paul, S. M., Cooper, B. A., Mastick, J., Hamolsky, D., Levine, J. D., Miaskowski, C., & Kober, K. M. (2017). Associations between neurotransmitter genes and fatigue and energy levels in women after breast cancer surgery. *Journal of Pain and Symptom Management, 53*(1), 67–84.e67. https://doi.org/10.1016/j.jpainsymman.2016.08.004

Fagundes, C. P., Murray, D. M., Hwang, B. S., Gouin, J. P., Thayer, J. F., Sollers, J. J., 3rd, Shapiro, C. L., Malarkey, W. B., & Kiecolt-Glaser, J. K. (2011). Sympathetic and parasympathetic activity in cancer-related fatigue: More evidence for a physiological substrate in cancer survivors. *Psychoneuroendocrinology, 36*(8), 1137–1147. https://doi.org/10.1016/j.psyneuen.2011.02.005

Fava, G. A., McEwen, B. S., Guidi, J., Gostoli, S., Offidani, E., & Sonino, N. (2019). Clinical characterization of allostatic overload. *Psychoneuroendocrinology, 108*, 94–101. https://doi.org/10.1016/j.psyneuen.2019.05.028

Feng, L. R., Fernández-Martínez, J. L., Zaal, K. J. M., deAndrés-Galiana, E. J., Wolff, B. S., & Saligan, L. N. (2018). mGluR5 mediates post-radiotherapy fatigue development in cancer patients. *Translational Psychiatry, 8*(1), 110. https://doi.org/10.1038/s41398-018-0161-3

Feng, L. R., Fuss, T., Dickinson, K., Ross, A., & Saligan, L. N. (2019). Co-occurring symptoms contribute to persistent fatigue in prostate cancer. *Oncology, 96*(4), 183–191. https://doi.org/10.1159/000494620

Feng, L. R., Juneau, P., Regan, J. M., Liwang, J., Alshawi, S., Wang, A., & Saligan, L. N. (2020). Brain-derived neurotrophic factor polymorphism Val66Met protects against cancer-related fatigue. *Translational Psychiatry, 10*(1), 302. https://doi.org/10.1038/s41398-020-00990-4

Fernandez-de-Las-Penas, C., Cantarero-Villanueva, I., Fernandez-Lao, C., Ambite-Quesada, S., Diaz-Rodriguez, L., Rivas-Martinez, I., del Moral-Avila, R., & Arroyo-Morales, M. (2012a). Influence of catechol-o-methyltransferase genotype (Val158Met) on endocrine, sympathetic nervous and mucosal immune systems in breast cancer survivors. *Breast, 21*(2), 199–203.

Fernandez-de-Las-Penas, C., Fernandez-Lao, C., Cantarero-Villanueva, I., Ambite-Quesada, S., Rivas-Martinez, I., del Moral-Avila, R., & Arroyo-Morales, M. (2012b). Catechol-O-methyltransferase genotype (Val158met) modulates cancer-related fatigue and pain sensitivity in breast cancer survivors. *Breast Cancer Research and Treatment, 133*(2), 405–412.

Feyer, P., Steingräber, M., & Titlbach, O. (2004). Besonderheiten der Fatigue bei radioonkologischen Patienten. *Journal Onkologie, 6*, 16–19.

Fosså, A., Smeland, K. H., Fluge, Ø., Tronstad, K. J., Loge, J. H., Midttun, Ø., Ueland, P. M., & Kiserud, C. E. (2020). Metabolic analysis of amino acids and vitamin B6 pathways in lymphoma survivors with cancer related chronic fatigue. *PloS One, 15*(1), e0227384. https://doi.org/10.1371/journal.pone.0227384

Ganz, P. A., & Bower, J. E. (2007). Cancer related fatigue: A focus on breast cancer and Hodgkin's disease survivors. *Acta Oncologica, 46*(4), 474–479.

Ganzel, B. L., Morris, P. A., & Wethington, E. (2010). Allostasis and the human brain: Integrating models of stress from the social and life sciences. *Psychological Review, 117*(1), 134–174. https://doi.org/10.1037/a0017773

Hajdarevic, R., Lande, A., Mehlsen, J., Rydland, A., Sosa, D. D., Strand, E. B., Mella, O., Pociot, F., Fluge, Ø., Lie, B. A., & Viken, M. K. (2022). Genetic association study in myalgic encephalomyelitis/chronic fatigue syndrome (ME/CFS) identifies several potential risk loci. *Brain, Behavior, and Immunity, 102*, 362–369. https://doi.org/10.1016/j.bbi.2022.03.010

Geraghty, K., Jason, L., Sunnquist, M., Tuller, D., Blease, C., & Adeniji, C. (2019). The "cognitive behavioural model" of chronic fatigue syndrome: Critique of a flawed model. *Health Psychology Open, 6*(1). https://doi.org/10.1177/2055102919838907

Goedendorp, M. M., Gielissen, M. F., Verhagen, C. A., Peters, M. E., & Bleijenberg, G. (2008). Severe fatigue and related factors in cancer patients before the initiation of treatment. *British Journal of Cancer, 99*(9), 1408–1414. https://doi.org/10.1038/sj.bjc.6604739

Goertzel, B. N., Pennachin, C., de Souza, C. L., Gurbaxani, B., Maloney, E. M., & Jones, J. F. (2006). Combinations of single nucleotide polymorphisms in neuroendocrine effector and receptor genes predict chronic fatigue syndrome. *Pharmacogenomics, 7*(3), 475–483.

Goto, T., Von Ah, D., Li, X., Xiang, L., Kwiat, C., Nguyen, C., Hsiao, C. P., & Saligan, L. N. (2023). Brain-Derived Neurotrophic Factor rs6265 polymorphism is associated with severe cancer-related fatigue and neuropathic pain in female cancer survivors. *Journal of Cancer Survivorship*, https://doi.org/10.1007/s11764-023-01426-w

Greenhouse-Tucknott, A., Butterworth, J. B., Wrightson, J. G., Smeeton, N. J., Critchley, H. D., Dekerle, J., & Harrison, N. A. (2021). Toward the unity of pathological and exertional fatigue: A predictive processing model. *Cognitive, Affective & Behavioral Neuroscience.* https://doi.org/10.3758/s13415-021-00958-x

Grossberg, A. J., Vichaya, E. G., Gross, P. S., Ford, B. G., Scott, K. A., Estrada, D., Vermeer, D. W., Vermeer, P., & Dantzer, R. (2020). Interleukin 6-independent metabolic reprogramming as a driver of cancer-related fatigue. *Brain, Behavior, and Immunity, 88*, 230–241. https://doi.org/10.1016/j.bbi.2020.05.043

Guidi, J., Lucente, M., Sonino, N., & Fava, G. A. (2021). Allostatic load and its impact on health: A systematic review. *Psychotherapy and Psychosomatics, 90*(1), 11–27. https://doi.org/10.1159/000510696

Hajj, A., Chamoun, R., Salameh, P., Khoury, R., Hachem, R., Sacre, H., Chahine, G., Kattan, J., & Rabbaa Khabbaz, L. (2022). Fatigue in breast cancer patients on chemotherapy: A cross-sectional study exploring clinical, biological, and genetic factors. *BMC Cancer, 22*(1), 16. https://doi.org/10.1186/s12885-021-09072-0

Hall, K. T., Battinelli, E., Chasman, D. I., Ridker, P. M., Psaty, B. M., Rotter, J. I., Kaptchuk, T. J., Tracy, R. P., Wassel, C. L., & Mukamal, K. J. (2019). Catechol-O-methyltransferase and cardiovascular disease: MESA. *Journal of the American Heart Association, 8*(24), e014986. https://doi.org/10.1161/JAHA.119.014986

Hampson, J. P., Zick, S. M., Khabir, T., Wright, B. D., & Harris, R. E. (2015). Altered resting brain connectivity in persistent cancer related fatigue. *Neuroimage Clin, 8*, 305–313.

Harrison, P. J., & Tunbridge, E. M. (2008). Catechol-O-methyltransferase (COMT): A gene contributing to sex differences in brain function, and to sexual dimorphism in the predisposition to psychiatric disorders. *Neuropsychopharmacology: Official Publication of the American College of Neuropsychopharmacology, 33*(13), 3037–3045. https://doi.org/10.1038/sj.npp.1301543

Harvey, S. B., & Wessely, S. (2009). Chronic fatigue syndrome: Identifying zebras amongst the horses. *BMC Medicine, 7*, 58.

Hernandez, C., Huebener, P., & Schwabe, R. F. (2016). Damage-associated molecular patterns in cancer: A double-edged sword. *Oncogene, 35*(46), 5931–5941. https://doi.org/10.1038/onc.2016.104

Hoenemeyer, T. W., Baidwan, N. K., Hall, K., Kaptchuk, T. J., Fontaine, K. R., & Mehta, T. S. (2021). An exploratory analysis of the association between catechol-o-methyltransferase and response to a randomized open-label placebo treatment for cancer-related fatigue. *Front Psychiatry, 12*, 684556. https://doi.org/10.3389/fpsyt.2021.684556

Iftikhar, A., Islam, M., Shepherd, S., Jones, S., & Ellis, I. (2021). Cancer and stress: Does it make a difference to the patient when these two challenges collide? *Cancers, 13*(2). https://doi.org/10.3390/cancers13020163

Inoue, H., Tsutsumi, H., Tanaka, K., Iwama, E., Shiraishi, Y., Hirayama, A., Nakanishi, T., Ando, H., Nakajima, M., Shinozaki, S., Ogata, H., Uryu, K., Okamura, K., Kimura, S., Ogawa, T., Ota, K., Yoneshima, Y., Hamada, N., Nakanishi, Y., & Okamoto, I. (2021). Increased plasma levels of damage-associated molecular patterns during systemic anticancer therapy in patients with advanced lung cancer. *Translational Lung Cancer Research, 10*(6), 2475–2486.

Jabir, R. S., Ho, G. F., Annuar, M., & Stanslas, J. (2018). association of allelic interaction of single nucleotide polymorphisms of influx and efflux transporters genes with nonhematologic adverse events of docetaxel in breast cancer patients. *Clinical Breast Cancer, 18*(5), e1173–e1179. https://doi.org/10.1016/j.clbc.2018.04.018

Jason, L., Benton, M., Torres-Harding, S., & Muldowney, K. (2009). The impact of energy modulation on physical functioning and fatigue severity among patients with ME/CFS. *Patient Education and Counseling, 77*(2), 237–241. https://doi.org/10.1016/j.pec.2009.02.015

Junghaenel, D. U., Cohen, J., Schneider, S., Neerukonda, A. R., & Broderick, J. E. (2015). Identification of distinct fatigue trajectories in patients with breast cancer undergoing adjuvant chemotherapy. *Supportive Care in Cancer, 23*(9), 2579–2587. https://doi.org/10.1007/s00520-015-2616-x

Karshikoff, B., Sundelin, T., & Lasselin, J. (2017). Role of inflammation in human fatigue: Relevance of multidimensional assessments and potential neuronal mechanisms. *Frontiers in Immunology, 8*, 21. https://doi.org/10.3389/fimmu.2017.00021

Kelley, K. W., & Kent, S. (2020). The legacy of sickness behaviors. *Front Psychiatry, 11*, 607269. https://doi.org/10.3389/fpsyt.2020.607269

Kim, S., Miller, B. J., Stefanek, M. E., & Miller, A. H. (2015). Inflammation-induced activation of the indoleamine 2,3-dioxygenase pathway: Relevance to cancer-related fatigue. *Cancer, 121*(13), 2129–2136.

Kisiel-Sajewicz, K., Davis, M. P., Siemionow, V., Seyidova-Khoshknabi, D., Wyant, A., Walsh, D., Hou, J., & Yue, G. H. (2012). Lack of muscle contractile property changes at the time of perceived physical exhaustion suggests central mechanisms contributing to early motor task failure in patients with cancer-related fatigue. *Journal of Pain and Symptom Management, 44*(3), 351–361. https://doi.org/10.1016/j.jpainsymman.2011.08.007

Kisiel-Sajewicz, K., Siemionow, V., Seyidova-Khoshknabi, D., Davis, M. P., Wyant, A., Ranganathan, V. K., Walsh, D., Yan, J. H., Hou, J., & Yue, G. H. (2013). Myoelectrical manifestation of fatigue less prominent in patients with cancer related fatigue. *PloS One, 8*(12), e83636. https://doi.org/10.1371/journal.pone.0083636

Kleckner, I. R., Zhang, J., Touroutoglou, A., Chanes, L., Xia, C., Simmons, W. K., Quigley, K. S., Dickerson, B. C., & Feldman Barrett, L. (2017). Evidence for a large-scale brain system supporting allostasis and interoception in humans. *Nature Human Behaviour, 1*(5), 0069. https://doi.org/10.1038/s41562-017-0069

Knoop, H., Prins, J. B., Moss-Morris, R., & Bleijenberg, G. (2010). The central role of cognitive processes in the perpetuation of chronic fatigue syndrome. *Journal of Psychosomatic Research, 68*(5), 489–494. https://doi.org/10.1016/j.jpsychores.2010.01.022

Kober, K. M., Smoot, B., Paul, S. M., Cooper, B. A., Levine, J. D., & Miaskowski, C. (2016). Polymorphisms in cytokine genes are associated with higher levels of fatigue and lower levels of energy in women after breast cancer surgery. *Journal of Pain and Symptom Management, 52*(5), 695–708.e694. https://doi.org/10.1016/j.jpainsymman.2016.04.014

Kreissl, S., Mueller, H., Goergen, H., Mayer, A., Brillant, C., Behringer, K., Halbsguth, T. V., Hitz, F., Soekler, M., Shonukan, O., Rueffer, J. U., Flechtner, H. H., Fuchs, M., Diehl, V., Engert, A., & Borchmann, P. (2016). Cancer-related fatigue in patients with and survivors of Hodgkin's lymphoma: A longitudinal study of the German Hodgkin Study Group. *Lancet Oncology, 17*(10), 1453–1462.

Kroemer, G., Galluzzi, L., Kepp, O., & Zitvogel, L. (2013). Immunogenic cell death in cancer therapy. *Annual Review of Immunology, 31*, 51–72. https://doi.org/10.1146/annurev-immunol-032712-100008

Kühl, T., Behrens, S., Jung, A. Y., Obi, N., Thöne, K., Schmidt, M. E., Becher, H., & Chang-Claude, J. (2018). Validation of inflammatory genetic variants associated with long-term cancer related fatigue in a large breast cancer cohort. *Brain, Behavior, and Immunity, 73*, 252–260. https://doi.org/10.1016/j.bbi.2018.05.009

Kumari, R., & Jat, P. (2021). Mechanisms of cellular senescence: Cell cycle arrest and senescence associated secretory phenotype. *Frontiers in Cell and Developmental Biology, 9*, 645593. https://doi.org/10.3389/fcell.2021.645593

Kuppuswamy, A. (2017). The fatigue conundrum. *Brain, 140*(8), 2240–2245. https://doi.org/10.1093/brain/awx153

Lacourt, T. E., Vichaya, E. G., Chiu, G. S., Dantzer, R., & Heijnen, C. J. (2018a). The high costs of low-grade inflammation: Persistent fatigue as a consequence of reduced cellular-energy availability and non-adaptive energy expenditure. *Frontiers in Behavioral Neuroscience, 12*, 78. https://doi.org/10.3389/fnbeh.2018.00078

Lacourt, T. E., Vichaya, E. G., Escalante, C., Manzullo, E. F., Gunn, B., Hess, K. R., Heijnen, C. J., & Dantzer, R. (2018b). An effort expenditure perspective on cancer-related fatigue. *Psychoneuroendocrinology, 96*, 109–117. https://doi.org/10.1016/j.psyneuen.2018.06.009

Lacourt, T. E., Kavelaars, A., Tripathy, D., & Heijnen, C. J. (2022). Associations between fatigue and cellular metabolism in breast cancer patients: A longitudinal study. *Psychoneuroendocrinology, 144*, 105866. https://doi.org/10.1016/j.psyneuen.2022.105866

Lasselin, J., Treadway, M. T., Lacourt, T. E., Soop, A., Olsson, M. J., Karshikoff, B., Paues-Göranson, S., Axelsson, J., Dantzer, R., & Lekander, M. (2017). Lipopolysaccharide alters motivated behavior in a monetary reward task: A randomized trial. *Neuropsychopharmacology: Official Publication of the American College of Neuropsychopharmacology, 42*(4), 801–810. https://doi.org/10.1038/npp.2016.191

Lavigne, C., Lau, H., Francis, G., Culos-Reed, S. N., Millet, G. Y., & Twomey, R. (2020). Neuromuscular function and fatigability in people diagnosed with head and neck cancer before versus after treatment. *European Journal of Applied Physiology, 120*(6), 1289–1304. https://doi.org/10.1007/s00421-020-04362-0

Lee, S., Deasy, J. O., Oh, J. H., Di Meglio, A., Dumas, A., Menvielle, G., Charles, C., Boyault, S., Rousseau, M., Besse, C., Thomas, E., Boland, A., Cottu, P., Tredan, O., Levy, C., Martin, A.-L., Everhard, S., Ganz, P. A., Partridge, A. H., et al. (2020). Prediction of breast cancer treatment-induced fatigue by machine learning using genome-wide association data. *JNCI cancer spectrum, 4*(5), pkaa039. https://doi.org/10.1093/jncics/pkaa039

Maes, M., & Twisk, F. N. (2010). Chronic fatigue syndrome: Harvey and Wessely's (bio)psychosocial model versus a bio(psychosocial) model based on inflammatory and oxidative and nitrosative stress pathways. *BMC Medicine, 8*, 35.

Maloney, E. M., Boneva, R., Nater, U. M., & Reeves, W. C. (2009). Chronic fatigue syndrome and high allostatic load: Results from a population-based case-control study in Georgia. *Psychosomatic Medicine, 71*(5), 549–556. https://doi.org/10.1097/PSY.0b013e3181a4fea8

Malyuchenko, N. V., Schegolkova, J. V., Kulikova, M. A., Timofeeva, M. A., Shlepzova, V. A., Sysoeva, O. V., Ivanitsky, A. M., & Tonevitsky, A. G. (2010). Effects of genetic variations in the dopaminergic system on fatigue in humans: Gender aspects. *Bulletin of Experimental Biology and Medicine, 149*(2), 226–232. https://doi.org/10.1007/s10517-010-0913-4

Mantovani, A., Allavena, P., Sica, A., & Balkwill, F. (2008). Cancer-related inflammation. *Nature, 454*(7203), 436–444. https://doi.org/10.1038/nature07205

Mantovani, G., Maccio, A., Madeddu, C., Serpe, R., Antoni, G., Massa, E., Dessi, M., & Panzone, F. (2010). Phase II nonrandomized study of the efficacy and safety of COX-2 inhibitor celecoxib on patients with cancer cachexia. *Journal of Molecular Medicine (Berlin, Germany), 88*(1), 85–92.

Marcora, S. M., Staiano, W., & Manning, V. (2009). Mental fatigue impairs physical performance in humans. *Journal of Applied Physiology, 106*(3), 857–864. https://doi.org/10.1152/japplphysiol.91324.2008

Matsumura, S., Wang, B., Kawashima, N., Braunstein, S., Badura, M., Cameron, T. O., Babb, J. S., Schneider, R. J., Formenti, S. C., Dustin, M. L., & Demaria, S. (2008). Radiation-induced CXCL16 release by breast cancer cells attracts effector T cells. *Journal of Immunology (Baltimore, Md.: 1950), 181*(5), 3099–3107. https://doi.org/10.4049/jimmunol.181.5.3099

Matura, L. A., Malone, S., Jaime-Lara, R., & Riegel, B. (2018). A systematic review of biological mechanisms of fatigue in chronic illness. *Biological Research for Nursing, 20*(4), 410–421. https://doi.org/10.1177/1099800418764326

Maurer, T., Jaskulski, S., Behrens, S., Jung, A. Y., Obi, N., Johnson, T., Becher, H., & Chang-Claude, J. (2021). Tired of feeling tired – The role of circulating inflammatory biomarkers and long-term cancer related fatigue in breast cancer survivors. *Breast (Edinburgh, Scotland), 56*, 103–109. https://doi.org/10.1016/j.breast.2021.02.008

McEwen, B. S. (2004). Protection and damage from acute and chronic stress: Allostasis and allostatic overload and relevance to the pathophysiology of psychiatric disorders. *Annals of the New York Academy of Sciences, 1032*(1), 1–7. https://doi.org/10.1196/annals.1314.001

McEwen, B. S. (2019). What is the confusion with cortisol? *Chronic Stress, 3.* https://doi.org/10.1177/2470547019833647

McEwen, B. S., & Wingfield, J. C. (2003). The concept of allostasis in biology and biomedicine. *Hormones and Behavior, 43*(1), 2–15. https://doi.org/10.1016/S0018-506X(02)00024-7

Meraner, V., Gamper, E. M., Grahmann, A., Giesinger, J. M., Wiesbauer, P., Sztankay, M., Zeimet, A. G., Sperner-Unterweger, B., & Holzner, B. (2012). Monitoring physical and psychosocial symptom trajectories in ovarian cancer patients receiving chemotherapy. *BMC Cancer, 12*, 77.

Michiels, V., & Cluydts, R. (2001). Neuropsychological functioning in chronic fatigue syndrome: A review: Neuropsychological functioning in CFS. *Acta Psychiatrica Scandinavica, 103*(2), 84–93. https://doi.org/10.1034/j.1600-0447.2001.00017.x

Miller, G. E., Chen, E., & Parker, K. J. (2011). Psychological stress in childhood and susceptibility to the chronic diseases of aging: Moving toward a model of behavioral and biological mechanisms. *Psychological Bulletin, 137*(6), 959–997. https://doi.org/10.1037/a0024768

Minton, O., Alexander, S., & Stone, P. C. (2012). Identification of factors associated with cancer related fatigue syndrome in disease-free breast cancer patients after completing primary treatment. *Breast Cancer Research and Treatment, 136*(2), 513–520.

Montoya, J. G., Holmes, T. H., Anderson, J. N., Maecker, H. T., Rosenberg-Hasson, Y., Valencia, I. J., Chu, L., Younger, J. W., Tato, C. M., & Davis, M. M. (2017). Cytokine signature associated with disease severity in chronic fatigue syndrome patients. *Proceedings of the National Academy of Sciences of the United States of America, 114*(34), E7150–E7158. https://doi.org/10.1073/pnas.1710519114

Nagarsheth, N., Wicha, M. S., & Zou, W. (2017). Chemokines in the cancer microenvironment and their relevance in cancer immunotherapy. *Nature Reviews: Immunology, 17*(9), 559–572. https://doi.org/10.1038/nri.2017.49

Nater, U. M., Youngblood, L. S., Jones, J. F., Unger, E. R., Miller, A. H., Reeves, W. C., & Heim, C. (2008). Alterations in diurnal salivary cortisol rhythm in a population-based sample of cases with chronic fatigue syndrome. *Psychosomatic Medicine, 70*(3), 298–305.

National Comprehensive Cancer Network (NCCN). (2023). Cancer related fatigue *NCCN Clinical Practice Guidelines in Oncology (NCCN Guidelines ®).* (Vol. Version 2.2023 – January 30, 2023).

Noakes, T. D. (2012). Fatigue is a brain-derived emotion that regulates the exercise behavior to ensure the protection of whole body homeostasis. *Frontiers in Physiology, 3*(82), 1–13.

Nunes, E. J., Randall, P. A., Estrada, A., Epling, B., Hart, E. E., Lee, C. A., Baqi, Y., Müller, C. E., Correa, M., & Salamone, J. D. (2014). Effort-related motivational effects of the pro-inflammatory cytokine interleukin 1-beta: Studies with the concurrent fixed ratio 5/chow feeding choice task. *Psychopharmacology, 231*(4), 727–736. https://doi.org/10.1007/s00213-013-3285-4

Nusslock, R., & Miller, G. E. (2016). Early-life adversity and physical and emotional health across the lifespan: A neuroimmune network hypothesis. *Biological Psychiatry, 80*(1), 23–32. https://doi.org/10.1016/j.biopsych.2015.05.017

O'Higgins, C. M., Brady, B., O'Connor, B., Walsh, D., & Reilly, R. B. (2018). The pathophysiology of cancer-related fatigue: Current controversies. *Supportive Care in Cancer, 26*(10), 3353–3364. https://doi.org/10.1007/s00520-018-4318-7

Omdal, R. (2020). The biological basis of chronic fatigue: Neuroinflammation and innate immunity. *Current Opinion in Neurology, 33*(3), 391–396. https://doi.org/10.1097/wco.0000000000000817

Papadopoulos, A. S., & Cleare, A. J. (2011). Hypothalamic-pituitary-adrenal axis dysfunction in chronic fatigue syndrome. *Nature Reviews. Endocrinology, 8*(1), 22–32. https://doi.org/10.1038/nrendo.2011.153

Payne, J. K. (2006). The trajectory of biomarkers in symptom management for older adults with cancer. *Seminars in Oncology Nursing, 22*(1), 31–35.

Pertl, M. M., Hevey, D., Collier, S., Lambe, K., & O'Dwyer, A.-M. (2014). Predictors of fatigue in cancer patients before and after chemotherapy. *Journal of Health Psychology, 19*(6), 699–710. https://doi.org/10.1177/1359105313477675

Pompeu, F. A. M. S. (2022). Why Pheidippides could not believe in the 'Central Governor Model': Popper's philosophy applied to choose between two exercise physiology theories. *Sports Med Health Sci, 4*(1), 1–7. https://doi.org/10.1016/j.smhs.2021.10.001

Pyter, L. M. (2016). The influence of cancer on endocrine, immune, and behavioral stress responses. *Physiology and Behavior, 166*, 4–13. https://doi.org/10.1016/j.physbeh.2015.09.031

Querido, N. R., Kenkhuis, M. F., van Roekel, E. H., Breukink, S. O., van Duijnhoven, F. J. B., Janssen-Heijnen, M. L. G., Keulen, E. T. P., Ueland, P. M., Vogelaar, F. J., Wesselink, E., Bours, M. J. L., & Weijenberg, M. P. (2022). Longitudinal associations between inflammatory markers and fatigue up to two years after colorectal cancer treatment. *Cancer Epidemiology, Biomarkers and Prevention, 31*(8), 1638–1649. https://doi.org/10.1158/1055-9965.Epi-22-0077

Radin, A. S., Bower, J. E., Irwin, M. R., Asher, A., Hurvitz, S. A., Cole, S. W., Crespi, C. M., & Ganz, P. A. (2022). Acute health-related quality of life outcomes and systemic inflammatory markers following contemporary breast cancer surgery. *NPJ Breast Cancer, 8*(1), 91. https://doi.org/10.1038/s41523-022-00456-4

Raglan, G. B., & Schulkin, J. (2014). Introduction to allostasis and allostatic load. In M. Kent, C. Davis, & J. W. Reich (Hrsg.), *The resilience handbook: Approaches to stress and trauma* (S. 44–52). Routledge/Taylor & Francis Group.

Reidunsdatter, R. J., Albrektsen, G., Hjermstad, M. J., Rannestad, T., Oldervoll, L. M., & Lundgren, S. (2013). One-year course of fatigue after post-operative radiotherapy in Norwegian breast cancer patients – Comparison to general population. *Acta Oncologica, 52*(2), 239–248.

Reinertsen, K. V., Grenaker Alnaes, G. I., Landmark-Hoyvik, H., Loge, J. H., Wist, E., Kristensen, V. N., Fossa, S. D., & Edvardsen, H. (2011). Fatigued breast cancer survivors and gene polymorphisms in the inflammatory pathway. *Brain, Behavior, and Immunity, 25*(7), 1376–1383.

Roerink, M. E., van der Schaaf, M. E., Dinarello, C. A., Knoop, H., & van der Meer, J. W. M. (2017). Interleukin-1 as a mediator of fatigue in disease: A narrative review. *Journal of Neuroinflammation, 14*(1), 16. https://doi.org/10.1186/s12974-017-0796-7

Saligan, L. N., & Kim, H. S. (2012). A systematic review of the association between immunogenomic markers and cancer-related fatigue. *Brain, Behavior, and Immunity.*

Saligan, L. N., Olson, K., Filler, K., Larkin, D., Cramp, F., Yennurajalingam, S., Escalante, C. P., del Giglio, A., Kober, K. M., Kamath, J., Palesh, O., & Mustian, K. (2015). The biology of cancer-related fatigue: A review of the literature. *Supportive Care in Cancer, 23*(8), 2461–2478. https://doi.org/10.1007/s00520-015-2763-0

Santos, J. C., & Pyter, L. M. (2018). Neuroimmunology of behavioral comorbidities associated with cancer and cancer treatments. *Frontiers in Immunology, 9*, 1195. https://doi.org/10.3389/fimmu.2018.01195

Schlauch, K. A., Khaiboullina, S. F., De Meirleir, K. L., Rawat, S., Petereit, J., Rizvanov, A. A., Blatt, N., Mijatovic, T., Kulick, D., Palotás, A., & Lombardi, V. C. (2016). Genome-wide association analysis identifies genetic variations in subjects with myalgic encephalomyelitis/chronic fatigue syndrome. *Transl Psychiatry, 6*(2), e730. https://doi.org/10.1038/tp.2015.208

Schmidt, M. E., Semik, J., Habermann, N., Wiskemann, J., Ulrich, C. M., & Steindorf, K. (2016). Cancer-related fatigue shows a stable association with diurnal cortisol dysregulation in breast cancer patients. *Brain, Behavior, and Immunity, 52*, 98–105.

Scott, K., Phan, T. T., West, A. P., Taniguchi, C. M., & Dantzer, R. (2022). Neutralizing interleukin-6 in tumor-bearing mice does not abrogate behavioral fatigue induced by Lewis lung carcinoma. *Behavioural Brain Research, 417*, 113607. https://doi.org/10.1016/j.bbr.2021.113607

Sephton, S., & Spiegel, D. (2003). Circadian disruption in cancer: A neuroendocrine-immune pathway from stress to disease? *Brain, Behavior, and Immunity, 17*(5), 321–328. https://doi.org/10.1016/S0889-1591(03)00078-3

Sloan, J. A., de Andrade, M., Decker, P., Wampfler, J., Oswold, C., Clark, M., & Yang, P. (2012). Genetic variations and patient-reported quality of life among patients with lung cancer. *Journal of Clinical Oncology, 30*(14), 1699–1704. https://doi.org/10.1200/jco.2010.34.5629

Solomon, A. M., Doorenbos, A., Li, H., Jang, M., Park, C., & Bronas, U. (2020). Allostatic load in cancer: A systematic review and mini meta-analysis. *Biological Research for Nursing, 23*. https://doi.org/10.1177/1099800420969898

Song, S., & Jason, L. A. (2009). A population-based study of chronic fatigue syndrome (CFS) experienced in differing patient groups: An effort to replicate Vercoulen et al.'s model of CFS. *Journal of Mental Health, 14*(3), 277–289. https://doi.org/10.1080/09638230500076165

St Clair Gibson, A., Swart, J., & Tucker, R. (2018). The interaction of psychological and physiological homeostatic drives and role of general control principles in the regulation of physiological systems, exercise and the fatigue process – The Integrative Governor theory. *Eur J Sport Sci, 18*(1), 25–36. https://doi.org/10.1080/17461391.2017.1321688

Stephan, K. E., Manjaly, Z. M., Mathys, C. D., Weber, L. A., Paliwal, S., Gard, T., Tittgemeyer, M., Fleming, S. M., Haker, H., Seth, A. K., & Petzschner, F. H. (2016). Allostatic self-efficacy: A metacognitive theory of dyshomeostasis-induced fatigue and depression. *Frontiers in Human Neuroscience, 10*, 550. https://doi.org/10.3389/fnhum.2016.00550

Sterling, P., & Eyer, J. (1988). Allostasis: A new paradigm to explain arousal pathology. In *Handbook of life stress, cognition and health* (S. 629–649). John Wiley & Sons.

Straub, R. H. (2017). The brain and immune system prompt energy shortage in chronic inflammation and ageing. *Nature Reviews. Rheumatology, 13*(12), 743–751. https://doi.org/10.1038/nrrheum.2017.172

Sunnquist, M., & Jason, L. A. (2018). A reexamination of the cognitive behavioral model of chronic fatigue syndrome. *Journal of Clinical Psychology, 74*(7), 1234–1245. https://doi.org/10.1002/jclp.22593

Sura, W., Murphy, S. O., & Gonzales, I. (2006). Level of fatigue in women receiving dose-dense versus standard chemotherapy for breast cancer: A pilot study. *Oncology Nursing Forum, 33*(5), 1015–1021. https://doi.org/10.1188/06.ONF.1015-1021

Thayer, J. F., & Sternberg, E. (2006). Beyond heart rate variability: Vagal regulation of allostatic systems. *Annals of the New York Academy of Sciences, 1088*, 361–372. https://doi.org/10.1196/annals.1366.014

Theresa, T. D., Conway, K. A., Bender, C., Conley, Y. (2023). Genetic variability of oxidative stress and DNA repair genes associated with pre-treatment cancer-related fatigue in women with breast cancer. *Supportive Care in Cancer*, 31(6). https://doi.org/10.1007/s00520-023-07816-1

Toh, Y. L., Wong, E., Chae, J. W., Yap, N. Y., Yeo, A. H. L., Shwe, M., & Chan, A. (2020). Association of mitochondrial DNA content and displacement loop region sequence variations with cancer-related fatigue in breast cancer survivors receiving chemotherapy. *Mitochondrion, 54*, 65–71. https://doi.org/10.1016/j.mito.2020.07.004

Tornero-Aguilera, J. F., Jimenez-Morcillo, J., Rubio-Zarapuz, A., & Clemente-Suárez, V. J. (2022). Central and peripheral fatigue in physical exercise explained: A narrative review. *International Journal of Environmental Research and Public Health, 19*(7). https://doi.org/10.3390/ijerph19073909

Torossian, M., & Jacelon, C. S. (2021). Chronic illness and fatigue in older individuals: A systematic review. *Rehabilitation Nursing, 46*(3), 125–136. https://doi.org/10.1097/rnj.0000000000000278

Venhorst, A., Micklewright, D., & Noakes, T. D. (2018). Towards a three-dimensional framework of centrally regulated and goal-directed exercise behaviour: A narrative review. *British Journal of Sports Medicine, 52*(15), 957–966. https://doi.org/10.1136/bjsports-2016-096907

Vercoulen, J. H., Swanink, C. M., Galama, J. M., Fennis, J. F., Jongen, P. J., Hommes, O. R., van der Meer, J. W., & Bleijenberg, G. (1998). The persistence of fatigue in chronic fatigue syndrome and multiple sclerosis: Development of a model. *Journal of Psychosomatic Research, 45*(6), 507–517. https://doi.org/10.1016/s0022-3999(98)00023-3

Vichaya, E. G., Chiu, G. S., Krukowski, K., Lacourt, T. E., Kavelaars, A., Dantzer, R., Heijnen, C. J., & Walker, A. K. (2015). Mechanisms of chemotherapy-induced behavioral toxicities. *Frontiers in Neuroscience, 9*, 131.

Vichaya, E. G., Vermeer, D. W., Christian, D. L., Molkentine, J. M., Mason, K. A., Lee, J. H., & Dantzer, R. (2017). Neuroimmune mechanisms of behavioral alterations in a syngeneic murine model of human papilloma virus-related head and neck cancer. *Psychoneuroendocrinology, 79*, 59–66. https://doi.org/10.1016/j.psyneuen.2017.02.006

Vichaya, E. G., Grossberg, A. J., Molkentine, J., Estrada, D. J., Gross, P. S., Darpolor, J. K., Raj, P., Vermeer, D. W., Vermeer, P., Taniguchi, C., & Dantzer, R. (2019). Abstract # 3157 Elucidating the mechanisms of post-treatment cancer-related fatigue using a preclinical model. *Brain, Behavior, and Immunity, 76*, e32. https://doi.org/10.1016/j.bbi.2018.11.274

Vichaya, E. G., Ford, B. G., Quave, C. B., Rishi, M. R., Grossberg, A. J., & Dantzer, R. (2020). Toll-like receptor 4 mediates the development of fatigue in the murine Lewis Lung Carcinoma model independently of activation of macrophages and microglia. *Psychoneuroendocrinology, 122*, 104874. https://doi.org/10.1016/j.psyneuen.2020.104874

Vieira, E., Mirizio, G. G., Barin, G. R., de Andrade, R. V., Nimer, N. F. S., & La Sala, L. (2020). Clock genes, inflammation and the immune system – Implications for diabetes, obesity and neurodegenerative diseases. *International Journal of Molecular Sciences, 21*(24), E9743. https://doi.org/10.3390/ijms21249743

Wang, T., Yin, J., Miller, A. H., & Xiao, C. (2017). A systematic review of the association between fatigue and genetic polymorphisms. *Brain, Behavior, and Immunity, 62*, 230–244. https://doi.org/10.1016/j.bbi.2017.01.007

Wang, X. S., Shi, Q., Williams, L. A., Shah, N. D., Mendoza, T. R., Cohen, E. N., Reuben, J. M., Cleeland, C. S., & Orlowski, R. Z. (2015). Longitudinal analysis of patient-reported symptoms post-autologous stem cell transplant and their relationship to inflammation in patients with multiple myeloma. *Leukemia and Lymphoma, 56*(5), 1335–1341.

Weinrib, A. Z., Sephton, S. E., Degeest, K., Penedo, F., Bender, D., Zimmerman, B., Kirschbaum, C., Sood, A. K., Lubaroff, D. M., & Lutgendorf, S. K. (2010). Diurnal cortisol dysregulation, functional disability, and depression in women with ovarian cancer. *Cancer, 116*(18), 4410–4419.

Weis, J., & Horneber, M. (2015). *Cancer-related fatigue*. Springer Healthcare. 2015th edition (27 Nov. 2014). ISBN-13: 9781907673757.

Wielgus, K. K., Berger, A. M., & Hertzog, M. (2009). Predictors of fatigue 30 days after completing anthracycline plus taxane adjuvant chemotherapy for breast cancer. *Oncology Nursing Forum, 36*(1), 38–48. https://doi.org/10.1188/09.ONF.38-48

Woo, B., Dibble, S. L., Piper, B. F., Keating, S. B., & Weiss, M. C. (1998). Differences in fatigue by treatment methods in women with breast cancer. *Oncology Nursing Forum, 25*(5), 915–920.

Wood, L. J., Nail, L. M., Perrin, N. A., Elsea, C. R., Fischer, A., & Druker, B. J. (2006). The cancer chemotherapy drug etoposide (VP-16) induces proinflammatory cytokine production and sickness behavior–like symptoms in a mouse model of cancer chemotherapy–related symptoms. *Biological Research for Nursing, 8*(2), 157–169. https://doi.org/10.1177/1099800406290932

Xian, X., Zhu, C., Chen, Y., Huang, B., & Xu, D. (2021). A longitudinal analysis of fatigue in colorectal cancer patients during chemotherapy. *Supportive Care in Cancer: Official Journal of the Multinational Association of Supportive Care in Cancer, 29*(9), 5245–5252. https://doi.org/10.1007/s00520-021-06097-w

Yang, G. S., Kumar, S., Dorsey, S. G., Starkweather, A. R., Kelly, D. L., & Lyon, D. E. (2019a). Systematic review of genetic polymorphisms associated with psychoneurological symptoms in breast cancer survivors. *Supportive Care in Cancer, 27*(2), 351–371. https://doi.org/10.1007/s00520-018-4508-3

Yang, S., Chu, S., Gao, Y., Ai, Q., Liu, Y., Li, X., & Chen, N. (2019b). A narrative review of cancer-related fatigue (CRF) and its possible pathogenesis. *Cells, 8*(7). https://doi.org/10.3390/cells8070738

Yohn, S. E., Arif, Y., Haley, A., Tripodi, G., Baqi, Y., Müller, C. E., Miguel, N. S., Correa, M., & Salamone, J. D. (2016). Effort-related motivational effects of the pro-inflammatory cytokine interleukin-6: Pharmacological and neurochemical characterization. *Psychopharmacology, 233*(19–20), 3575–3586. https://doi.org/10.1007/s00213-016-4392-9

You, J., Dong, R., Ying, M., He, Q., Cao, J., & Yang, B. (2019). cellular senescence and anti-cancer therapy. *Current Drug Targets, 20*(7), 705–715. https://doi.org/10.2174/1389450120666181217100833

Zhang, C., Liang, Z., Ma, S., & Liu, X. (2021). Radiotherapy and cytokine storm: Risk and mechanism [Review]. *Frontiers in Oncology, 11*. https://doi.org/10.3389/fonc.2021.670464

Zick, S. M., Sen, A., Wyatt, G. K., Murphy, S. L., Arnedt, J. T., & Harris, R. E. (2016). Investigation of 2 types of self-administered acupressure for persistent cancer-related fatigue in breast cancer survivors: A randomized clinical trial. *JAMA Oncology, 2*(11), 1470. https://doi.org/10.1001/jamaoncol.2016.1867

Diagnostisches Vorgehen

3

Joachim Weis, Markus Horneber und Stephanie Otto

Inhaltsverzeichnis

3.1	Screening	49
3.2	Diagnostik	50
	3.2.1 Anamnese und klinische Untersuchungen	51
	3.2.2 Kriterienbasierte Diagnosestellung	51
	3.2.3 Psychometrische Verfahren zu Erfassung der Fatigue	55
3.3	Gezielte Diagnostik weiterer Einflussfaktoren	59
	3.3.1 Psychische Einflussfaktoren	59
	3.3.2 Schläfrigkeit und Schlafstörungen	61
	3.3.3 Gebrechlichkeit	61
	3.3.4 Sarkopenie	62
	3.3.5 Körperliche Leistungsfähigkeit	63
	3.3.6 Ernährungsstatus	64
	3.3.7 Erfassung unerwünschter Arzneimittelwirkungen	65
	3.3.8 Abgrenzung zum Chronischen Fatigue-Syndrom	65
3.4	Sozialmedizinische Begutachtung	67
Literatur		69

J. Weis (✉)
Comprehensive Cancer Centers Abteilung Selbsthilfeforschung Universitätsklinikum Freiburg, Freiburg, Deutschland
e-mail: joachim.weis@uniklinik-freiburg.de

M. Horneber
Klinik für Innere Medizin 3 - Schwerpunkt Pneumologie, Universitätsklinik der Paracelsus Medizinischen Privatuniversität, Klinikum Nürnberg Campus Nord, Nürnberg, Deutschland
e-mail: markus.horneber@klinikum-nuernberg.de

S. Otto
Comprehensive Cancer Center Ulm (CCCU), Universitätsklinikum Ulm, Ulm, Deutschland
e-mail: stephanie.otto@uniklinik-ulm.de

J. Weis et al., *Tumorassoziierte Fatigue*, https://doi.org/10.1007/978-3-662-64615-1_3

Aufgabe der Diagnostik der tumorassoziierten Fatigue ist es, die störungsspezifische Symptomatik und störungsübergreifende Merkmale genau zu erfassen, den Einfluss von Komorbiditäten und Funktionsstörungen abzuschätzen und behandelbare Ursachen und Einflussfaktoren zu identifizieren. In allen Leitlinien wird dafür ein gestuftes, an die Ausprägung der Symptomatik angepasstes, interdisziplinär und multimodal ausgeführtes diagnostisches Vorgehen empfohlen. An zentraler Stelle stehen die anamnestisch erfragte Selbsteinschätzung und Beschreibung der körperlichen, psychischen und sozialen Dimensionen der Symptomatik, ergänzt durch eine körperliche Untersuchung und gezielte Labor- und apparative Diagnostik. Je nach klinischer Situation können Fragebögen oder klinische Interviews eingesetzt werden. Ein solches diagnostisches Vorgehen trägt der Komplexität des Krankheitsbilds der tumorassoziierten Fatigue Rechnung und umfasst in dem stufenweisen Prozess auch diagnostische Vertiefungen als Voraussetzung für die Planung einer gezielten Behandlung. Es erfordert eine fachliche Bewertung des Beschwerdebildes und die Beobachtung des individuellen Verhaltens, um den individuell sehr unterschiedlichen Ausprägungen und Verläufen zu entsprechen. Hinzu kommt die Kommunikation zwischen den beteiligten Berufsgruppen, wodurch Fehlern vorgebeugt werden kann, beispielsweise durch Übersehen von diagnostischen Kriterien oder Voreingenommenheit, und die nicht zuletzt unerlässlich für die Bearbeitung von klinischen Forschungsfragen ist.

Zwei grundsätzliche Schwierigkeiten kennzeichnen den diagnostischen Prozess der tumorassoziierten Fatigue:

- Fatigue ist eine subjektive Wahrnehmung, die nicht von außen beobachtet oder gemessen werden kann, und
- Fatigue ist ein Begleitsymptom sehr vieler akuter und chronischer Erkrankungen.

Letzteres erfordert, dass vor der Diagnosestellung einer tumorassoziierten Fatigue sorgfältig somatische und psychiatrische (und auch pharmakogene) Ursachen ins Auge gefasst werden müssen. Dabei ist unbedingt darauf zu achten, dass sich die betroffenen Patient*innen ernst genommen fühlen und die Beschwerden nicht als „psychisch" abgetan werden.

Das Fehlen von verlässlichen Tests, mit der die persönliche Erfahrung von Fatigue objektiv gemessen werden kann, trägt wesentlich dazu bei, dass das Beschwerdebild vom Umfeld der Betroffenen, auch dem der professionell Behandelnden, nicht immer verstanden wird und mit einem nicht unerheblichen sozialen Stigma verbunden sein kann. Zwar können in einigen Fällen Einschränkungen auftreten, die objektiv messbar sind, beispielsweise eine Abnahme der Geschwindigkeit und Genauigkeit beim Durchführen von motorischen Aufgaben und kognitiven Tests, aber die Wahrnehmung, dass auch völlig normale Alltagtätigkeiten großer und oft kaum zu bewältigender Anstrengungen bedürfen, ist eine von außen nicht zugängliche, subjektive und dennoch sehr reale Erfahrung.

Mit dem Ziel, das Auftreten von Fatiguesymptomen frühzeitig zu erfassen und einer Verschlimmerung oder Chronifizierung vorzubeugen, steht an erster Stelle ein regelmäßiges Screening. Dieses kann Teil eines Symptom- und Belastungsscreenings

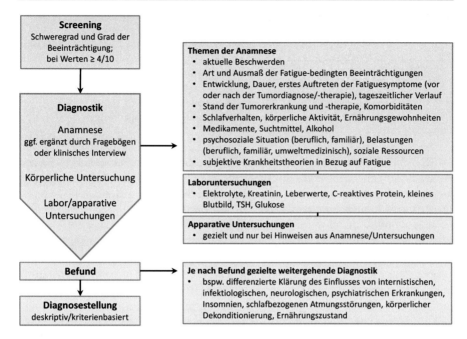

Abb. 3.1 Schematische Darstellung des Ablaufs bis zur Diagnosestellung bei überschwelligen Fatiguesymptomen im Screening

sein und sollte möglichst mit der Diagnosestellung der Krebserkrankung beginnen und regelmäßig wiederholt werden. Der sich anschließende diagnostische Prozess, falls überschwellige Symptome und Einschränkungen festgestellt werden, ist in Abb. 3.1 skizziert.

3.1 Screening

Screeningverfahren sind einfache, zumeist ein oder zwei Fragen umfassende Instrumente, die eine Erfassung und Einteilung des Schweregrads des Symptoms oder des Ausmaßes der Beeinträchtigung der Fatigue ermitteln sollen und auf deren Basis eine weitere diagnostische Abklärung erfolgen sollte. Ziel eines Screenings ist es abzuklären, ob eine Fatiguesymptomatik vorliegt und ob diese so ausgeprägt ist, dass sie weiterer Untersuchung bedarf.

Nach allen vorliegenden Leitlinien soll ein Screening in allen Settings und Sektoren der Versorgung eingesetzt werden und bei der ersten Visitation in der jeweiligen Versorgungseinheit erfolgen. Eine wiederholte Erfassung wird in definierten Zeitabständen im weiteren Verlauf oder bei entsprechend klinisch relevanten Ereignissen wie beispielsweise Ende der Therapie, Nachsorge bei Auftreten eines Rezidivs etc. empfohlen. Am häufigsten wird das Screening in Anlehnung an das National Comprehensive Cancer Network (National Comprehensive Cancer Network

Bitte geben Sie auf der nachfolgenden Skala an, wie stark Müdigkeit und Erschöpfung **in der letzten Woche** bei Ihnen ausgeprägt war. Kreuzen Sie bitte die für Sie am ehesten zutreffende Zahl an:

0	1	2	3	4	5	6	7	8	9	10

0 = keine
Erschöpfung

10 = stärkste
vorstellbare Erschöpfung

Abb. 3.2 Screening der Intensität der Fatigue (NAS) in Anlehnung an NCCN (2022). *Anmerkung*: Graduierung: 0–3 mild ausgeprägte Fatigue, 4–6 mittelgradig ausgeprägte Fatigue, 7–10 schwer ausgeprägte Fatigue

[NCCN] 2023) verwendet (siehe Abb. 3.2). Mit diesem Screening wird auf einer einfachen numerischen Skala die Intensität oder der Grad der Beeinträchtigung durch die Fatigue bezogen auf die vorangegangene Woche auf einer 11-stufigen Skala (0 = nicht müde bis 10 = stärkste vorstellbare Müdigkeit) angegeben (Alexander et al., 2009b).

Zwei Studien untersuchten die Validität von Werten für die Einteilung nach der Ausprägung der Fatiguesymptomatik (Stover et al., 2013; Wang et al., 2014). Sie fanden, dass die untersuchten Wertebereiche die höchste Diskriminationsfähigkeit hatten, wenn Werte von 0 bis 3 als leichtgradige, von 4 bis 6 als mittelgradige und von 7 bis 10 als schwergradige Fatigue interpretiert werden. Als Schwellenwert für eine weitere diagnostische Abklärung werden Werte für die Ausprägung von ≥4/10 angesehen (National Comprehensive Cancer Network [NCCN] 2023) (Abb. 3.2).

Alternativ zu einer numerischen Skala und gleichermaßen aussagekräftig ist das Screening mithilfe eines Piktogramms (bildhafte Abstufung der Intensität in Form von Gesichtern) möglich (Pearson et al., 2021). Goedendorp et al. (2016) fanden heraus, dass für ein möglichst effektives Screening die Frage nach der Ausprägung durch folgende zweite Frage nach den Auswirkungen ergänzt werden sollte, „Wie sehr haben Müdigkeit und Erschöpfung in der letzten Woche ihre Alltagstätigkeiten (beruflich und privat) beeinträchtigt?". Auch hierbei kann eine numerische Skala von 0 bis 10 eingesetzt und die oben genannte Graduierung und ein Schwellenwert von ≥4/10 angewendet werden. Die Verwendung von Einzelitems aus Lebensqualitätsfragebogen, z. B. der Items aus der Symptomskala Fatigue des Kernfragebogens QLQ-C30 der EORTC ist aufgrund fehlender Validierung und Schwellenwerte nicht zu empfehlen (Knobel et al., 2003).

3.2 Diagnostik

Nach den Empfehlungen der Leitlinien sollte bei allen Patient*innen, bei denen das Screening eine überschwellige Ausprägung von Fatiguesymptomen und/oder von deren Auswirkungen auf Alltagstätigkeiten ergibt, eine gezielte, Fatigue-bezogene Diagnostik stattfinden, in der das anamnestische Gespräch die zentrale Rolle einnimmt.

3.2.1 Anamnese und klinische Untersuchungen

Der Hauptteil der Anamnese sollte sich gezielt den Fatiguesymptomen widmen und die Art und Ausprägung sowie den zeitlichen Verlauf erfragen und auch, ob diese als neuartig oder ungewohnt erlebt werden. Auch die Vorstellung, die sich die Betroffenen zur Entstehung gemacht haben, welche Befürchtungen und Behandlungsvorstellungen damit verbunden sind und welche therapeutischen Maßnahmen ergriffen wurden, sollten erfragt werden. Als Teil eines patient*innenorientierten Vorgehens ist es dabei wichtig, auch auf mögliche individuelle und soziokulturell differierende Konzepte von Fatigue zu achten (Barsevick et al., 2001; Graffigna et al., 2011; Karasz & McKinley, 2007; McLlvenny, 2000).

Weiterhin dient die Anamnese dazu, Hinweise für mögliche Ursachen der Fatiguesymptome oder für beeinflussende Faktoren zu identifizieren. Daher sollte die Eigenanamnese besonders auf die Tumorerkrankung sowie deren Therapie, aber auch auf begleitende Erkrankungen und Funktionsstörungen achten, bei denen Fatiguesymptome häufig auftreten, wie beispielsweise Herzinsuffizienz, COPD, Autoimmunerkrankungen, Parkinson-Krankheit, chronische Schmerzen, Malnutrition, Sarkopenie etc., und deren gezielte Behandlung zu einer Besserung beitragen könnte. Neben den genannten kommt dabei der Erfassung von psychischen Störungen und Erkrankungen eine besondere Bedeutung zu sowie der von Schlafstörungen und von Vorformen bzw. der vollständigen Ausprägung von Gebrechlichkeit bei älteren Patient*innen. Weiterhin sollten soziale, berufliche oder umweltbedingte Belastungen erfragt werden sowie die aktuelle Medikation einschließlich Selbstmedikationen, der Gebrauch von Genuss- und Rauschmitteln, und nicht zuletzt gilt es, die körperliche Aktivität und Leistungsfähigkeit sowie den Ernährungsstatus zu erfassen und andere Formen von Fatigue abzugrenzen.

Die körperliche Untersuchung im Rahmen der Diagnostik richtet sich nach den möglichen Hinweisen aus der Anamnese. Ergeben sich keine anamnestischen Anhaltspunkte, ist eine orientierende Untersuchung aller Funktionssysteme ausreichend. Auch die Wahl der Laboruntersuchungen orientiert sich, neben der Analyse des Blutbilds, der Leber-, Nieren- und Schilddrüsenwerte, des Eisenstoffwechsels sowie von Entzündungsparametern, an den Hinweisen aus der Anamnese und den Befunden der körperlichen Untersuchung. Das Gleiche trifft für apparative Untersuchungen zu. In den meisten Fällen gilt, dass weiterführende Labor- und apparative Untersuchungen nur dann ergiebig sind, wenn sich durch Anamnese, körperlichen Befund und Basislaboruntersuchung mögliche Funktionsstörungen als Einflussfaktoren eingrenzen lassen.

3.2.2 Kriterienbasierte Diagnosestellung

Um eine einheitliche Diagnosestellung zu ermöglichen und tumorassoziierte Fatigue von anderen Fatigueformen abzugrenzen, wird empfohlen, sich an den Kriterien der multidisziplinären Expertengruppe Fatigue Coalitionzu orientieren (Cella et al., 2001). Die Fatigue Coalition hatte die Kriterien und die Falldefinition auf der Basis von Umfrage- und Interviewergebnissen sowie eigener klinischer Erfahrung mithilfe eines Konsensusverfahrens entwickelt und zusammen mit einem strukturierten Interview für das Klassifikationssystem für medizinische Diagnosen, ICD-10, vorgeschlagen. Die Falldefinition umfasst vier Kriterien (Tab. 3.1):

- **Kriterium A:** Müdigkeit, Kraftlosigkeit und Erschöpfung sind über einen Zeitraum von mindestens 2 Wochen vorhanden und sind mit 5 oder mehr von 10 weiteren Symptomen und Beschwerden verbunden.
- **Kriterium B:** die Symptomatik schränkt die Alltagsfunktionalität ein und führt zu einer deutlichen Belastung.
- **Kriterien C und D:** die Symptomatik ist in Zusammenhang mit einer malignen Erkrankung oder deren Therapie aufgetreten (C) und ist nicht eindeutiger Ausdruck für eine psychiatrische Erkrankung (D).

Kriterium A umfasst insgesamt 11 Symptome. Um die Diagnose einer Fatigue stellen zu können, sollen mindestens 6 der genannten Symptome täglich bzw. fast

Tab. 3.1 Kriterien für eine ICD-orientierte Diagnose eines tumorassoziierten Fatigue-Syndroms. (Nach Cella, 2001)

A: Sechs (oder mehr) der folgenden Symptome bestehen täglich bzw. fast täglich während einer 2-Wochen-Periode im vergangenen Monat, und mindestens eines der Symptome entspricht A1
1. Deutliche Müdigkeit, verminderte Energie oder verstärktes Ruhebedürfnis, welches in keinem Verhältnis zu aktuellen Veränderungen des Aktivitätsniveaus steht
2. Allgemeine Schwäche oder schwere Glieder
3. Verminderte Fähigkeit zu Konzentration und Aufmerksamkeit
4. Verringerte(s) Motivation für oder Interesse an Alltagsaktivitäten
5. Schlaflosigkeit oder vermehrter Schlaf
6. Schlaf wird nicht als erholsam und regenerierend erlebt
7. Notwendigkeit starker Anstrengung, um Inaktivität zu überwinden
8. Deutliche emotionale Reaktionen auf Fatiguesymptomatik (z. B. Traurigkeit, Frustration oder Reizbarkeit)
9. Durch Symptome von A1 bedingte Schwierigkeiten, alltägliche Aufgaben zu erledigen
10. Probleme mit dem Kurzzeitgedächtnis
11. Mehrere Stunden anhaltendes Unwohlsein nach Anstrengung
B: Die Symptome verursachen in klinisch bedeutsamer Weise Leiden oder Beeinträchtigung in sozialen, beruflichen oder anderen wichtigen Funktionsbereichen
C: Aus Anamnese, körperlichen Untersuchungen, Labor- oder apparativer Diagnostik geht hervor, dass die Symptome Konsequenzen der malignen Erkrankung oder ihrer Behandlungen sind
D: Die Symptome sind nicht primär Konsequenzen einer komorbiden psychiatrischen Störung, z. B. einer affektiven Störung (F30–F39), einer somatoformen Störung oder eines Delirs

täglich während einer 2-Wochen-Periode im vergangenen Monat aufgetreten sein. Mindestens eines der Symptome ist deutliche Müdigkeit (A1). Das Kriterium B bezieht sich auf die Auswirkungen der Symptome auf soziale, berufliche oder andere wichtige Funktionsbereiche. Unter dem Kriterium C sollte abgeklärt werden, inwieweit die Symptomatik als Folgeerscheinung einer Tumorerkrankung bzw. Tumorbehandlung bewertet werden kann. Unter dem Kriterium D sollte abgeklärt werden, ob oder inwieweit die Fatiguesymptomatik Auswirkung einer komorbiden psychiatrischen Störung sein kann.

Die diagnostischen Kriterien wurden in verschiedenen Studien validiert (Alexander et al., 2009a; Yeh et al., 2011; Young & White, 2006). Auch die Autor*innen einer systematischen Übersichtsarbeit bewerteten sie als reliabel und valide, empfahlen aber auch eine Weiterentwicklung (Donovan et al., 2013).

In Anlehnung an die Diagnostik psychischer Störungen schlug die Expertengruppe der Fatigue Coalition ein strukturiertes klinisches Interview vor, um die für die Diagnosestellung wichtigen Informationen erheben zu können. Dieses Interview könnte in die Anamnese der vertieften Diagnostik integriert oder aber auch unter Hinzuziehung beispielsweise des psychoonkologischen Liaisondienstes durchgeführt werden.

In dem Interviewleitfaden sind der Wortlaut der Fragen, deren Reihenfolge sowie Sprungregeln zum Auslassen von nicht mehr relevanten Fragen vorgegeben, wobei den Untersuchenden trotzdem ein Spielraum bleibt, in dem sie ihre Erfahrungen und klinischen Urteile einbringen können. So können bei Verständnisproblemen die Fragen in einem gewissen Rahmen umformuliert, erklärt oder ergänzt werden und die Untersuchenden entscheiden, ob ein Diagnosekriterium erfüllt ist oder nicht. Sollten die Beobachtungen während des Interviews im Widerspruch zu den Antworten oder zu Angaben an anderen Zeitpunkten der Untersuchung stehen, können sich die Untersuchenden darüber hinwegsetzen. Tab. 3.2 zeigt den von der Fatigue Coalition entwickelten Leitfaden für das strukturierte Interview zur Diagnosestellung einer Fatigue.

Tab. 3.2 Leitfaden für das strukturierte Interview zur kriterienbasierten Diagnose eines tumorassoziierten Fatigue-Syndroms. (Nach Cella, 2001)

HINWEIS: *Großgeschriebener Text steht für Anweisungen an die Interviewer*innen. Text in Anführungszeichen steht für Fragen, die den Befragten möglichst wörtlich vorgelesen werden sollten*
A1. „Gab es im letzten Monat einen Zeitraum von mindestens zwei Wochen, in dem Sie jeden Tag oder fast jeden Tag unter erheblicher Müdigkeit, ausgeprägtem Energiemangel oder einem erhöhten Ruhebedürfnis litten?"
WENN A1 NEIN IST, HIER AUFHÖREN. WENN JA, WEITER
„Konzentrieren Sie sich bei jeder der folgenden Fragen auf die schlimmsten zwei Wochen des letzten Monats (oder auf die letzten zwei Wochen, wenn Sie sich den ganzen Monat über gleich müde gefühlt haben)."

	Ja	Nein
2. „Fühlten Sie sich am ganzen Körper schwach oder schwer?" (jeden Tag oder fast jeden Tag?)		

(Fortsetzung)

Tab. 3.2 (Fortsetzung)

3. „Hatten Sie Schwierigkeiten, sich zu konzentrieren oder aufmerksam zu sein?" (jeden Tag oder fast jeden Tag?)	Ja	Nein
4. „Hatten Sie das Interesse oder die Lust an den Dingen verloren, die Sie normalerweise tun?" (jeden Tag oder fast jeden Tag?)	Ja	Nein
5. „Wie war Ihr Schlaf? Hatten Sie Schwierigkeiten einzuschlafen, durchzuschlafen oder sind zu zeitig aufgewacht? Oder schliefen Sie deutlich mehr als sonst?" (jeden Tag oder fast jeden Tag?)	Ja	Nein
6. „Hatten Sie festgestellt, dass Sie sich nach dem Schlafen nicht ausgeruht, erfrischt oder ausgeschlafen fühlen?" (jeden Tag oder fast jeden Tag?)	Ja	Nein
7. „Hatten Sie Schwierigkeiten, etwas in Angriff zu nehmen, oder mussten Sie sich zu irgendetwas zwingen?" (jeden Tag oder fast jeden Tag?)	Ja	Nein
8. „Waren Sie traurig, frustriert oder gereizt, weil Sie sich müde und erschöpft fühlten?" (jeden Tag oder fast jeden Tag?)	Ja	Nein
9. „Hatten Sie Schwierigkeiten, etwas zu fertigzustellen, oder zu beenden, das Sie begonnen hatten, weil Sie sich müde und erschöpft fühlten?" (jeden Tag oder fast jeden Tag?)	Ja	Nein
10. „Hatten Sie Schwierigkeiten, sich an Dinge zu erinnern (zum Beispiel, wo Ihre Schlüssel lagen oder was Ihnen jemand vor einer Weile gesagt hatte)?" (jeden Tag oder fast jeden Tag?)	Ja	Nein
11. „Hatten Sie sich mehrere Stunden lang krank oder unwohl gefühlt, nachdem Sie etwas taten, für das Sie viel Kraft brauchten?" (jedes Mal oder fast jedes Mal?)	Ja	Nein
WENN WENIGER ALS SECHS FRAGEN, EINSCHLIESSLICH A1, MIT „JA" GEKENNZEICHNET SIND, HIER AUFHÖREN		
B: „Machte es Ihnen die Müdigkeit und Erschöpfung schwer, Ihre Arbeit zu erledigen, sich um Dinge zu Hause zu kümmern oder mit anderen Menschen auszukommen?" (jeden Tag oder fast jeden Tag?)	Ja	Nein
WENN B NEIN IST, HIER AUFHÖREN		
C: ERGEBEN SICH AUS DER ANAMNESE, DER KÖRPERLICHEN UNTERSUCHUNG ODER DEM LABORBEFUND ANHALTSPUNKTE DAFÜR, DASS DIE SYMPTOME EINE FOLGE DER KREBSERKRANKUNG ODER DER KARZINOMBEHANDLUNG SIND?	Ja	Nein
WENN C NEIN IST, HIER AUFHÖREN		
D: SIND DIE SYMPTOME IN ERSTER LINIE EINE FOLGE KOMORBIDER PSYCHIATRISCHER STÖRUNGEN WIE EINER MITTEL-/ SCHWERGRADIGEN AFFEKTIVEN STÖRUNG, EINER SOMATOFORMEN STÖRUNG ODER EINES DELIRS?	Ja	Nein
WENN D NEIN IST, ERFÜLLT DIE PATIENTIN/DER PATIENT NICHT DIE KRITERIEN FÜR DIE DIAGNOSE EINES TUMORASSOZIIERTEN FATIGUE-SYNDROMS		
WENN D JA IST, ERFÜLLT DIE PATIENTIN/DER PATIENT DIE KRITERIEN FÜR DIE DIAGNOSE EINES TUMORASSOZIIERTEN FATIGUE-SYNDROMS		

Eine Studie zur Ermittlung von geeigneten Screeningfragen auf der Basis dieser Kriterien zeigte die besten Werte für die Items „Schwierigkeiten Aufgaben zu beenden" (A9), „Schwierigkeiten Inaktivität zu überwinden" (A7), „Verminderte Motivation oder Interessen" (A4), und „Nicht erfrischender Schlaf" (A6) (Kuhnt et al., 2019).

3.2.3 Psychometrische Verfahren zu Erfassung der Fatigue

Uni- oder multidimensionale Fragebogen dienen einer differenzierteren Erfassung der Fatigue und können sowohl zu wissenschaftlichen Zwecken als auch in der klinischen Routineversorgung eingesetzt werden. Im internationalen Bereich liegen mehr als 10 Fatigue-spezifische und standardisierte Erfassungsinstrumente vor, wobei die Mehrzahl der Instrumente multidimensional konzipiert ist (Amarsheda & Bhise, 2022; Minton & Stone, 2009; Seyidova-Khoshknabi et al., 2011). Mithilfe des Einsatzes von psychometrischen Fragebogen zur Selbsteinschätzung können Art und Intensität der Symptome der Fatigue uni- oder multidimensional sowie deren Auswirkungen auf verschiedene Lebensbereiche genauer erfasst werden. Von den international vorliegenden Instrumenten stehen sechs als deutschsprachig validierte Fragebogen zur Verfügung, die in Tab. 3.3 zusammengestellt sind. Hier werden neben der Angabe zur Originalpublikation bzw. zur jeweiligen Quelle für die deutschsprachige Validierung Informationen zur Dimensionalität und Skalierung gegeben. Bei den psychometrischen Werten haben wir uns auf die Werte der internen Konsistenz als Werte der Reliabilität sowie die zentralen Ergebnisse zur Konstruktvalidierung bzw. falls vorhanden zur Änderungssensitivität beschränkt. Weitere Angaben sind den Originalpublikationen zu entnehmen.

Die in Tab. 3.3 aufgeführten Verfahren können zur psychometrischen Erfassung der Fatigue eingesetzt werden. Da es hierbei bisher keinen Goldstandard gibt, sollten in der Auswahl des Messinstruments verschiedene Kriterien berücksichtigt werden: Neben der Güte der psychometrischen Daten und der Anzahl der Items sollte geklärt werden, ob es sich um eine Anwendung in der klinischen Routine oder im Rahmen einer wissenschaftlichen Studie handelt, und dabei auf die Vergleichbarkeit mit bereits erhobener Daten geachtet werden. Auch ist es wichtig, ob für die jeweilige Fragestellung eine eindimensionale Erfassung (z. B. nur die körperliche Dimension) oder eine mehrdimensionale Erfassung der Fatigue erforderlich ist. Zusätzlich sollte geklärt werden, ob neben der Ausprägung der Symptomatik auch deren Auswirkungen auf verschiedene Funktions- und Lebensbereiche gemessen werden soll. Ebenso sollte darauf geachtet werden, Messinstrumente zu wählen, für die Normwerte für die Population bekannt sind, aus der die zu untersuchende Gruppe stammt. Nicht zuletzt ist es wichtig, für eine longitudinale Erfassung ein Messinstrument zu verwenden, mit dem mögliche Änderungen im Verlauf sensitiv erfasst werden können.

▶ Wenngleich es bisher noch keinen Goldstandard zur psychometrischen Erfassung der Fatigue gibt, sind für den deutschsprachigen Raum einige Fragebogen für den Einsatz in wissenschaftlichen Studien, aber auch in der klinischen Versorgung validiert.

Tab. 3.3 Übersicht der für die deutsche Sprache validierten Verfahren zur Erfassung der Fatigue

Instrument	Autoren (Orginalversion)	Deutsche Validierung	Dimensionen	Anzahl Items	Antwortkategorien	Stichprobe	Interne Konsistenz[a] Reliabilität Cronbach's α:	Validität/Änderungssensitivität
Brief Fatigue Inventory (BFI)	Mendoza et al., 1999	Radbruch et al., 2003	1 Dimension: Schweregrad der Fatigue und Beeinträchtigung durch Fatigue	9	10-stufig Intensität (0 = keine; 10 = stärkste vorstellbare Müdigkeit)	N = 117, darunter (N = 22 Patient*innen mit chronischen krebsbedingten Schmerzen und N = 95 Patient*innen mit nichtkrebsbedingten Schmerzen Vergleichswerte beziehen sich nur auf Patient*innen mit nicht tumorbedingten Schmerzen	Hoch (t-1 = 0,922; t0: 0,924; t3–7: 0,949) BFI-Mittelwert gesamt: t-1 und t0 = 0,91 t-1 und t3–7 = 0,79	**Konstruktvalidität:** Ein-Faktor-Lösung akzeptabel **Änderungssensitivität:** keine Angaben
Multidimensional Fatigue Inventory (MFI-20)	Smets et al., 1995	Schwarz et al., 2003	5 Dimensionen: allgemeine, physische, mentale Fatigue, reduzierte Aktivität, reduzierte Motivation	20	5-stufig (1 ja, das trifft zu; 5 = nein, das trifft nicht zu)	N = 2037, deutsche Allgemeinbevölkerung Normwerte für die deutsche Allgemeinbevölkerung liegen vor	Subskalen: General fatigue 0,81 Physical fatigue 0,87 Reduced activity 0,84 Reduced motivation 0,72 Mental fatigue 0,79	**Konstruktvalidität:** Beziehung zu HADS und Lebensqualität (EORTC): Korrelation mit HADS-Depression: Total Score = 0,69; Subskalen = 0,55–0,64 Korrelation mit HADS-Angst: Total Score = 0,53; Subskalen = 0,43–0,51 Faktoren nicht klar voneinander getrennt **Änderungssensitivität:** keine Angaben

Fatigue Assessment Questionnaire (FAQ)	Glaus 1998 Beutel et al., 2006	3 Dimensionen: physische, emotionale, kognitive Fatigue Zusätzliche Items zu Intensität, Leidensdruck, Schlafproblemen	19 + 4 Zusatzitems	4-stufig Intensität (0 = überhaupt nicht; 3 = sehr)	N = 2441 (m = 1101, w = 1340) Normwerte für die deutsche Allgemeinbevölkerung liegen vor	Subskalen: Physical fatigue 0,95 Affective fatigue 0,83 Cognitive fatigue 0,86	Konstruktvalidität: Replikation Faktorenstruktur Physical fatigue (11 Items, 56,1 % der Varianz) Affective fatigue (5 items, 6,3 % der Varianz) Cognitive fatigue (3 Items, 4,1 % der Varianz) Gemessen mit PHQ-D, DS14; FLZ-M Physical fatigue (0,65, 0,45, –0,34) Affective fatigue (0,64, 0,55, –0,36) Cognitive fatigue (0,60, 0,40, –0,26) Änderungssensitivität: keine Angaben
Cancer Fatigue Scale (CFS-D)	Okuyama et al., 2000 Kröz et al., 2008	3 Dimensionen: physische, emotionale, kognitive Fatigue	15	5-stufig Intensität (1 = gar nicht; 5 = außerordentlich)	N = 114, darunter N = 57 mit bösartigem Krebs (N = 35 mit Metastasen) und N = 57 gesunde Teilnehmende Keine repräsentativen Normdaten für Deutschland verfügbar	CFS-D Summenscore: 0,94 Subskalen: Vitalität/ physische Fatigue: 0,93 Kognitive Fatigue: 0,88 Affektive Fatigue: 0,84	Konstruktvalidität: CFS-D-Summenscore korreliert positiv mit niedrigem Karnovsky-Index, geringer endogener Regulation; erhöhte Ängstlichkeit und Depression (HADS) stärkster Einfluss der CFS-D-Subskalen auf KPI zeigen körperliche Müdigkeit/ Vitalität (r = 0,65) Änderungssensitivität: keine Angaben

(Fortsetzung)

Tab. 3.3 (Fortsetzung)

Instrument	Autoren (Orginalversion)	Deutsche Validierung	Dimensionen	Anzahl Items	Antwortkategorien	Stichprobe	Interne Konsistenz[a] Reliabilität Cronbach's α:	Validität/Änderungssensitivität
Functional Assessment of Chronic Illness Therapy (FACIT) Fatigue Scale	Yellen et al., 1997	Montan et al., 2018	Unidimensional Physische Fatigue	13	5-stufig Intensität (0 = überhaupt nicht; bis 4 = sehr)	N = 2426 (44,3 % = m) Repräsentativ für deutsche erwachsene Bevölkerung in Bezug auf Alter und Geschlecht Normwerte für die deutsche Allgemeinbevölkerung liegen vor	Cronbach's α = 0,92	**Konstruktvalidität:** FACIT-F-Skala korreliert mit PHQ-4 r = −0,71; mit PHQ-2 Depressionsskala r = −0,69; mit GAD-2-Angstskala r = −0,63 **Änderungssensitivität:** keine Angaben
EORTC QLQ-FA12	Weis et al., 2017	Weis et al., 2017 Hinz et al., 2018 Weis et al., 2019	3 Dimensionen: physische, kognitive, affektive Fatigue, zwei Einzelitems zu Beeinträchtigung	12	4-stufig Intensität (1 = überhaupt nicht; 4 = sehr)	N = 946 Pat Aus 10 Ländern, 16,1 % aus Deutschland 54,1 % männlich Verschiedene Krebsformen N = 311 kurative Patient*innen (Gruppe A), N = 222 palliative Patient*innen (Gruppe B), verschiedene Krebslokalisationen (Kopf und Nacken 22,9 %, Brust 18,9 %, Lunge 17,3 %, kolorektal 10,5 %) Normwerte für die deutsche Allgemeinbevölkerung liegen vor	t1_ed 0,79–0,88 t2_ed 0,82–0,90	**Konstruktvalidität:** Patient*innen mit Fernmetastasten höhere Fatigue als Patient*innen ohne Fernmetastasen Patient*innen unter Radiotherapie geringere Fatigue als Patient*innen mit anderen Therapien Keine signifikanten Unterschiede zwischen Patient*innen mit kombinierter adjuvanter Therapie vs. Monotherapie **Änderungssensitivität:** Signifikante Veränderungen und Unterschiede zwischen beiden Gruppen für physische Fatigue mit einer Interaktion zwischen Zeit und Gruppen

[a]Die Interne Konsistenz gemessen mit Cronbach's α gibt die Güte einer Skala im Hinblick auf die Zusammengehörigkeit der Einzelitems an und ist ein Maß für die Messgenauigkeit eines Instruments

3.3 Gezielte Diagnostik weiterer Einflussfaktoren

3.3.1 Psychische Einflussfaktoren

Aufgrund der phänomenologischen Beschreibung der Fatigue wird deutlich, dass es vielfältige Zusammenhänge mit verschiedenen Merkmalen des psychischen Befindens geben kann. Grundsätzlich soll hierbei vorangestellt werden, dass die tumorassoziierte Fatigue aufgrund der in Kap. 2 dargestellten Ätiologie nicht als funktionelle oder somatoforme Störung anzusehen ist, da die Krebserkrankung und deren Behandlung zentrale ätiologische Einflussfaktoren sind. Dennoch bestehen Wechselwirkungen mit einigen psychischen Einflussfaktoren wie die psychische Komorbidität oder Krankheitsverarbeitung, die vor dem Hintergrund eines biopsychosozialen Modells in der Diagnostik der Fatigue zu berücksichtigen sind. Aufgrund der Überlappung zwischen Fatigue und Depression in einigen Symptombereichen ist eine differenzialdiagnostische Abklärung bzw. Abgrenzung insbesondere mit dieser Diagnosegruppe (F31–F33) erforderlich (Brown & Kroenke, 2009; Tel et al., 2011). Auch hier ist die genaue Erfassung des psychopathologischen Bildes der zentrale Schritt zur Unterscheidung. Für den klinischen Alltag bietet der sogenannte Zwei-Fragen Test (PHQ-2; „Whooley Questions"), eine orientierende Möglichkeit, rasch und mit einer hohen Sensitivität (96 %) das Vorliegen einer depressiven Störung festzustellen. Die beiden Fragen lauten:

- Fühlten Sie sich im letzten Monat häufig niedergeschlagen, traurig, bedrückt oder hoffnungslos?
- Hatten Sie im letzten Monat deutlich weniger Lust und Freude an Dingen, die Sie sonst gerne tun?

Werden beide Fragen mit „Ja" beantwortet, ist eine klinische Erfassung der diagnostischen Kriterien nach den aktuellen Leitlinien als nächster Schritt zur Diagnosesicherung erforderlich (Bundesärztekammer [BÄK] et al., 2022). Hierfür sollte, wenn möglich, ein standardisiertes klinisches Interview (CIDI in Anlehnung an ICD oder SKID in Anlehnung an DSM) durchgeführt werden (Hund et al., 2013). Fragebogeninstrumente wie die Hospital Anxiety und Depression Scale (HADS) (Hermann-Lingen et al., 2011), Personal Health Questionnaire, Kurzversion Depression (PHQ9) (Kroenke et al., 2001) oder General Anxiety Disorder Scale (GAD7) (Spitzer et al., 2006) können zusätzlich eingesetzt werden, erlauben aber keine eindeutige Diagnose psychischer Störung. Alle genannten Fragebogen liegen in deutschsprachig validierten Formen vor (Geue et al., 2016).

Überschneidungen zwischen Depression und Fatigue zeigen sich in den körperlich-vegetativen Leitsymptomen wie Antriebslosigkeit, Abgeschlagenheit, Energielosigkeit sowie vermindertem Interesse an alltäglichen Aktivitäten, während sich kognitive Symptome wie beispielsweise negatives Selbstwertgefühl oder Schuldgefühle deutlich unterscheiden. Obwohl Fatigue und Depression hohe Korrelationen aufweisen, sprechen die Ergebnisse von Verlaufsstudien dafür, die beiden Symptombereiche differenziert zu betrachten, da keine einfachen linearen Zusammenhänge im Sinne von Ursache-Wirkungs-Beziehungen zwischen beiden Konstrukten bestehen. Je nach Ausprägungsgrad und Überlappung der beiden Symptomatiken ergeben sich daraus Konsequenzen für die spezifischen Behandlungsstrategien zur Reduktion von Fatigue (Brown et al., 2013). Es kann hier festgehalten werden, dass Fatigue zusammen mit einer leichten oder mild ausgeprägten Depression einhergehen, jedoch auch unabhängig davon auftreten kann (Goldstein et al., 2006). Eine unbehandelte oder nicht erfolgreich behandelbare Fatigue kann jedoch im Verlauf auch eine depressive Störung nach sich ziehen. Grundsätzlich können Fatiguesymptome von subsyndromalen depressiven Verstimmungen begleitet sein.

Weiterhin zeigen Studien, dass nicht nur die subklinische Ausprägung im Sinne der Depressivität, sondern auch Angst sowie Strategien der Krankheitsverarbeitung wie Vermeidung, Ablenkung oder problemlösungsorientierte Formen mit der Fatigue zusammenhängen und sich wechselseitig beeinflussen können (Schellekens et al., 2020). Allerdings sind die Befunde uneinheitlich. So zeigten sich in Studien deutliche Zusammenhänge zwischen Depressivität, Angst und Fatigue (Ahlberg et al., 2004; Reuter et al., 2006), während die oben genannten Strategien der Krankheitsverarbeitung keine oder nur geringe Zusammenhänge aufwiesen (Reuter et al., 2006).

Hughes et al. (2020) fanden eine Reihe von kognitiven und verhaltensbezogenen Variablen, die mit dem Auftreten und der Ausprägung von Fatigue verbunden waren. Hierzu gehörten Alles-oder-Nichts-Verhalten und Neigung zum Katastrophisieren sowie kritisch-strafende Verhaltensweisen aus dem sozialen Umfeld.

Neben der psychischen Komorbidität können auch Verarbeitungsstrategien das subjektive Erleben der Fatigue beeinflussen. So fanden Dupont et al. (2014) in einer Studie mit Brustkrebspatientinnen heraus, dass intrusive Gedanken die Ausprägung von verschiedenen Symptomen wie Fatigue, Schmerzen oder Depressivität im Verlauf in unterschiedlicher Weise beeinflussen. Frauen mit höheren Intrusionswerten bei Baseline hatten schlechtere Werte bei Beginn, verbesserten sich jedoch über die Zeit, während die Frauen mit niedrigen Intrusionswerten über die Zeit in den meisten Symptomen konstant blieben und sich nicht veränderten. Intrusive Gedanken waren jedoch nicht direkt mit dem Verlauf der Fatigue assoziiert. Wright et al. (2020) fanden bei Patient*innen verschiedener Krebserkrankungen Zusammenhänge zwischen verschiedenen Verarbeitungsstrategien und dem Erleben der Schwere der Fatigue über den Tagesverlauf (morgens und abends). Patient*innen mit sehr ausgeprägter Fatigue am Abend nutzen vorrangig aktive Copingstrategien im Vergleich zur Gruppe derjenigen, die eine starke Fatigue vorrangig am Morgen erlebten. Da die Ergebnisse zum Einfluss der Art der Krankheitsverarbeitung insgesamt gesehen heterogen sind, lassen sich derzeit keine klaren Handlungsempfehlungen für eine systematische Erfassung der Strategien der Krankheitsverarbeitung ableiten. Im Einzelfall empfiehlt es sich dennoch, die Krankheitsverarbeitung als möglichen Einflussfaktor auf die Fatiguebeschwerden miteinzubeziehen und bei der Planung der Interventionen zu berücksichtigen.

3.3.2   Schläfrigkeit und Schlafstörungen

Im Alltag werden die Begriffe Müdigkeit und Schläfrigkeit oft gleichbedeutend verwendet. Medizinisch sollten sie jedoch voneinander abgegrenzt werden. In der Schlafmedizin wird unter Schläfrigkeit eine verminderte Vigilanz und Wachheit verstanden, die mit der Neigung, ungewollt einzuschlafen oder einzunicken, verbunden ist. Schläfrigkeit führt, wenn sie tagsüber in erhöhtem Maße auftritt, ähnlich der Fatigue, zu bedeutsamen Einschränkungen der Leistungsfähigkeit, der Stimmung und der Lebensqualität.

Es gibt gesicherte Verfahren, um Tagesschläfrigkeit festzustellen und den Ausprägungsgrad zu erfassen. Neben validierten Fragebogen, wie z. B. der Epworth Sleepiness Scale (ESS), gehören als objektivierende Verfahren die Pupillometrie, der Multiple Wachbleibe- (MWT) und Schlaflatenztest (MSLT) dazu (Johns, 1991). Diese erlauben eine Abgrenzung zu Müdigkeit, Mattigkeit und Erschöpfung als typische Symptome der Fatigue, die typischerweise nicht mit einem erhöhten Schlafdruck und unbeabsichtigtem Einschlafen verbunden sind.

Müdigkeit und Schläfrigkeit können beide die Folge von Schlafstörungen bzw. nicht erholsamem Schlaf sein. Sie gehören zu den häufigsten Beschwerden von Menschen mit malignen Erkrankungen (Ancoli-Israel et al., 2001). Schlafstörungen sollten bei der Diagnostik von Fatigue berücksichtigt werden, da sie ein aufrechterhaltender Faktor für Fatigue sein können. In den meisten Fällen handelt es sich um Formen der nichtorganischen Insomnie (F.51.0 nach ICD-10) (Savard et al., 2010). Insomnien sollten durch eine Vorgehensweise, die sich an der S3-Leitlinie „Nicht erholsamer Schlaf/Schlafstörungen" orientiert, diagnostiziert werden. Die gezielte Anamnese wird dabei durch den Einsatz validierter Fragebogen, wie dem Pittsburger Schlafqualitätsindex (PSQI) (Buysse et al., 1989), von Schlaftagebüchern, Aktometrie und der Polysomnografie unterstützt.

Auch schlafbezogene Atmungsstörungen und periodische Bewegungen der Gliedmaßen im Schlaf (Periodic Limb Movement Disorder, PLMS) können die Ursachen eines nicht erholsamen Schlafs und damit eines aufrechterhaltenden Faktors der Fatigue sein. Differenzialdiagnostisch können sie durch portable Systeme zur Polygrafie oder einer überwachten kardiorespiratorischen Polysomnografie abgegrenzt werden. Dies ist insofern wichtig, da sie in vielen Fällen gut behandelbar sind (Ancoli-Israel, 2015).

3.3.3   Gebrechlichkeit

Treten Fatiguesymptome im höheren Lebensalter auf, können sie auf eine vorhandene oder beginnende Gebrechlichkeit hinweisen, was bei der Diagnostik berücksichtigt werden sollte (Torossian & Jacelon, 2021).

Der Anteil älterer Menschen nimmt, wie in der Bevölkerung insgesamt, auch in der Gruppe von Patient*innen mit oder nach bösartigen Erkrankungen zu. Das mittlere Erkrankungsalter lag im Jahr 2016 zwischen 67 und 68 Jahren, und etwa ein

Drittel aller Menschen, die im Krankenhaus wegen einer Krebserkrankung behandelt wurden, war 60 Jahre oder älter (Robert Koch-Institut [RKI] 2016). Mit dem Alter verringert sich nicht nur die körperliche Leistungsfähigkeit, sondern es nimmt auch die Vulnerabilität gegenüber Belastungsfaktoren zu. Dies stellt ein Kontinuum dar, das von den natürlichen Veränderungen des Alterns bis hin zur Gebrechlichkeit („Frailty") als weitgehendem Verlust physiologischer Reserven reicht (Sieber, 2017).

Eine Krebserkrankung oder -behandlung können solche Belastungsfaktoren darstellen, die, je nach den individuellen Ressourcen, die physiologischen Veränderungen des Alterns beschleunigen und zur Gebrechlichkeit beitragen. In der Normalbevölkerung ist Gebrechlichkeit („Frailty") in der Altersgruppe der 65- bis unter 79-Jährigen kein häufiges Phänomen, allerdings weisen knapp 40 % der Menschen dieses Alters Vorstufen von Gebrechlichkeit auf (Buttery et al., 2015). In der Altersgruppe der 70-jährigen und älteren Menschen mit oder nach bösartigen Erkrankungen ist mit einer Häufigkeit von Gebrechlichkeit oder deren Vorstufen bei etwa 4 von 10 Patient*innen zu rechnen (42 %, Spannweite 6–86 % bzw. 43 %, Spannweite 13–79 %), wie die Ergebnisse einer systematischen Übersichtsarbeit zu 20 Studien nahelegen (Handforth et al., 2015).

Gebrechlichkeit zu diagnostizieren, ist vor allem in den frühen Stadien nicht immer einfach. Zur frühen Erkennung werden fünf Kriterien vorgeschlagen (Fried et al., 2001):

- ungewollter Gewichtsverlust (mehr als 5 kg in 12 Monaten),
- langsame Ganggeschwindigkeit (weniger al 1 m/s),
- Muskelschwäche (verminderte Griffstärke der Hand; <29–32 kg bei Männern, <17–21 kg bei Frauen),
- Belastungsintoleranz (Energielosigkeit und vorschnelle Erschöpfung) und
- geringe körperliche Aktivität (verminderter Aktionsradius).

Eine Gebrechlichkeit kann vermutet werden, wenn drei der fünf Kriterien erfüllt sind, und Vorstufen beim Vorliegen von ein oder zwei der Kriterien. Die differenzialdiagnostische Bewertung der Frage Fatigue oder Gebrechlichkeit sollte im Rahmen eines geriatrischen Assessments erfolgen und unter Einbezug der Ärzt*innen, die die Betroffenen über einen längeren Zeitraum begleitet und behandelt haben.

3.3.4 Sarkopenie

Besonders im Alter (primäre Sarkopenie), aber auch bedingt durch einen bewegungsarmen Lebensstil und im Zusammenhang mit Krankheiten (sekundäre Sarkopenie) kommt es zu einem Verlust der muskulären Funktion und dem Abbau von Muskelfasern, was als Sarkopenie bezeichnet wird. Menschen mit Krebserkrankungen und Sarkopenie haben ein signifikant erhöhtes Risiko für das Auftreten von Fatigue (Barreto et al., 2022; Bye et al., 2017). Seit 2018 ist Sarkopenie offiziell als Muskelerkrankung mit eigenem ICD-10-Code (ICD-10-GM

2019: M62.5-) anerkannt (Cruz-Jentoft et al., 2019). Die Diagnostik von Sarkopenie und die Erfassung der Leistungsfähigkeit in der Geriatrie (Frailty) überschneiden sich teilweise und haben vor allem für die Planung einer gezielten Trainingstherapie bei Patient*innen mit Fatigue eine große Bedeutung (Klassen et al., 2017 #3281).

Zur Prüfung auf Sarkopenie legt die European Working Group on Sarcopenia in Older People (EWGSOP) bei Personen ab 65 Jahren Grenzwerte zu Ganggeschwindigkeit, Handgriffkraft und Muskelmasse fest. Eine verringerte Muskelmasse, vor allem aber eine reduzierte Muskelkraft und eine verminderte körperliche Leistungsfähigkeit bestimmen das Ausmaß der Sarkopenie, die aus diesem Grund auch als Muskelinsuffizienz oder progrediente und generalisierte Skelettmuskelerkrankung bezeichnet wird (Cruz-Jentoft et al., 2019). Die Übersichtsarbeit von Vogele et al. (2023) beschreibt ausführlich die Vorgehensweisen zur Diagnostik einer Sarkopenie.

3.3.5 Körperliche Leistungsfähigkeit

Die Erfassung der körperlichen Leistungsfähigkeit ist ein wichtiger Schritt im Rahmen der Diagnostik, da er sowohl den Einfluss einer körperlichen Dekonditionierung und eines Muskelabbaus erfasst als auch die Grundlage für ein gezieltes Training schafft. Es liegen dafür heute eine Reihe von Verfahren vor. Die bekanntesten Methoden zur Ausdauerleistungsdiagnostik sind die Spiroergometrie und der Laktatstufentest:

- Die **Spiroergometrie** dient der Bestimmung der maximalen Sauerstoffaufnahme (VO2max) als objektiver Parameter der aktuellen körperlichen Leistungsfähigkeit.
- Die **Laktatdiagnostik** wird zur Bestimmung der individuellen aeroben und anaeroben Stoffwechselgrenzen zur Festlegung der individuellen Trainingsbereiche genutzt.

Diese Messverfahren werden auch als Goldstandard bezeichnet, kommen jedoch eher in Studien zum Einsatz.

Zur Erfassung der **Kraftleistungsfähigkeit** stehen ebenfalls verschiedene Methoden zur Verfügung:

- Die **stationäre Dynamometrie** ermöglicht eine umfassende und objektive Erhebung der isometrischen und/oder dynamischen Maximalkraft.
- Die Bestimmung des **One-Repetition-Maximum** (1RM) ermittelt mithilfe von stationären Krafttrainingsgeräten die maximale Last, die während einer definierten konzentrischen Bewegung genau einmal überwunden werden kann.

Sowohl die Spiroergometrie/Laktatdiagnostik als auch die stationäre Dynamometrie und die Bestimmung des 1RM sind jedoch kostenintensiv und auch nicht für alle Patient*innen zugänglich.

Zur Erfassung der Kraftleistungsfähigkeit empfehlen wir sowohl aus Kosten-
gründen als auch auf Grund der leichten Umsetzbarkeit die Messung der **Hand-
griffstärke** mit einem Dynamometer (Feng et al., 2020; Veni et al., 2019).

Da die Diagnostik der Fatigue primär auf Selbstauskünften mit oder ohne
Frageböge beruht und subjektiven Wahrnehmungsverzerrungen unterliegt, können objektive Messungen mit einem Handdynamometer oder einem Handgriff-
gerät wichtige Hinweise für die tatsächliche Leistungsfähigkeit geben (Feng
et al., 2020).

Für die Bestimmung der körperlichen Leistungsfähigkeit wird die Durchführung
einer Basisdiagnostik empfohlen (siehe auch Abschn. 4.3.4). Demnach sollten nach
der Befragung zum Bewegungsverhalten unter Berücksichtigung der ACSM-
Kriterien (Schmitz et al., 2019) Untersuchungen zu Kraft, Ausdauer und Funktion
durchgeführt werden. Hierfür stehen einfache Messmethoden zur Verfügung
(Scharhag-Rosenberger et al., 2014):

1. **6-Minuten-Gehtest** (6-MGT): Der 6-MGT dient der Bewertung der allgemeinen
   funktionalen Leistungsfähigkeit. Es wird gemessen, wie viele Meter der/die Patient*in zum Beispiel auf einem ruhigen, geraden und möglichst langen Flur
   zurückgelegt hat.
2. **Handgriffkraft**: Die Muskelkraft kann mithilfe der dynamometrischen Hand-
   kraftmessung (isometrisch) gemessen werden und stellt einen Mortalitätsprädik-
   tor bei Personen ab 50 Jahren dar.
3. **Die Short Physical Performance Battery** (SPPB), insbesondere bei älteren Patient*innen: Anhand mehrerer Performance-Aufgaben (Balance im Tandem-
   stand, 4-Meter-Gehtest und Chair-Rising-Test/Aufstehtest) wird die Geh-
   geschwindigkeit gemessen sowie Gleichgewicht und Kraft der unteren Extremi-
   täten bewertet.
4. **30-s bzw. 60-s Chair Stand Test** (30-/60-Sekunden-Aufstehtest): Der Chair
   Stand Test ist ein Aufstehtest und dient als wichtiger Indikator für die Schnell-
   kraft/Kraftausdauer der Beinmuskulatur.
5. **Timed-Up-and-Go-Test**: Einfacher Mobilitätstest zur Beurteilung der Beweglichkeit bzw. des Körpergleichgewichts und der daraus resultierenden Gefahr
   eines Sturzes.

3.3.6 Ernährungsstatus

Das Leistungsvermögen onkologischer Patient*innen lässt sich nur mit adäquater
Ernährung erhalten oder wiederherstellen. Einerseits kann Fatigue mit Appetitlosigkeit und verringerter Nahrungsaufnahme verbunden sein und damit zu Gewichtsverlust und Mangelernährung führen oder diese verstärken. Andererseits können
Gewichtsverlust und Mangelernährung körperliche Schwäche und Muskelabbau
verstärken und damit die Fatigue verschlimmern. Mit einer gezielten Anamnese
lässt sich eine Abwärtsentwicklung aus Mangelernährung und Fatigue vermeiden
oder möglichst früh unterbrechen.

Um eventuelle Fehl- oder Mangelernährung frühzeitig aufzudecken, sollte also im Rahmen der Diagnostik immer auch ein Ernährungsscreening (z. B. Nutritional Risk Screening, NRS-2002; Kondrup, 2003) und bei Bedarf eine individuelle Ernährungsanamnese stattfinden. Die Anamnese sollte möglichst Teil der onkologischen Behandlung und Nachsorge sein.

Nach den Empfehlungen der 2021 aktualisierten Leitlinie der Europäischen Gesellschaft für Klinische Ernährung und Stoffwechsel (ESPEN) kann es hilfreich sein, im Rahmen der Erhebung des Ernährungsstatus neben der Einschätzung der Nährstoff- und Energieaufnahme auch die Körperzusammensetzung mittels einer Bioimpedanzanalyse zu erfassen (Muscaritoli et al., 2021).

3.3.7 Erfassung unerwünschter Arzneimittelwirkungen

Fatigue ist eine häufige Nebenwirkung medikamentöser Therapien. Als Ursache wird bei vielen Medikamenten eine Beeinflussung der Balance zwischen inhibitorischen und exzitatorischen Pathways im zentralen Nervensystem diskutiert (Zlott & Byrne, 2010).

Sowohl die schwachen als auch die starken Opioide können Müdigkeit und Sedierung verursachen. Während die Sedierung ein Zeichen der Überdosierung ist, verschwindet die Müdigkeit (wie auch Übelkeit, Erbrechen) meistens im Verlauf der ersten 2 Wochen der Behandlung. Benzodiazepine mit langer Halbwertszeit oder aktiven Metaboliten können zu einem Überhang der sedierenden Wirkung führen. Dasselbe gilt für das zu dieser Gruppe gehörende zentral wirkende Muskelrelaxans Tetrazepam. Die Gruppe der trizyklischen Antidepressiva haben anticholinerge und sedierende Effekte. Letztere sind bei Amitryptilin und Doxepin stärker ausgeprägt als bei den übrigen Substanzen. Neuroleptika aus der Gruppe der schwach wirksamen (niedrigpotenten) Neuroleptika wirken sedierend (Levomepromazin, Melperon, Pipamperon). Die neueren Neuroleptika Olanzapin und Clozapin verursachen bei bis zu 40 % der Patienten Müdigkeit. Vor allem zentral wirkende Antihypertensiva, wie z. B. Clonidin und Moxonidin, aber auch Alpha-, Betablocker oder ACE-Hemmer können Müdigkeit verursachen. Innerhalb der Gruppe der Betablocker verursachen die lipophileren Substanzen, die besser in das ZNS eindringen, wie z. B. Propranolol, häufiger Müdigkeit, was allerdings auch durch betablockerinduzierte Schlafstörungen bedingt sein kann. Antihistaminika der zweiten Generation (Loratadin, Fexofenadin, Cetirizin u. a.) haben weniger sedierende Effekte als Substanzen der ersten Generation (Diphenhydramin, Dimenhydrinat, Dimetinden u. a.), die auch zur milden Sedierung eingesetzt werden.

3.3.8 Abgrenzung zum Chronischen Fatigue-Syndrom

Auch bei Langzeitüberlebenden, bei denen keine Anzeichen einer Tumorerkrankung mehr bestehen und von einer Kuration auszugehen ist, kann Fatigue in ausgeprägter und über einen Zeitraum von 6 Monaten oder länger andauernder Form auftreten.

Kommt es hierbei auch zur andauernden Verschlechterung der Symptomatik nach körperlichen oder mentalen Belastungen („postexertional malaise"), sollte an das Vorliegen eines Chronischen Fatigue-Syndroms (ME/CFS) gedacht werden. Dieses wird im ICD-10 unter G93.3 klassifiziert.[1]

Nach den international am häufigsten angewendeten kanadischen Konsenskriterien müssen für die Diagnose die folgenden Hauptkriterien vorliegen:

- ein erhebliches Maß an neu aufgetretener, unerklärlicher, anhaltender oder wiederkehrender körperlicher und geistiger Erschöpfung (Fatigue), die das Aktivitätsniveau erheblich reduziert;
- eine Verschlechterung der Symptomatik nach Anstrengung mindestens bis zum nächsten Tag;
- Schlafstörungen oder unerholsamer Schlaf;
- Schmerzen in Muskeln, Gelenken oder Kopf;
- kognitive Symptome wie Störungen des Gedächtnisses, der Aufmerksamkeit, der Informations- und Reizverarbeitung und der psychomotorischen Funktion.

Darüber hinaus liegt mindestens ein Symptom aus zwei der folgenden Kategorien vor:

- autonom-nervöse Manifestationen,
- neuroendokrine Manifestationen,
- immunologische Manifestation.

Das erste Hauptkriterium für die Diagnose eines ME/CFS verlangt, dass die Fatiguesymptomatik „unerklärlich" ist. Dem könnte der häufig eindeutige zeitliche Bezug des Auftretens der Fatigue zur Therapie oder Diagnosestellung der malignen Erkrankung entgegenstehen. Gerade bei den Formen der Fatigue, die erst mit einem größeren zeitlichen Abstand zur Therapie in stärkerer und persistierender Form auftreten, ist der Bezug zur Tumorerkrankung oder Tumorbehandlung oft nicht eindeutig klärbar. Sind solche Formen der Fatigue mit autonom-nervösen, neuroendokrinen oder immunologischen Zeichen und Beschwerden, wie Reizdarmsymptomen, orthostatischer Intoleranz, subfebrilen Temperaturen, Hals- und Lymphknotenschmerzen, sensorischer Überempfindlichkeit oder rezidivierenden und protrahiert verlaufenden Atemwegsinfekten verbunden, sollten die diagnostischen Kriterien für ein ME/CFS überprüft werden. Für vertiefende Informationen verweisen wir auf die aktuelle NICE-Leitlinie (National Institute for Health and Clinical Excellence [NICE] 2021) einschließlich deren kritischer Rezeption (Flottorp et al., 2022), auf die Leitlinie des europäischen Netzwerks für ME/CFS (EUROMENE) (Nacul et al., 2021) und die S3-Leitlinie „Müdigkeit" der AWMF (Deutsche Gesellschaft für Allgemeinmedizin [DEGAM] 2022).

---

[1] Für das Chronic Fatigue Syndrome wird auch die Bezeichnung Myalgische Enzephalomyelitis bzw. Myalgische Enzephalomyelopathie/Chronisches Fatigue-Syndrom (ME/CFS) verwendet.

3.4   Sozialmedizinische Begutachtung

Sozialmedizinische Begutachtungen zu Fatigue-Syndromen von Tumor-patient*innen können in unterschiedlichen Kontexten und mit unterschiedlichen Fragestellungen erfolgen. Die Begutachtung zielt darauf ab, medizinische Sachverhalte zu klären und konkrete Fragen der Auftraggebenden (wie z. B. die gesetzliche Renten- oder Krankenversicherung, private Berufsunfähigkeitsversicherung oder des Versorgungsamtes) im Hinblick auf leistungsrechtlich definierte Ansprüche der Betroffenen zu klären (Arbeitsgemeinschaft der Wissenschaftlichen Medizinischen Fachgesellschaften (AWMF) 2019). So wird am Ende einer onkologischen Rehabilitationsmaßnahme für jeden Rehabilitanden ein Reha-Entlassungsbericht (Deutsche Rentenversicherung (DRV) 2021) mit einer sozialmedizinischen Beurteilung erstellt, der den klinischen Verlauf sowie das sozialmedizinische Ergebnis zusammenfasst. Der Bericht sollte Art und Umfang von fortbestehenden funktionalen Beeinträchtigungen des Rehabilitanden auf somatischer und psychosozialer Ebene sowie die verbleibenden individuellen Fähigkeiten und Ressourcen im Hinblick auf die gesellschaftliche Teilhabe beinhalten. Sofern es sich um Patienten*innen im erwerbsfähigen Alter handelt, steht hierbei die Frage einer möglichen beruflichen Wiedereingliederung im Mittelpunkt. Durch die Einrichtung der beruflich orientierten Rehabilitationsmaßnahme (MBOR) konnten auch für onkologische Patient*innen durch Studien erste Erfolge im Hinblick auf die berufliche Wiedereingliederung vor allem durch Reduktion der Fatigue und verbesserte Lebensqualität demonstriert werden (Wienert & Bethge, 2019). Insgesamt zeigen die Daten der Deutschen Rentenversicherung, dass ca. die Hälfte der onkologischen Patient*innen im erwerbsfähigen Alter wieder in das Berufsleben zurückkehren (Deutsche Rentenversicherung (DRV) 2021).

Sofern infolge des Schweregrads der Erkrankung, der verbliebenen tumorbedingten Beeinträchtigungen und der Ausprägung der Fatigue eine berufliche Wiedereingliederung nicht gelingt, können die Betroffenen einen Antrag auf Erwerbsminderungsrente stellen. Die hierfür notwendige sozialmedizinische Begutachtung dient der Klärung, in welchem Umfang die Leistungsfähigkeit des Betroffen im Erwerbsleben aufgrund von Krankheit oder krankheitsbedingten Störungen beeinträchtigt ist. Die hierfür notwendige sozialmedizinische Begutachtung ist im Falle der Fatigue durch einige Besonderheiten gekennzeichnet. Fatigue ist als Ursache für eine Erwerbsminderung eine persistierende Beeinträchtigung, die aus Sicht der sozialmedizinischen Begutachtung schwierig ist (Henry & Brühning, 2012). Fatigue ist in den meisten Fällen ein Symptomkomplex, der auch bei anderen chronischen Erkrankungen vorkommen kann. Weiterhin beruht das Beschwerdebild primär auf subjektiven Beeinträchtigungen der körperlichen und seelischen Befindlichkeit und/ oder der kognitiven Leistungsfähigkeit. Daher müssen zunächst andere Erkrankungen, die mit Müdigkeit und einer erhöhten Erschöpfbarkeit einhergehen, als Ursache differenzialdiagnostisch ausgeschlossen bzw. abgegrenzt werden. Hierzu gehört die Abklärung, ob die von Rehabilitanden geklagten Beeinträchtigungen auf einen organpathologischen Befund zurückzuführen und eventuell behandelbar sind (z. B. Erkrankungen des kardiorespiratorischen oder des Nervensystems). Diese Beeinträchtigungen können unabhängig von der Tumorerkrankung bestehen oder auch als Folgen der Tumorerkrankung oder -behandlung auftreten, wie beispielsweise eine Myopathie (König et al., 2011). Aufgrund der in Abschn. 3.3 dargestellten möglichen Überlappungen der Symptome mit psychischen Störungen wie z. B. Depressionen, Angststörungen oder somatoformen Störungen sollte ergänzend eine psychologische oder psychiatrische Begutachtung erfolgen. Hierbei ist eine detaillierte Kenntnis der Fatigue erforderlich, die es erst ermöglicht, die teilhabebezogenen Auswirkungen von Müdigkeits- und Erschöpfungssyndromen im Allgemeinen und der tumorassoziierten Fatigue im Besonderen sowie ihre therapeutische Beeinflussbarkeit zu integrieren und insgesamt zu beurteilen.

Die Prüfung, ob eine individuelle Prädisposition im Bereich von Persönlichkeitsfaktoren für die Erklärung der Fatigue herangezogen werden kann, ist eine sehr schwierige Frage und wird von den Betroffenen häufig als eine Psychiatrisierung des Beschwerdebildes erlebt. Daher wird empfohlen, in der sozialmedizinischen Begutachtung die unter Abschn. 3.3.ff bereits dargestellten diagnostischen Möglichkeiten (sorgfältige Exploration einschließlich genauer Beschwerdeanamnese, körperliche Untersuchung, psychologische Untersuchung, ggf. ergänzt durch psychometrische Verfahren) einzusetzen, um eine ausgewogene Beurteilung zu ermöglichen und den Besonderheiten der Fatigue gerecht zu werden (Irle & Fischer, 2012).

Im Falle von neurokognitiven Beeinträchtigungen wie Minderung der Konzentrationsfähigkeit oder sonstigen Aufmerksamkeitsdefiziten (Rick, 2020) sollten neuropsychologische Testuntersuchungen die Befunderhebung ergänzen. Wenngleich neuropsychologische Testverfahren eine standardisierte Erhebung der Beschwerden erlauben, unterliegen sie jedoch auch einer möglichen subjektiven Beeinflussung im Sinne von Aggravation oder motivationalen Aspekten.

Ein spezifisch auf die Fatigue abgestimmter Leitfaden für die sozialmedizinische Beurteilung existiert bislang nicht, dennoch haben sich die für die Begutachtung von psychischen und Verhaltensstörungen angewendeten sogenannten Foerster-Kriterien bewährt (Foerster et al., 2011; Winckler & Foerster, 1994), um zwischen einer motivational geprägten Beschwerdeschilderung vor dem Hintergrund eines laufenden Rentenantrags und einer tatsächlich in gravierendem Umfang vorhandenen, zentrale Lebensbereiche beeinträchtigenden Fatiguesymptomatik unterscheiden zu können. Da die Fatigue nicht durch objektive Untersuchungen belegt werden kann (Fischer & Pottins, 2016; Merten & Dohrenbusch, 2010), muss sich die Beurteilung des Leistungsvermögens im Wesentlichen auf die anamnestischen Angaben der Betroffenen und der Zusammenschau der verschiedenen Befunde inklusive des organischen und psychopathologischen Befunds stützen (Tab. 3.4). Hierbei ist die Beurteilung der Konsistenz und Authentizität der geschilderten subjektiven Beschwerden eine zentrale Aufgabe in der Begutachtung (Klein et al., 2016).

▶ Für die sozialmedizinische Begutachtung der tumorassoziierten Fatigue sind eine ausführliche anamnestische Erhebung, eine eingehende körperliche Untersuchung, ergänzende und gezielte Labor- und apparative Untersuchungen sowie detaillierte Funktionalitäts- und Leistungsbeurteilungen, ggf. unter Hinzuziehung interdisziplinärer Expertise erforderlich. Aufgrund

Tab. 3.4 Einschätzungshilfen zur Bestimmung eines Leistungsbildes (Fischer & Pottins, 2016; Foerster et al., 2011)

Schweregrad
• Ausmaß der beruflichen, aber auch außerberuflichen Teilhabebeschränkungen
• Befund und Verhaltensbeobachtung belegen oder widerlegen deutliche pathologische Abweichungen
• Behandlungsanamnese belegt oder widerlegt authentischen Leidensdruck und ermöglicht Einschätzung der therapeutischen Beeinflussbarkeit
• Simulation und maßgebliche Aggravation ausgeschlossen
Prognose
• Auffällige prämorbide Persönlichkeitsstruktur/-entwicklung
• Psychiatrische Komorbidität
• Chronische somatische Erkrankungen
• Verlust der sozialen Integration
• Primärer und sekundärer Krankheitsgewinn
• Primär chronifizierender Krankheitsverlauf ohne längere Remissionen
• Mehrjährige Krankheitsdauer mit progredienter Symptomatik
• Unbefriedigende Behandlungsergebnisse trotz lege artis durchgeführter Behandlungsversuche

der nur begrenzt möglichen Objektivierung der Symptome, Belastungen und Einschränkungen ist eine sorgfältige Abwägung der verschiedenen Befunde einschließlich differenzialdiagnostischer Abgrenzungen vorzunehmen und eine Psychiatrisierung der Patienten*innen zu vermeiden.

Literatur

Ahlberg, K., Ekman, T., Wallgren, A., & Gaston-Johansson, F. (2004). Fatigue, psychological distress, coping and quality of life in patients with uterine cancer. *Journal of Advanced Nursing, 45*(2), 205–213. https://doi.org/10.1046/j.1365-2648.2003.02882.x

Alexander, S., Minton, O., Andrews, P., & Stone, P. (2009a). A comparison of the characteristics of disease-free breast cancer survivors with or without cancer-related fatigue syndrome. *European Journal of Cancer, 45*(3), 384–392.

Alexander, S., Minton, O., & Stone, P. C. (2009b). Evaluation of screening instruments for cancer-related fatigue syndrome in breast cancer survivors. *Journal of Clinical Oncology, 27*(8), 1197–1201.

Amarsheda, S., & Bhise, A. R. (2022). Systematic review of cancer-related fatigue instruments in breast cancer patients. *Palliative & Support Care, 20*(1), 122–128. https://doi.org/10.1017/s1478951521000444

Ancoli-Israel, S. (2015). Sleep disturbances in cancer: A review. *Sleep Medicine Research, 6*(2), 45–49. https://doi.org/10.17241/smr.2015.6.2.45

Ancoli-Israel, S., Moore, P. J., & Jones, V. (2001). The relationship between fatigue and sleep in cancer patients: A review. *European Journal of Cancer Care (English Language Edition), 10*(4), 245–255.

Arbeitsgemeinschaft der Wissenschaftlichen Medizinischen Fachgesellschaften (AWMF). (2019). *S2k-Leitlinie: Allgemeine Grundlagen der medizinischen Begutachtung.* (Vol. Registernummer 094 – 001).

Barreto, C. S., Borges, T. C., Valentino, N. P., Gomes, T. L. N., Soares, J. D. P., Siqueira, J. M., Pichard, C., Laviano, A., & Pimentel, G. D. (2022). Absence of risk of sarcopenia protects cancer patients from fatigue. *European Journal of Clinical Nutrition, 76*(2), 206–211. https://doi.org/10.1038/s41430-021-00931-4

Barsevick, A. M., Whitmer, K., & Walker, L. (2001). In their own words: Using the common sense model to analyze patient descriptions of cancer-related fatigue. *Oncology Nursing Forum, 28*(9), 1363–1369.

Beutel, M. E., Hinz, A., Albani, C., & Brahler, E. (2006). Fatigue assessment questionnaire: standardization of a cancer-specific instrument based on the general population. *Oncology, 70*(5), 351–357.

Brown, L. F., & Kroenke, K. (2009). Cancer-related fatigue and its associations with depression and anxiety: A systematic review. *Psychosomatics, 50*(5), 440–447.

Brown, L. F., Rand, K. L., Bigatti, S. M., Stewart, J. C., Theobald, D. E., Wu, J., & Kroenke, K. (2013). Longitudinal relationships between fatigue and depression in cancer patients with depression and/or pain. *Health Psychology, 32*(12), 1199–1208. https://doi.org/10.1037/a0029773

Bundesärztekammer (BÄK), Kassenärztliche Bundesvereinigung (KBV), & Arbeitsgemeinschaft der Wissenschaftlichen Medizinischen Fachgesellschaften (AWMF). (2022). *Nationale VersorgungsLeitlinie Unipolare Depression – Langfassung.* (Vol. Version 3.1).

Buttery, A. K., Busch, M. A., Gaertner, B., Scheidt-Nave, C., & Fuchs, J. (2015). Prevalence and correlates of frailty among older adults: Findings from the German health interview and examination survey. *BMC Geriatrics, 15*(1), 22. https://doi.org/10.1186/s12877-015-0022-3

Buysse, D. J., Reynolds, C. F., Monk, T. H., Berman, S. R., & Kupfer, D. J. (1989). The Pittsburgh sleep quality index: A new instrument for psychiatric practice and research. *Psychiatry Research, 28*(2), 193–213. https://doi.org/10.1016/0165-1781(89)90047-4

Bye, A., Sjøblom, B., Wentzel-Larsen, T., Grønberg, B. H., Baracos, V. E., Hjermstad, M. J., Aass, N., Bremnes, R. M., Fløtten, Ø., & Jordhøy, M. (2017). Muscle mass and association to quality of life in non-small cell lung cancer patients. *J Cachexia Sarcopenia Muscle, 8*(5), 759–767. https://doi.org/10.1002/jcsm.12206

Cella, D., Davis, K., Breitbart, W., & Curt, G. (2001). Cancer-related fatigue: Prevalence of proposed diagnostic criteria in a United States sample of cancer survivors. *Journal of Clinical Oncology, 19*(14), 3385–3391.

Cruz-Jentoft, A. J., Bahat, G., Bauer, J., Boirie, Y., Bruyère, O., Cederholm, T., Cooper, C., Landi, F., Rolland, Y., Sayer, A. A., Schneider, S. M., Sieber, C. C., Topinkova, E., Vandewoude, M., Visser, M., Zamboni, M., Writing Group for the European Working Group on Sarcopenia in Older People 2 (EWGSOP2), a. t. E. G. f. E, Bautmans, I., Baeyens, J.-P., et al. (2019). Sarcopenia: Revised European consensus on definition and diagnosis. *Age and Ageing, 48*(1), 16–31. https://doi.org/10.1093/ageing/afy169

Deutsche Gesellschaft für Allgemeinmedizin (DEGAM). (2022). *S3-Leitlinie Müdigkeit.* (Vol. AWMF-Register-Nr. 053-002).

Deutsche Rentenversicherung (DRV). (2021). *Der ärztliche Reha-Entlassungsbericht. Leitfaden zum einheitlichen Entlassungsbericht in der medizinischen Rehabilitation der gesetzlichen Rentenversicherung.*

Donovan, K. A., McGinty, H. L., & Jacobsen, P. B. (2013). A systematic review of research using the diagnostic criteria for cancer-related fatigue: Diagnostic criteria. *Psycho-Oncology, 22*(4), 737–744. https://doi.org/10.1002/pon.3085

Dupont, A., Bower, J. E., Stanton, A. L., & Ganz, P. A. (2014). Cancer-related intrusive thoughts predict behavioral symptoms following breast cancer treatment. *Health Psychology, 33*(2), 155–163. https://doi.org/10.1037/a0031131

Feng, L. R., Regan, J., Shrader, J., Liwang, J., Alshawi, S., Joseph, J., Ross, A., & Saligan, L. (2020). Measuring the motor aspect of cancer-related fatigue using a handheld dynamometer. *Journal of Visualized Experiments.* https://doi.org/10.3791/60814

Fischer, K., & Pottins, I. (2016). Die sozialmedizinsche Begutachtung im Rahmen der Deutschen Rentenversicherung. In M. Heim & J. Weis (Hrsg.), *Fatigue bei Krebserkrankungen* (S. 120–126). Schattauer.

Flottorp, S. A., Brurberg, K. G., Fink, P., Knoop, H., & Wyller, V. B. B. (2022). New NICE guideline on chronic fatigue syndrome: More ideology than science? *Lancet, 399*(10325), 611–613. https://doi.org/10.1016/s0140-6736(22)00183-0

Foerster, K., Weig, W., & Fischer, K. (2011). Psychische und Verhaltensstörungen. In Deutsche Rentenversicherung Bund (Hrsg.), *Sozialmedizinische Begutachtung für die gesetzliche Rentenversicherung* (S. 541–578). Springer. https://doi.org/10.1007/978-3-642-10251-6_24

Fried, L. P., Tangen, C. M., Walston, J., Newman, A. B., Hirsch, C., Gottdiener, J., Seeman, T., Tracy, R., Kop, W. J., Burke, G., & McBurnie, M. A. (2001). Frailty in older adults: Evidence for a phenotype. *Journals of Gerontology. Series A: Biological Sciences and Medical Sciences, 56*(3), M146–M156. https://doi.org/10.1093/gerona/56.3.m146

Geue, K., Strauß, B., & Brähler, E. (Hrsg.). (2016). *Diagnostische Verfahren in der Psychotherapie* (3., überarb. erw. Aufl. ed.). Hogrefe.

Glaus, A. (1998). Fatigue in patients with cancer. Analysis and assessment. *Recent Results Cancer Res.* 145, 1–172.

Goedendorp, M. M., Jacobsen, P. B., & Andrykowski, M. A. (2016). Fatigue screening in breast cancer patients: Identifying likely cases of cancer-related fatigue: Screening for cancer-related fatigue. *Psycho-Oncology, 25*(3), 275–281. https://doi.org/10.1002/pon.3907

Goldstein, D., Bennett, B., Friedlander, M., Davenport, T., Hickie, I., & Lloyd, A. (2006). Fatigue states after cancer treatment occur both in association with, and independent of, mood disorder: A longitudinal study. *BMC Cancer, 6*, 240.

Graffigna, G., Vegni, E., Barello, S., Olson, K., & Bosio, C. A. (2011). Studying the social construction of cancer-related fatigue experience: The heuristic value of Ethnoscience. *Patient Education and Counseling, 82*(3), 402–409. https://doi.org/10.1016/j.pec.2010.12.017

Handforth, C., Clegg, A., Young, C., Simpkins, S., Seymour, M. T., Selby, P. J., & Young, J. (2015). The prevalence and outcomes of frailty in older cancer patients: A systematic review. *Annals of Oncology, 26*(6), 1091–1101. https://doi.org/10.1093/annonc/mdu540

Henry, J., & Brühning, T. (2012). Tumor-assoziierte Fatigue. Eine Herausforderung bei der Begutachtung von Krebspatienten. *IPA-Journal, 3*, 5–8.

Hinz, A., Weis, J., Brähler, E., & Mehnert, A. (2018). Fatigue in the general population: German normative values of the EORTC QLQ-FA12. *Quality of Life Research, 27*(10), 2681–2689. https://doi.org/10.1007/s11136-018-1918-0

Hermann-Lingen, C., Buss, U., & Snaith, R. P. (2011). *Hospital Anxiety and Depression Scale – Deutsche Version (HADS-D) Manual* (3. Aufl.). Hans Huber Verlag.

Hughes, A., Suleman, S., Rimes, K. A., Marsden, J., & Chalder, T. (2020). Cancer-related fatigue and functional impairment – Towards an understanding of cognitive and behavioural factors. *Journal of Psychosomatic Research, 134*, 110127. https://doi.org/10.1016/j.jpsychores.2020.110127

Hund, B., Reuter, K., Jacobi, F., Siegert, J., Wittchen, H.-U., Härter, M., & Mehnert, A. (2013). Adaptation des Composite International Diagnostic Interview (CIDI) zur Erfassung komorbider psychischer Störungen in der Onkologie: das CIDI-O. *PPmP – Psychotherapie Psychosomatik Medizinische Psychologie, 64*(03/04), 101–107. https://doi.org/10.1055/s-0033-1357174

Irle, H., & Fischer, K. (2012). Die Begutachtung im Rahmen der Rehabilitation und Rentenverfahren wegen verminderter Erwerbsfähigkeit. In W. Schneider, R. Dohrenbusch, H. J. Freyberger, P. Henningsen, H. Irle, V. Köllner, & B. Widder (Hrsg.), *Begutachtung bei psychischen und psychosomatischen Erkrankungen. Autorisierte Leitlinien und Kommentare* (S. 225–253). Huber.

Johns, M. W. (1991). A new method for measuring daytime sleepiness: The Epworth sleepiness scale. *Sleep, 14*(6), 540–545. https://doi.org/10.1093/sleep/14.6.540

Karasz, A., & McKinley, P. S. (2007). Cultural differences in conceptual models of everyday fatigue: A vignette study. *Journal of Health Psychology, 12*(4), 613–626. https://doi.org/10.1177/1359105307078168

Klassen O, Schmidt ME, Ulrich CM, Schneeweiss A, Potthoff K, Steindorf K, Wiskemann J (2017). Muscle strength in breast cancer patients receiving different treatment regimes. J Cachexia Sarcopenia Muscle. 8(2), 305–316. https://doi.org/10.1002/jcsm.12165.

Klein, P. J., Schneider, R., & Rhoads, C. J. (2016). Qigong in cancer care: A systematic review and construct analysis of effective Qigong therapy. *Supportive Care in Cancer, 24*(7), 3209–3222.

Knobel, H., Loge, J. H., Brenne, E., Fayers, P., Hjermstad, M. J., & Kaasa, S. (2003). The validity of EORTC QLQ-C30 fatigue scale in advanced cancer patients and cancer survivors. *Palliative Medicine, 17*(8), 664–672.

Kondrup, J. (2003). Nutritional risk screening (NRS 2002): A new method based on an analysis of controlled clinical trials. *Clinical Nutrition, 22*(3), 321–336. https://doi.org/10.1016/S0261-5614(02)00214-5

König, V., Leibbrand, B., & Seifart, U. (2011). Sozialmedizinische Leistungsbeurteilung bei Krebspatienten in der Rehabilitation. *Der Onkologe, 17*(10), 886–897. https://doi.org/10.1007/s00761-011-2107-8

Kroenke, K., Spitzer, R. L., & Williams, J. B. W. (2001). The PHQ-9. *Journal of General Internal Medicine, 16*(9), 606–613. https://doi.org/10.1046/j.1525-1497.2001.016009606.x

Kröz, M., Zerm, R., Reif, M., von Laue, H. B., Schad, F., Bussing, A., Bartsch, C., Feder, G., & Girke, M. (2008). Validation of the German version of the Cancer Fatigue Scale (CFS-D). *European Journal of Cancer Care* (English Language Edition), *17*(1), 33–41.

Kuhnt, S., Friedrich, M., Schulte, T., Cella, D., & Hinz, A. (2019). Screening properties of the diagnostic criteria for cancer-related fatigue. *Oncology Research and Treatment, 42*(9), 440–447. https://doi.org/10.1159/000501128

McLlvenny, S. (2000). Fatigue as a transcultural issue. *European Journal of General Practice, 6*(1), 20–22. https://doi.org/10.3109/13814780009074502

Mendoza, T. R., Wang, X. S., Cleeland, C. S., Morrissey, M., Johnson, B. A., Wendt, J. K., & Huber, S. L. (1999). The rapid assessment of fatigue severity in cancer patients: use of the Brief Fatigue Inventory. *Cancer, 85*(5), 1186–1196. https://doi.org/10.1002/(sici)1097-0142(19990301)85:5<1186::aid-cncr24>3.0.co;2-n

Merten, T., & Dohrenbusch, R. (2010). Testpsychologische Ansätze der Beschwerdenvalidierung. *Psychotherapeut, 55*(5), 394–400. https://doi.org/10.1007/s00278-010-0765-4

Minton, O., & Stone, P. (2009). A systematic review of the scales used for the measurement of cancer-related fatigue (CRF). Annals of Oncology, *20*(1), 17–25.

Montan, I., Löwe, B., Cella, D., Mehnert, A., & Hinz, A. (2018). General Population Norms for the Functional Assessment of Chronic Illness Therapy (FACIT)-Fatigue Scale. *Value in Health, 21*(11), 1313–1321. https://doi.org/10.1016/j.jval.2018.03.013.

Muscaritoli, M., Arends, J., Bachmann, P., Baracos, V., Barthelemy, N., Bertz, H., Bozzetti, F., Hütterer, E., Isenring, E., Kaasa, S., Krznaric, Z., Laird, B., Larsson, M., Laviano, A., Mühlebach, S., Oldervoll, L., Ravasco, P., Solheim, T. S., Strasser, F., et al. (2021). ESPEN practical guideline: Clinical nutrition in cancer. *Clinical Nutrition (Edinburgh, Scotland), 40*(5), 2898–2913. https://doi.org/10.1016/j.clnu.2021.02.005

Nacul, L., Authier, F. J., Scheibenbogen, C., Lorusso, L., Helland, I. B., Martin, J. A., Sirbu, C. A., Mengshoel, A. M., Polo, O., Behrends, U., Nielsen, H., Grabowski, P., Sekulic, S., Sepulveda, N., Estévez-López, F., Zalewski, P., Pheby, D. F. H., Castro-Marrero, J., Sakkas, G. K., et al. (2021). European Network on Myalgic Encephalomyelitis/Chronic Fatigue Syndrome (EUROMENE): Expert consensus on the diagnosis, service provision, and care of people with ME/CFS in Europe. *Medicina, 57*(5), 510. https://doi.org/10.3390/medicina57050510

National Comprehensive Cancer Network (NCCN). (2023). *Cancer related fatigue NCCN Clinical Practice Guidelines in Oncology (NCCN Guidelines ®).* (Vol. Version 2.2023 – January 30, 2023).

National Institute for Health and Clinical Excellence (NICE) (2021). *Myalgic encephalomyelitis (or encephalopathy)/chronic fatigue syndrome: Diagnosis and management NICE guideline [NG206].*

Okuyama, T., Akechi, T., Kugaya, A., Okamura, H., Shima, Y., Maruguchi, M., Hosaka, T., & Uchitomi, Y. (2000). Development and validation of the cancer fatigue scale: a brief, three-dimensional, selfrating scale for assessment of fatigue in cancer patients. *Journal of Pain and Symptom Management, 19*(1), 5–14. https://doi.org/10.1016/s0885-3924(99)00138-4

Pearson, E. J., Drosdowsky, A., Edbrooke, L., & Denehy, L. (2021). Exploring the use of two brief fatigue screening tools in cancer outpatient clinics. *Integrative Cancer Therapies, 20*, 153473542098344. https://doi.org/10.1177/1534735420983443

Radbruch, L., Sabatowski, R., Elsner, F., Everts, J., Mendoza, T., & Cleeland, C. (2003). Validation of the German version of the brief fatigue inventory. *Journal of Pain and Symptom Management, 25*(5), 449–458. https://doi.org/10.1016/s0885-3924(03)00073-3

Reuter, K., Classen, C. C., Roscoe, J. A., Morrow, G. R., Kirshner, J. J., Rosenbluth, R., Flynn, P. J., Shedlock, K., & Spiegel, D. (2006). Association of coping style, pain, age and depression with fatigue in women with primary breast cancer. *Psycho-Oncology, 15*, 772–779.

Rick, O. (2020). Die sozialmedizinische Bedeutung der kognitiven Dysfunktion bei onkologischen Patienten. *GMS Onkologische Rehabilitation und Sozialmedizin*; 9:Doc02. https://doi. org/10.3205/ORS000040.

Robert Koch-Institut (RKI). (2016). *Bericht zum Krebsgeschehen in Deutschland 2016.* Zentrum für Krebsregisterdaten im Robert Koch-Institut. https://www.bundesgesundheitsministerium. de/fileadmin/Dateien/3_Downloads/K/Krebs/Krebsgeschehen_RKI.pdf

Savard, J., Villa, J., Simard, S., Ivers, H., & Morin, C. M. (2010). Feasibility of a self-help treatment for insomnia comorbid with cancer. *Psycho-Oncology.* https://doi.org/10.1002/pon.1818

Schwarz, R., Krauss, O., & Hinz, A. (2003). Fatigue in the general population. *Onkologie, 26*(2), 140–144. https://doi.org/10.1159/000069834

Scharhag-Rosenberger, F., Becker, T., Streckmann, F., Schmidt, K., Berling, A., Bernardi, A., Engeroff, T., Exner, A. K., Gutekunst, K., Hofmeister, D., Jensen, W., Kähnert, H., Kneis, S., Limbach, M., Mau-Möller, A., Röcker, K., Schmidt, M. E., Schmidt, T., Stöckel, T., et al. (2014). Studien zu körperlichem Training bei onkologischen Patienten: Empfehlungen zu den Erhebungsmethoden. *Deutsche Zeitschrift für Sportmedizin, 2014*(11), 304–313. https://doi. org/10.5960/dzsm.2014.148

Schellekens, M. P. J., Wolvers, M. D. J., Schroevers, M. J., Bootsma, T. I., Cramer, A. O. J., & van der Lee, M. L. (2020). Exploring the interconnectedness of fatigue, depression, anxiety and potential risk and protective factors in cancer patients: A network approach. *Journal of Behavioral Medicine, 43*(4), 553–563. https://doi.org/10.1007/s10865-019-00084-7

Schmitz, K. H., Campbell, A. M., Stuiver, M. M., Pinto, B. M., Schwartz, A. L., Morris, G. S., Ligibel, J. A., Cheville, A., Galvão, D. A., Alfano, C. M., Patel, A. V., Hue, T., Gerber, L. H., Sallis, R., Gusani, N. J., Stout, N. L., Chan, L., Flowers, F., Doyle, C., et al. (2019). Exercise is medicine in oncology: Engaging clinicians to help patients move through cancer. *CA: A Cancer Journal for Clinicians, 69*(6), 468–484. https://doi.org/10.3322/caac.21579

Seyidova-Khoshknabi, D., Davis, M. P., & Walsh, D. (2011). Review article: A systematic review of cancer-related fatigue measurement questionnaires. *American Journal of Hospice and Palliative Care, 28*(2), 119–129. https://doi.org/10.1177/1049909110381590

Sieber, C. C. (2017). Frailty – From concept to clinical practice. *Experimental Gerontology, 87*(Pt B), 160–167. https://doi.org/10.1016/j.exger.2016.05.004

Smets, E. M., Garssen, B., Bonke, B., & De Haes, J. C. (1995). The Multidimensional Fatigue Inventory (MFI) psychometric qualities of an instrument to assess fatigue. *Journal of Psychosomatic Research, 39*(3), 315–325. https://doi.org/10.1016/0022-3999(94)00125-o

Spitzer, R. L., Kroenke, K., Williams, J. B. W., & Löwe, B. (2006). A brief measure for assessing generalized anxiety disorder: The GAD-7. *Archives of Internal Medicine, 166*(10), 1092–1097. https://doi.org/10.1001/archinte.166.10.1092

Stover, A. M., Reeve, B. B., Piper, B. F., Alfano, C. M., Smith, A. W., Mitchell, S. A., Bernstein, L., Baumgartner, K. B., McTiernan, A., & Ballard-Barbash, R. (2013). Deriving clinically meaningful cut-scores for fatigue in a cohort of breast cancer survivors: A Health, Eating, Activity, and Lifestyle (HEAL) Study. *Quality of Life Research, 22*(9), 2279–2292. https://doi. org/10.1007/s11136-013-0360-6

Tel, H., Tel, H., & Doğan, S. (2011). Fatigue, anxiety and depression in cancer patients. *Neurology, Psychiatry and Brain Research, 17*(2), 42–45. https://doi.org/10.1016/j.npbr.2011.02.006

Torossian, M., & Jacelon, C. S. (2021). Chronic illness and fatigue in older individuals: A systematic review. *Rehabilitation Nursing, 46*(3), 125–136. https://doi.org/10.1097/rnj.0000000000000278

Veni, T., Boyas, S., Beaune, B., Bourgeois, H., Rahmani, A., Landry, S., Bochereau, A., Durand, S., & Morel, B. (2019). Handgrip fatiguing exercise can provide objective assessment of cancer-related fatigue: A pilot study. *Supportive Care in Cancer, 27*(1), 229–238. https://doi. org/10.1007/s00520-018-4320-0

Vogele, D., Otto, S., Sollmann, N., Haggenmüller, B., Wolf, D., Beer, M., Schmidt, S.A. (2023). Sarcopenia - Definition, Radiological Diagnosis, Clinical Significance. *Rofo, 195*(5), 393–405. https://doi.org/10.1055/a-1990-0201

Wang, X. S., Zhao, F., Fisch, M. J., O'Mara, A. M., Cella, D., Mendoza, T. R., & Cleeland, C. S. (2014). Prevalence and characteristics of moderate to severe fatigue: A multicenter study in cancer patients and survivors: Moderate to severe patient-reported fatigue. *Cancer, 120*(3), 425–432. https://doi.org/10.1002/cncr.28434

Weis, J., Tomaszewski, K. A., Hammerlid, E., Arraras, J. I., Conroy, T., & Lanceley, A. (2017). International psychometric validation of an EORTC quality of life module measuring Cancer related fatigue (EORTC QLQ-FA12). *Journal of the National Cancer Institute, 109.* https://doi.org/10.1093/jnci/djw273

Weis, J., Wirtz, M. A., Tomaszewski, K. A., Hammerlid, E., Arraras, J. I., Conroy, T., Lanceley, A., Schmidt, H., Singer, S., Pinto, M., Alm El-Din, M., Compter, I., Holzner, B., Hofmeister, D., Chie, W. C., Harle, A., Flechtner, H. H., & Bottomley, A. (2019). Sensitivity to change of the EORTC quality of life module measuring cancer-related fatigue (EORTC QlQ-Fa12): Results from the international psychometric validation. *Psycho-Oncology, 28*(8), 1753–1761. https://doi.org/10.1002/pon.5151

Wienert, J., & Bethge, M. (2019). Medizinisch-beruflich orientierte Rehabilitation für onkologische Rehabilitanden – kurzfristige Ergebnisse einer clusterrandomisierten Multicenterstudie. *Die Rehabilitation, 58*(03), 181–190. https://doi.org/10.1055/a-0604-0157

Winckler, P., & Foerster, K. (1994). Qualitätskriterien in der psychiatrischen Begutachtungspraxis. *Versicherungsmedizin, 46*, 49–52.

Wright, F., Kober, K. M., Cooper, B. A., Paul, S. M., Conley, Y. P., Hammer, M., Levine, J. D., & Miaskowski, C. (2020). Higher levels of stress and different coping strategies are associated with greater morning and evening fatigue severity in oncology patients receiving chemotherapy. *Supportive Care in Cancer, 28*(10), 4697–4706. https://doi.org/10.1007/s00520-020-05303-5

Yeh, E. T., Lau, S. C., Su, W. J., Tsai, D. J., Tu, Y. Y., & Lai, Y. L. (2011). An examination of cancer-related fatigue through proposed diagnostic criteria in a sample of cancer patients in Taiwan. *BMC Cancer, 11*, 387.

Yellen, S. B., Cella, D. F., Webster, K., Blendowski, C., & Kaplan, E. (1997). Measuring Fatigue and Other Anemia-Related Symptoms with the Functional Assessment of Cancer Therapy (FACT) Measurement System. *Journal of Pain and Symptom Management, 13*(2), 63–74. https://doi.org/10.1016/s0885-3924(96)00274-6

Young, K. E., & White, C. A. (2006). The prevalence and moderators of fatigue in people who have been successfully treated for cancer. *Journal of Psychosomatic Research, 60*(1), 29–38. https://doi.org/10.1016/j.jpsychores.2005.03.011

Zlott, D. A., & Byrne, M. (2010). Mechanisms by which pharmacologic agents may contribute to fatigue. *PM R, 2*(5), 451–455.

Prävention und Therapie

Stephanie Otto, Markus Horneber und Joachim Weis

Inhaltsverzeichnis

4.1 Information und Beratung.. 77
4.2 Behandlung von Einflussfaktoren.. 79
    4.2.1 Hypothyreose und Hypogonadismus.. 79
    4.2.2 Anämie.. 80
    4.2.3 Komorbiditäten... 81
    4.2.4 Schlafstörungen.. 82
    4.2.5 Symptomcluster.. 83
4.3 Sport- und Bewegungstherapie.. 84
    4.3.1 Wirkmechanismen von körperlichem Training... 85
    4.3.2 Wirkungen von körperlichem Training auf Fatigue..................................... 86
    4.3.3 Evidenz der Wirksamkeit.. 88
    4.3.4 Empfehlungen von Fachgesellschaften... 90
    4.3.5 Gegenanzeigen und Risiken.. 93
    4.3.6 Barrieren für die Umsetzung... 95
    4.3.7 Vorschläge zur Überwindung der Barrieren... 96

Die Originalversion des Kapitels wurde revidiert. Ein Erratum ist verfügbar unter
https://doi.org/10.1007/978-3-662-64615-1_6

S. Otto (✉)
Comprehensive Cancer Center Ulm (CCCU), Universitätsklinikum Ulm, Ulm, Deutschland
e-mail: stephanie.otto@uniklinik-ulm.de

M. Horneber
Klinik für Innere Medizin 3 - Schwerpunkt Pneumologie, Universitätsklinik der Paracelsus Medizinischen Privatuniversität, Klinikum Nürnberg Campus Nord, Nürnberg, Deutschland
e-mail: markus.horneber@klinikum-nuernberg.de

J. Weis
Comprehensive Cancer Centers Abteilung Selbsthilfeforschung Universitätsklinikum Freiburg, Freiburg, Deutschland
e-mail: joachim.weis@uniklinik-freiburg.de

4.4   Psychosoziale Interventionen... 98
        4.4.1   Psychoedukative Interventionen.. 99
        4.4.2   Kognitiv-behaviorale Interventionen..................................... 103
        4.4.3   Weitere psychosoziale Interventionen................................... 105
4.5   Mind-Body-Verfahren.. 105
        4.5.1   Yoga... 105
        4.5.2   Tai-Chi/Qi-Gong.. 106
        4.5.3   Achtsamkeitsbasierte Stressreduktion (Mindfulness-Based
                Stress Reduction – MBSR).. 107
4.6   Weitere nichtmedikamentöse Behandlungsansätze......................... 108
        4.6.1   Künstlerische Therapieansätze... 108
        4.6.2   Lichttherapie.. 109
        4.6.3   Ernährungsbezogene Interventionen...................................... 110
        4.6.4   Akupunktur und Akupressur... 111
        4.6.5   Massagetherapie... 112
4.7   Medikamentöse Behandlungsansätze... 112
        4.7.1   Stimulanzien... 113
        4.7.2   Glucocorticoide.. 117
        4.7.3   Pflanzliche Präparate.. 118
        4.7.4   Weitere medikamentöse Behandlungsansätze......................... 119
4.8   Multimodale Behandlungsansätze... 121
Literatur... 124

Das therapeutische Vorgehen im Umgang mit Fatigue folgt einigen grundlegenden Regeln, die alle nationalen und internationalen Leitlinien in ähnlicher Form empfehlen. Um das Risiko einer Chronifizierung zu mindern, beginnt es möglichst frühzeitig mit gezielten Informationen über Vorbeugung und mögliche Maßnahmen, falls Zeichen und Beschwerden eintreten. Sind überschwellige Fatiguesymptome vorhanden, gilt es zunächst entsprechend den Ausführungen zur Diagnostik in Kap. 3 vorzugehen und nach Einflussfaktoren zu suchen, die behandelt oder verändert werden können, wie beispielsweise Komorbiditäten, Medikationen, nicht ausreichend kontrollierte Symptome und Nebenwirkungen, psychosoziale Belastungen, Stoffwechsel- und Schlafstörungen sowie Muskelschwund und körperliche Dekonditionierung. Ein Blick sollte immer auch der malignen Erkrankungen gelten und ob es Hinweise für ein Rezidiv oder Progredienz gibt.

Die drei Hauptziele bei der Behandlung sind:

1. verstärkende Faktoren zu mindern,
2. Schutzfaktoren sowie vorhandene Kräfte und Ressourcen zu aktivieren und
3. individuelle Hilfen für den Umgang mit den Beschwerden und Belastungen zu geben.

Nach den jetzigen Kenntnissen und Ergebnissen aus klinischen Studien (Belloni et al., 2023) sowie den Empfehlungen nationaler und internationaler Leitlinien bilden die nichtmedikamentösen Interventionen den Schwerpunkt der Therapie und können in begründeten Einzelfällen durch Medikamente ergänzt werden. Da die tumorassoziierte Fatigue in aller Regel ätiologisch und pathogenetisch multifaktoriell ist, können beim therapeutischen Vorgehen auch verschiedene Behandlungsansätze verknüpft werden. Eine solche multimodale Therapie orientiert sich einerseits an den möglichen Einflussfaktoren auf die Entstehung und die Persistenz der Fatigue und andererseits an der individuellen Ausprägung der körperlichen, psychischen und kognitiven Symptome, dem Ausmaß der funktionellen Beeinträchtigungen und begleitenden Belastungen (Schmidt et al., 2022).

4.1 Information und Beratung

Information und Beratung über tumorassoziierte Fatigue ist ein unverzichtbarer Teil einer patientenzentrierten Versorgung. Deshalb sollen alle Patient*innen vor dem Beginn der Behandlung über das mögliche Auftreten von Fatigue informiert werden. Angesichts des ursächlichen Zusammenhangs mit der invasiven Tumortherapie und der Häufigkeit des Symptoms ist diese Information Teil der im Patientenrechtsgesetz und in der ärztlichen Berufsrecht verankerten Pflicht zur Aufklärung vor dem Beginn einer jeglichen therapeutischen Maßnahme (Halbe, 2017).

Die Aufklärung beschränkt sich hierbei nicht nur darauf, über Fatigue als eine Folge oder mögliche – vorübergehende oder dauernde – Nebenwirkung der vorgesehenen antitumorösen Therapie zu informieren. Sie bietet auch die Möglichkeit, zu einem frühen Zeitpunkt mit den Patient*innen gemeinsam den Therapieplan zu besprechen, sie zu motivieren, mögliche Ängste anzusprechen und abzubauen, Missverständnissen vorzubeugen und Handlungsmöglichkeiten aufzuzeigen.

Wie wenig Patient*innen über die tumorassoziierte Fatigue wissen, ging aus einer Befragung von über 2500 Betroffenen 2 Jahre nach der Diagnosestellung hervor: Über die Hälfte fühlte sich nicht über Fatigue informiert, viele waren noch niemals nach Fatiguesymptomen, wie Müdigkeit und Erschöpfung, von den behandelnden Ärzt*innen gefragt worden und um Hilfen und Behandlungen hatten sich die Betroffenen meistens selbst gekümmert (Schmidt et al., 2021).

So ist es nicht verwunderlich, wenn Patient*innen in der Regel nicht wissen, dass es eine tumorassoziierte Fatigue gibt, und daher nicht verstehen können, warum sie rasch ermüden und ihre Leistungsfähigkeit eingeschränkt ist, besonders wenn ihre Krebserkrankung erfolgreich behandelt wurde.

Da die von Fatigue Betroffenen trotz der Belastung häufig nicht krank aussehen, erleben sie vielfach Unverständnis für ihre Situation aus dem sozialen Umfeld, da die nahestehenden Personen erwarten, dass sie wieder alles mitmachen können. Dadurch entsteht oft Frustration und großer Leidensdruck. Hier kann bereits das Wissen, dass die Beschwerden „einen Namen haben", dass Fatigue kein Zeichen persönlicher Schwäche ist und dass es Behandlungsmöglichkeiten gibt, sehr entlastend wirken. Durch Information und Beratung wird den Patient*innen Wissen in Bezug auf die Komplexität und mögliche Entstehung der Fatigue, deren Einflussfaktoren sowie den möglichen Verlauf vermittelt.

Die Information umfasst die patientenzentrierte Vermittlung des derzeitigen Wissensstandes zur tumorassoziierten Fatigue über verschiedene Medien (Aufklärungsmedien) wie beispielsweise Broschüren, Internetadressen oder Videomaterialien. Hierbei werden die Richtlinien der evidenzbasierten und laienverständlichen Gesundheitsinformation umgesetzt, die dem Patienten in angemessener Sprache vertrauenswürdige und wissenschaftlich belegte Informationen zur Fatigue vermitteln sollen (Koch, 2021). Sehr gute Materialien zum Thema tumorassoziierte Fatigue werden z. B. von der Deutschen Krebshilfe, der Deutschen Fatigue Gesellschaft, dem Krebsinformationsdienst oder auch der Deutschen Krebsgesellschaft angeboten. Weitere Quellen finden interessierte Leser*innen im Anhang. Diese Informationen geben auch Hinweise über mögliche Interventionen und die zur Verfügung stehenden Angebote im jeweiligen Versorgungsgebiet.

Die Vermittlung von Informationen kann für sich alleinstehend erfolgen ohne weiterführende Interventionen, oder aber Grundlage für eine Beratung sein, die sowohl im persönlichen Gespräch als auch über Telefon oder digitale Medien erfolgen kann. Die Beratung ist hierbei eine Hilfestellung für die Betroffenen, die vermittelten Informationen zu sortieren, sie richtig einzuordnen und auf die individuelle Situation anzupassen und entsprechend umzusetzen. Sie ist Grundlage dafür, dass die betroffenen Patienten*innen Möglichkeiten erkennen, die Fatiguesymptomatik zu beeinflussen und die Fatigue durch ihre Einstellungen und Aktivitäten gezielt anzugehen. Dazu gehören praktische Hinweise zur Planung, aber auch zur Art der Durchführung von Alltagsaktivitäten bzw. beruflichen Tätigkeiten. Eine Beratung umfasst auch Empfehlungen für die Patient*innen zum Energiesparen, zur Priorisierung und Planung der Aktivitäten, aber auch die Delegation von zu schwierigen bzw. zu stark belastenden Aufgaben an andere. Da es vielen Patient*innen schwer fällt, Hilfe von anderen anzunehmen, kann in der Beratung auch dazu ermutigt werden, um soziale Unterstützung zu bitten und diese auch anzunehmen. Eine Aufgabe der Beratung ist es auch, gemeinsam mit den Patient*innen zu entscheiden, ob weiterführende Interventionen erforderlich sind, und im Bedarfsfalle an entsprechende Stellen zu vermitteln. Wichtige Quellen für die professionelle Beratung sind die aktuellen nationalen und internationalen Leitlinien für die Fatigue (Fabi et al., 2018; Howell et al., 2015; National Comprehensive Cancer Network [NCCN], 2023).

Studien zeigen, dass Information und Beratung die Lebensqualität der Patient*innen verbessern und die subjektive Empfindung der Fatigue substanziell verringern können (Bennett et al., 2016). Weiterhin gibt es einige Hinweise, dass Information und Beratung nicht nur erst dann sinnvoll sind, wenn die Fatigue bereits eingetreten ist, sondern auch als eine präventive Strategie möglichst frühzeitig im Verlauf der adjuvanten Therapie eingesetzt werden können (Godino et al., 2006). Vor dem Hintergrund der Tatsache, dass die tumorassoziierte Fatigue sehr häufig zu sozialen Einschränkungen und sozialen Konflikten führen kann, sind Information und Beratung auch wichtige Interventionen für die Angehörigen und Partner*innen von Patient*innen, die unter Fatigue leiden. Sie können helfen, Missverständnisse zu klären oder negative soziale Reaktionen wie Rückzug, soziale Isolation etc. zu verhindern.

▶   Information und Beratung der Patient*innen über tumorassoziierte Fatigue ist ein zentraler Baustein der Prävention und Therapie. Patient*innen sollten möglichst frühzeitig informiert und beraten werden und dabei die zahlreichen qualitätsgesicherten Informationsmöglichkeiten und -materialien von Fachgesellschaften und Förderinstitutionen nutzen.

4.2   Behandlung von Einflussfaktoren

Entsprechend den Ausführungen zur Diagnostik der tumorassoziierten Fatigue (siehe Kap. 3) ist die gezielte Suche nach behandelbaren Einflussfaktoren auf die Entstehung und Aufrechterhaltung der tumorassoziierten Fatigue von großer Bedeutung. Solche Einflussfaktoren können z. B. Hypothyreose, Hypogonadismus, Anämie oder chronische Schlafstörungen, aber auch Komorbiditäten, nicht ausreichend kontrollierte Symptome oder Nebenwirkungen der antitumorösen Therapie sein. Daher sollten alle behandelbaren Einflussfaktoren bei der Therapieplanung berücksichtigt werden.

4.2.1   Hypothyreose und Hypogonadismus

Die Hypothyreose ist mit einer Prävalenz von etwa 5 % in der Bevölkerung eine häufige endokrinologische Störung. Deutlich höher sind die Häufigkeiten bei Krebspatient*innen nach Strahlentherapie im Kopf-/Halsbereich, bei Behandlung mit Tyrosinkinaseinhibitoren, 5-Fluoruracil und Tamoxifen (Carter et al., 2014). Eine hypothyreote Stoffwechsellage kann allerdings leicht übersehen werden, da fast alle Symptome auch der Tumorerkrankung oder der onkologischen Therapie geschuldet sein könnten. Nach einer endokrinologischen Diagnostik sollte bei der Planung einer Substitutionsbehandlung bedacht werden, dass der obere Grenzwert für den TSH-Normbereich (typischerweise 4,0 mU/L) bei älteren Menschen ansteigt und Werte von 4,0 bis 7,0 mU/L bei Menschen über 80 Jahren als normal angesehen werden können. TSH-Werte weisen außerdem zirkadiane Schwankungen auf mit den niedrigsten Werten am Nachmittag und den höchsten in der Nacht, was bei der Interpretation von Blutwerten berücksichtigt werden sollte (Pilz et al., 2020).

Nach den Ergebnissen einer systematischen Übersichtsarbeit führt eine Substitution mit L-Thyroxin bei subklinischen Hypothyreosen meistens nicht zu einer verbesserten Lebensqualität, weshalb eine routinemäßige Substitution in diesen Fällen nicht angezeigt ist (Feller, 2018). Die kombinierte Einnahme von L-Carnitin und L-Thyroxin kann allerdings die Fatiguesymptome infolge einer Hypothyreose deutlich stärker verbessern als eine alleinige L-Thyroxin-Therapie, wie die Ergebnisse einer randomisierten und placebokontrollierten Interventionsstudie nahelegen (An et al., 2016).

Eine weitere häufig auftretende endokrinologische Störung, die bei der Entstehung der tumorassoziierten Fatigue einen ursächlichen Einfluss haben kann, ist der männliche Hypogonadismus. Dieser tritt bei etwa der Hälfte der Männer mit malignen Erkrankungen auf und zeigt sich frühzeitig durch den Symptomenkomplex eines Testosteronmangels mit verminderter Libido und erektiler Dysfunktion sowie abnehmender kognitiver und körperlicher Leistungsfähigkeit (Burney & Garcia, 2012). Allerding sind auch diese Symptome so unspezifisch, dass sie bei einer aktiven Krebserkrankung oder laufender antitumoraler Therapie leicht übersehen oder anderen Ursachen zugeschrieben werden. Diagnostik und Therapie des männlichen Hypogonadismus sollten in fachärztlichen endokrinologischen Händen liegen und sich an Leitlinien orientieren (Dohle et al., 2018). Obwohl Studienergebnisse die positiven Wirkungen einer Testosteronsubstitution auf die Lebensqualität, Depression und Sexualfunktionen zeigen, sind die Effekte auf Fatiguesymptome nicht so eindeutig (Elliott et al., 2017; Faw & Brannigan, 2020). Del Fabbro et al. (2013b) fanden in einer kleinen placebokontrollierten Studie nach einer 4-wöchigen Therapie mit insgesamt 300–400 mg Testosteron zwar eine Verbesserung der körperlichen Leistungsfähigkeit, aber nicht der Fatigue insgesamt. Tsimafeyeu et al. (2021) fanden dagegen in einer randomisierten Studie mit 60 Patienten mit metastasierten Nierenzellkarzinomen und Hypogonadismus positive Wirkungen einer 28-tägigen Gabe von Testosteron auf Fatigue und Lebensqualität (eingeschätzt mit FACT-G).

4.2.2 Anämie

Das Vorliegen einer Anämie kann ein ursächlicher Einflussfaktor für eine tumorassoziierte Fatigue sein. Dabei korreliert die Menge des Hämoglobins sowohl mit der körperlichen Leistungsfähigkeit als auch mit Fatiguesymptomen (Chin-Yee et al., 2018). Allerdings hat die Mehrzahl der Patient*innen mit tumorassoziierter Fatigue keine Anämie (Dimeo, 2004; Geinitz, 2001). Die Behandlung einer Anämie ist grundsätzlich nur bei klinischen Zeichen oder Beschwerden indiziert. Sie setzt eine sorgfältige Diagnose der zugrunde liegenden Ursachen voraus. Ein erniedrigter Hämoglobinwert allein reicht zur Indikationsstellung nicht aus.

4.2.2.1 Eisensubstitution
Aufgrund der Häufigkeit bei Krebserkrankungen kommt dem funktionellen Eisenmangel als Ursache einer Anämie eine besondere Bedeutung zu, bei dem durch chronisch inflammatorische Prozesse die Erythropoese eisendefizitär wird, obwohl die Eisenreserven im Körper ausreichend sind (Hastka et al., 2021). Da dieser zytokinbedingte Eisenmangel in der Regel mit einer Störung der intestinalen Eisenresorption verbunden ist, ist es meistens erforderlich, Eisen intravenös zu substituieren. Die Ergebnisse einer randomisierten Studie geben einen Hinweis darauf, dass die intravenöse Substitution von Eisen bei chemotherapieassoziierter Anämie nicht nur besser verträglich ist als die orale Gabe, sondern auch einen wesentlich stärkeren Effekt auf Fatiguesymptome hat (Birgegård et al., 2016).

4.2.2.2 Erythropoesestimulierende Agenzien
Liegt die Ursache der Anämie in einer chemotherapieassoziierten Myelosuppression kann die Anwendung erythropoesestimulierender Agenzien (ESA) erwogen werden. ESA sind zur Behandlung der symptomatischen chemotherapieinduzierten Anämie zugelassen, wenn der Hämoglobinwert 10 g/dl unterschreitet. Dabei darf der Hämoglobinwert jedoch nur auf höchstens 12 g/dl erhöht werden. Streng genommen

gilt die Zulassung nicht für Anämien, die durch Radio- oder Radiochemotherapie entstanden sind.

In den Studien, die die Wirksamkeit von ESA bei Hämoglobinwerten unter 10 g/dl untersuchten, kam es bei den Patient*innen, die ESA erhalten hatten, zwar zu einem signifikanten Anstieg des Hämoglobins, im Mittel um 1,61 g/dl, allerdings hatte dieser Anstieg nur eine unwesentliche Wirkung auf die empfundene Fatigue (Bohlius et al., 2014). Demgegenüber war das Risiko thromboembolischer Ereignisse und hypertensiver Blutdruckregulationen deutlich erhöht (ebd.).

4.2.2.3 Transfusion

Gemäß den Leitlinien der Bundesärztekammer ist die Transfusion von Erythrozyten nur indiziert, wenn ohne diese ein gesundheitlicher Schaden durch die anämische Hypoxie zu erwarten wäre und eine andere, gleichermaßen wirksame Therapie nicht möglich ist (Bundesärztekammer (BÄK), 2020).

4.2.3 Komorbiditäten

Die Anzahl der Patient*innen, die zusätzlich zu der malignen Erkrankung an weiteren chronischen Krankheiten leidet, ist groß. Sieben bis neun von 10 Betroffenen haben mindestens eine chronische Begleiterkrankung und ein Viertel leidet an fünf oder mehr komorbiden Störungen (Fowler et al., 2020; Koné & Scharf, 2021). Dabei sind COPD, Diabetes mellitus und chronische Herzinsuffizienz die häufigsten Diagnosen (Fowler et al., 2020). Jede dieser Erkrankungen ist für sich allein genommen bereits in vielen Fällen mit Fatiguesymptomen verbunden (Ebadi et al., 2021; Fritschi & Quinn, 2010; Ziaeian & Fonarow, 2016). So ist es nicht verwunderlich, dass Fatiguesymptome, die vor der Diagnose einer Krebserkrankung erlebt wurden, ein hohes Risiko darstellen, dass sie auch während oder nach der onkologischen Therapiephase erneut oder verstärkt auftreten und oft persistieren (Bower, 2014). Daher gilt es, die Begleiterkrankungen, insbesondere wenn Fatiguesymptome auftreten, aufmerksam im Blick zu behalten und mit der gleichen therapeutischen Umsicht und Sorgfalt zu behandeln wie die maligne Grunderkrankung (Sarfati et al., 2016).

Ein besonderes Augenmerk sollte auch auf komorbiden psychischen Störungen liegen. Angst, Depression und kognitive Störungen können bei allen schweren organischen Erkrankungen als eigene Komorbiditäten auftreten und werden oft nicht als solche diagnostiziert oder unkritisch medikamentös behandelt. Sie gelten nicht nur als wesentliche Risikofaktoren für das Auftreten von Fatigue, sondern auch für eine erhöhte Sterblichkeit. Die Kenntnisse aus der Behandlung psychischer Krankheiten dürfen allerdings nicht ohne Weiteres auf psychische Störungen übertragen werden, die als Komorbiditäten von organischen Krankheiten auftreten. Hier sind multidisziplinäre Versorgungs- und Betreuungskonzepte mit einem biopsychosozialen Behandlungsansatz erforderlich.

4.2.4 Schlafstörungen

Nicht erholsamer Schlaf ist ein wesentlicher Einflussfaktor auf die Entstehung und Persistenz von Fatigue (Davidson et al., 2002). Er gehört zu den häufigsten Problemen, unter denen Menschen mit Krebserkrankungen leiden und tritt deutlich öfter auf als in der allgemeinen Bevölkerung (Howell et al., 2014; Schulte et al., 2021). Die Ursachen nicht erholsamen Schlafes liegen bei Menschen mit Krebserkrankungen vor allem in Insomnien, schlafbezogenen Atemstörungen und periodischen Beinbewegungen im Schlaf (Periodic Limb Movement Disorder, PLMS) (Ancoli-Israel et al., 2001). Daher bedarf es unbedingt einer qualifizierten schlafmedizinischen Evaluation und Diagnostik als Grundlage für die Planung der Therapie. Schlafstörungen infolge PLMS können u. a. mit dopaminerger Medikation wie Pramipexol, Ropinirol und Rotigin gut behandelt werden. Sind die Schlafstörungen Folge einer obstruktiven Schlafapnoe, können sie durch eine CPAP-Atemtherapie gebessert werden. Bessern sich dadurch die zugrunde liegenden Schlafstörungen, ist auch mit einer Besserung der Fatigue zu rechnen. Ist die Fatigue allerdings mit insomnischen Formen von Schlafstörungen verbunden, ist die Therapie in der Regel schwieriger und erfordert ein multimodales verhaltensbezogenes Vorgehen (Zee & Ancoli-Israel, 2009). Dieses sollte schlafhygienische Maßnahmen, Entspannungstechniken und kognitiv-verhaltenstherapeutische Vorgehensweisen miteinander verknüpfen (Charalambous et al., 2019). Auch gibt es Hinweise, dass meditative Bewegungsformen, wie z. B. Tai-Chi (Taijiquan) wirksam Insomnie und Fatigue mindern (Irwin et al., 2017). Siehe dazu auch Abschn. 4.4 und 4.5. Die meisten medikamentösen Therapien zur Schlafförderung, z. B. Mirtazapin, haben unerwünschte sedierende Wirkungen tagsüber, was sich häufig negativ auf die Symptome der Fatigue auswirkt.

Ein nebenwirkungsarmer medikamentöser Behandlungsansatz der Insomnie bei Menschen mit Krebserkrankungen könnte Melatonin sein. Die Ergebnisse einer systematischen Übersichtsarbeit geben einen Hinweis darauf, dass medikamentöses Melatonin in verzögert freisetzender Form eine schlaffördernde Wirkung hat und die empfundene Schlafqualität verbessert (Jafari-Koulaee & Bagheri-Nesami, 2021). Verstärkt werden kann diese Wirkung wahrscheinlich noch durch eine Kombination mit einer Tageslichttherapie (Yennurajalingam et al., 2021). Ob sich durch die Behandlung einer Insomnie mit Melatonin allerdings auch gleichzeitig bestehende Symptome einer tumorassoziierten Fatigue bessern, wurde bisher nur in sehr wenigen Studien untersucht und die Ergebnisse sind nicht eindeutig. In einer Studie gelang es, mit einer zweimonatigen Behandlung mit Melatonin sowohl die Schlafqualität als auch Fatigue zu verbessern (Innominato et al., 2016), in einer anderen Studie besserte sich zwar die Schlafqualität (gemessen mit dem Pittsburgh Sleep Quality Index [PSQI]), nicht jedoch Fatigue (Yennurajalingam et al., 2021).

Anders als in vielen anderen Ländern, z. B. den USA, wird Melatonin in Deutschland von den Arzneimittelbehörden nicht als Nahrungsergänzungspräparat, sondern als Medikament angesehen. In der retardiert freisetzenden Form hat es eine arzneimittelrechtliche Zulassung in Deutschland für die Behandlung bei Insomnien, die bei Menschen über einem Alter von 55 Jahren auftreten. Die aktuelle Leitlinie der Deutsche Gesellschaft für Schlafforschung und Schlafmedizin spricht allerdings keine generelle Behandlungsempfehlung aus (Riemann et al. (o. J.)).

4.2.5 Symptomcluster

Patient*innen mit tumorassoziierter Fatigue leiden fast immer auch unter weiteren Symptomen und Belastungen. Oft treten diese als eng miteinander verknüpfte Symptomgruppen, sogenannte Symptomcluster, auf, bei denen sich die Symptome gegenseitig verstärken und wie in einer „Endstrecke" zu Erschöpfung, Müdigkeit und mangelnder Leistungsfähigkeit führen. Eine Längsschnittstudie fand beispielsweise heraus, dass anhaltende Fatiguesymptome, die bei etwa einem Drittel der Prostatakrebspatienten ein Jahr nach der Radiotherapie auftraten, sehr stark damit zusammenhingen, ob auch Blasenfunktionsstörungen, Schmerzen oder depressive Symptome bestanden (Feng et al., 2019).

Müdigkeit und Erschöpfung können aber auch Brückensymptome sein. Als solche werden Symptome bezeichnet, wenn sie Teil mehrerer Cluster sind. Das trifft für Müdigkeit und Erschöpfung wie auch für Konzentrationsschwierigkeiten und Schlafprobleme bei Fatigue, Depressionen und Angststörungen zu (Henry et al., 2018).

▶   Müdigkeit ist selten ein isoliertes Symptom und tritt meist zusammen mit anderen Symptomen und Anzeichen wie Schmerzen, emotionaler Belastung, Anämie und Schlafstörungen in sogenannten Symptomclustern auf. Daher sollte auf Hinweise für weitere Symptome geachtet, gezielt nach diesen gefragt und ein den Leitlinien der Supportivtherapie entsprechendes Symptommanagement durchgeführt werden.

Eine gezielte Behandlung solcher begleitenden Symptomgruppen, seien es Schmerzen, Übelkeit, Depressivität oder Dyspnoe, unterbricht die Abwärtsspirale der gegenseitigen Aggravation und verbessert auch die Symptome von Fatigue. Dies belegen die Ergebnisse einer randomisierten Interventionsstudie. In dieser befragten onkologische Fachpflegekräfte über einen Zeitraum von 3 Monaten Menschen mit Krebserkrankungen und Fatigue alle 2 Wochen systematisch auf das Vorliegen von Symptomen wie Schmerzen, Übelkeit, Obstipation, Appetitlosigkeit, Dyspnoe, Husten oder Xerostomie. Bestanden solche Symptome, wurde umgehend eine individuelle Behandlung begonnen, die pflegerische und medizinische Maßnahmen umfasste sowie Anleitungen zur Selbstfürsorge. Dies führte nicht nur dazu, dass sich einzelne Symptome besserten, sondern auch die Intensität von Müdigkeit und Erschöpfung und deren Auswirkungen auf die Alltagsaktivitäten abnahm (de Raaf et al., 2013).

Eine weitere Studie verglich die Auswirkungen einer gezielten Patientenedukation durch onkologische Fachpflegekräfte zum Umgang mit Nebenwirkungen bei oralen Tumortherapien und verglich diese mit einer alleinigen Information durch die behandelnden Ärzt*innen. In der Edukationsgruppe waren nicht nur die Häufigkeit und Ausprägung von therapiebedingten Nebenwirkungen geringer, sondern traten auch weniger Fatiguesymptome auf (Riese et al., 2017).

Die Ergebnisse einer aktuellen Übersichtsarbeit der Cochrane Collaboration weisen sogar daraufhin, dass ein per Telefon regelmäßig und systematisch durchgeführtes Symptomscreening und -management ähnliche Effekte auf Fatigue hat (Ream et al., 2020).

4.3   Sport- und Bewegungstherapie

Jede körperliche Bewegung basiert auf dem Zusammenspiel zwischen Skelettmuskulatur, Nervensystem, Blutkreislauf und Atmung, führt zu einer Aktivierung des Stoffwechsels und erhöht den Energieumsatz. Die körperliche Leistungsfähigkeit wird durch konditionelle und koordinative Faktoren beeinflusst, zu denen Ausdauer, Schnelligkeit, Kraft, Beweglichkeit und Koordination zählen. Diese stellen die motorischen Grundeigenschaften dar und können durch körperliches Training verändert und gesteigert werden. Als weitere leistungsbestimmende Faktoren kommen Intelligenz und Motivation sowie die körperliche Konstitution hinzu.

Alle akuten und chronischen Erkrankungen können diese Faktoren negativ beeinflussen und die körperliche Belastbarkeit einschränken. Alterungsprozesse und Inaktivität tragen zusätzlich zu einer Abnahme der Leistungsfähigkeit bei. Hierbei übernimmt die Sport- und Bewegungstherapie in Medizin und Rehabilitation die Aufgabe der Wiederherstellung, des Erhalts und der Stärkung von Körperfunktionen und -strukturen. Sie zielt darüber hinaus auch mit präventiver Intention darauf ab, langfristig und nachhaltig zu einer regelmäßigen körperlichen Aktivität zu motivieren. Um allerdings adäquate Anpassungen zu erreichen, müssen die Trainingsreize über den individuellen Alltagsbelastungen liegen. Nur wiederholte Trainingsreize dieser Art helfen, einem Kräfte- und Leistungsverlust vorzubeugen oder ihn auszugleichen.

Der Deutsche Verband für Gesundheitssport und Sporttherapie e.V. (DVGS) definiert Sport- und Bewegungstherapie folgendermaßen:

▶ **Definition** „Bewegungstherapie ist ärztlich indizierte und verordnete Bewegung, die vom Fachtherapeuten geplant und dosiert, gemeinsam mit dem Arzt kontrolliert und mit dem Patienten allein oder in der Gruppe durchgeführt wird.

Sporttherapie ist eine bewegungstherapeutische Maßnahme, die mit geeigneten Mitteln des Sports gestörte körperliche, psychische und soziale Funktionen kompensiert, regeneriert, Sekundärschäden vorbeugt und gesundheitlich orientiertes Verhalten fördert. Sie beruht auf biologischen Gesetzmäßigkeiten und bezieht besonders Elemente pädagogischer, psychologischer und soziotherapeutischer Verfahren ein und versucht, eine überdauernde Gesundheitskompetenz zu erzielen." (https://dvgs.de/de/sport-bewegungstherapie/definition.html)

Die Umsetzung von sport- und bewegungstherapeutischen Programmen erfolgt durch qualifiziertes Fachpersonal aus den Bereichen Physiotherapie, Sporttherapie, Sportwissenschaft und Sportmedizin.

4.3.1 Wirkmechanismen von körperlichem Training

Regelmäßiges körperliches Training als zentrales Element der Sport- und Bewegungstherapie führt zu spezifischen Anpassungen in allen oben erwähnten physiologischen Systemen, wodurch sich schrittweise die Effizienz und Kapazität des Bewegungsorganismus erhöht. Das Ausmaß der Anpassungen hängt von der Intensität, Dauer und Häufigkeit der Bewegungs- bzw. Trainingseinheiten, der Art der Bewegung, der eingesetzten Kraft und nicht zuletzt dem Leistungsniveau des Körpers ab. Hierbei werden als motorische Hauptbeanspruchungsformen Ausdauer und Kraft unterschieden.

Ausdauer bezeichnet die Fähigkeit, eine Bewegung über einen möglichst langen Zeitraum ausführen zu können. Ein Ausdauertraining vergrößert also die Zeitspanne, in welcher der Körper etwas leisten kann, ohne zu ermüden (Hollmann et al., 2000). Die Belastung sollte als „etwas anstrengend" (RPE/Borg-Skala 11–13) empfunden werden (Borg, 1982). Ausdauertraining erhöht die Herzfrequenz und das Energieniveau. Durch eine verbesserte Durchblutung und Stoffwechselaktivität wird die mitochondriale Funktion der Zellen verbessert und dadurch die Leistungsfähigkeit und das Wohlbefinden gesteigert. Die Muskulatur besteht aus verschiedenen Muskelfasertypen, welche schnell („Fast-Twitch-Fasern", Typ-II-Fasern) und langsam kontrahieren. Insbesondere die Typ-I-Muskelfasern („Slow-Twitch-Fasern", langsam kontrahierende Fasern) werden von einem dichten Kapillarnetz versorgt. Sie weisen einen hohen Myoglobingehalt auf und beinhalten große und zahlreiche Mitochondrien und oxidative Enzyme. Sie haben eine ausgeprägte Fähigkeit zur aeroben Energiegewinnung und ermüden langsam.

Kraft bezeichnet die Fähigkeit des neuromuskulären Systems, Widerstände zu überwinden (konzentrisch), zu halten (isometrisch) oder ihnen entgegenzuwirken (exzentrisch). Durch Gewichtsbelastungen werden höhere Muskelspannungen erzeugt, die zu einer Kräftigung der Muskulatur führen (z. B. bei funktionsgymnastischen Übungen oder beim Bewegen von Lasten). Die Effekte des Krafttrainings zeigen sich u. a. als Anpassung des trainierten Muskels durch Zunahme des Volumens der einzelnen Muskelfasern, wodurch der Muskel über mehr Kraft verfügt. Die gesteigerte Muskelmasse erhöht den Grundumsatz und hat deshalb auch in Ruhe einen positiven Effekt, da Muskeln mehr Energie benötigen als Fettgewebe. Aber auch die intramuskuläre Koordination verbessert sich durch immer wiederkehrende Bewegungsabläufe und verbessert die Kraft indirekt aufgrund einer verbesserten Funktion. Krafttraining regt zudem den Stoffwechsel im Knochen an und die erhöhte Knochendichte führt zu einer besseren Versorgung der Knorpel mit Nährstoffen.

4.3.2   Wirkungen von körperlichem Training auf Fatigue

Körperliches Training wirkt auf vielen Ebenen gegen Fatigue und vermittelt seine
Wirkungen durch vielfältige, sich wechselseitig beeinflussende Vorgänge. Abb. 4.1
zeigt einige der möglichen somatischen, kognitiven und psychosozialen Prozesse,
über die körperliches Training seine Wirkungen auf auslösende und aufrechterhaltende Faktoren von Fatigue entfalten könnte.

Somatische Ebene
Wie auch bei Gesunden vermittelt körperliches Training seine leistungsfördernden
Wirkungen durch den Erhalt bzw. den Aufbau der aeroben Kapazität und die Zunahme der Muskelmasse und -kraft sowie der Koordination. Hinzu kommen die
Einflüsse einer verbesserten Körperwahrnehmung und Entspannungsfähigkeit, ein
ökonomischeres Bewegungsverhalten und eine ausgewogenere Körperzusammensetzung. Zusätzlich gibt es Hinweise dafür, dass körperliches Training auch unmittelbar auf pathophysiologische Prozesse wirkt, die bei der Entstehung von Fatigue diskutiert werden, wie zentralnervöse, neuroendokrine, autonom-nervöse und
immunologische Dysregulationen, aber auch muskuloskelettale und metabolische
Störungen (Serdà i Ferrer et al., 2018).

So fanden Repka und Hayward (2016) beispielsweise eine Verminderung des
chemo- oder radiotherapiebedingten oxidativen Stresses in der Skelettmuskulatur
durch die trainingsbedingte Verbesserung der antioxidativen Kapazität, und Park
et al. (2019) identifizierten die Verminderung einer Doxorubicin-induzierten mitochondrialen Dysfunktion und myozytären Apoptose bei Ratten durch ein Laufband-
training. Körperliches Training kann die Funktion der HPA-Achse und des tageszeitlichen Sekretionsmusters von Cortisol bei Brustkrebserkrankten normalisieren

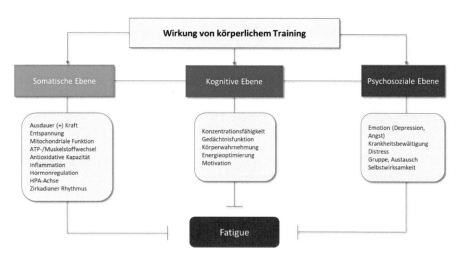

Abb. 4.1 Mögliche Wirkfaktoren von körperlichem Training auf Fatigue. (Mod. nach
McNeely, 2010)

(Saxton et al., 2014) und möglicherweise den zirkadianen Rhythmus resynchronisieren (Youngstedt, 2005).

Kognitive Ebene

Die Metaanalyse von Ren et al. (2022) kam zu dem Ergebnis, dass körperliches Training mentale Funktionen von Brustkrebsüberlebenden verbessern kann, insbesondere die selbst eingeschätzten kognitiven und die exekutiven Funktionen. Zu einem ähnlichen Ergebnis kamen auch Koevoets et al. (2022), die untersuchten, ob ein 6-monatiges körperliches Training die Kognition bei chemotherapieexponierten Brustkrebspatientinnen 2–4 Jahre nach der Diagnose verbessert. Die Übungsintervention hatte zwar keinen Einfluss auf die getestete kognitive Funktion in der Gesamtpopulation. Interessanterweise zeigte eine Subgruppenanalyse aber eine positive Wirkung von körperlichem Training auf die kognitive Funktion bei stark ermüdeten Patientinnen.

Nach der Metaanalyse von Vannorsdall et al. (2021) von 471 Studien verbesserte körperliches Training neben den körperlichen auch die kognitiven Aspekte der Fatigue bei Brustkrebspatientinnen. Der Einfluss eines Krafttrainings verbesserte bei Prostatakrebspatienten mit Fatigue nachweislich die kognitive Leistungsfähigkeit (Segal et al., 2003).

Veni et al. (2018) fanden heraus, dass die Ermüdungsschwelle während isometrischer Handkraftübungen stark mit der körperlichen, emotionalen und kognitiven Erschöpfung und mit dem Schweregrad der Fatigue zusammenhängt.

Psychosoziale Ebene

Auf psychosozialer Ebene entfaltet körperliches Training seine Wirkungen über den empfundenen Energielevel und emotionale Faktoren wie Angst und Depressivität (Berger, 1998; Dimeo et al., 1998; Mock et al., 1997; Schwarzt, 1998; Winningham, 1996). Die Forschung über die psychologischen Auswirkungen von körperlicher Betätigung bei Krebserkrankten ist jedoch begrenzt und Zusammenhänge zwischen Umfang und Auswirkungen sind nicht bekannt. Die Ergebnisse klinischer Studien belegen aber, dass körperliches Training für Menschen mit Krebserkrankungen sowohl psychologisch als auch emotional von Vorteil ist und zu positiven Veränderungen im Selbstkonzept, verbessertem Selbstwertgefühl, gesteigerter Selbstkontrolle, verminderter Depression und Angst führen (Courneya & Friedenreich, 1997, 1999; Mock et al., 1997; Winningham et al., 1994). Dadurch kann das Ausmaß der empfundenen Fatigue gesenkt oder der Umgang mit Fatiguesymptomen erleichtert und das psychische Wohlbefinden verbessert werden.

Dass die Patient*innen selbst in den therapeutischen Prozess eingreifen können und somit eine aktive Rolle einnehmen, indem sie Verantwortung für ihr eigenes Wohlbefinden übernehmen, wird als Empowerment bezeichnet. Dies ist besonders für Patient*innen mit Fatigue von Bedeutung und hilft ihnen außerdem, Selbstwirksamkeitsstrategien zu entwickeln, wie sie mit ihren Ressourcen umgehen können. Insbesondere bei der Unterstützung von Patient*innen mit fortgeschrittener Tumorerkrankung zur Verringerung von Fatigue ist es wichtig, den Glauben an die Fähigkeit zur Durchführung von Verhaltensweisen zu erhöhen, anstatt die tatsächliche körperliche Verfassung zu verbessern (Poort et al., 2021).

4.3.3 Evidenz der Wirksamkeit

Die vielbeachtete Metaanalyse von Mustian et al. (2017) untersuchte 113 randomisierte Studien mit insgesamt 11.525 Patient*innen und belegte eindrucksvoll die Wirksamkeit von körperlichem Training (aerob, anaerob oder eine Kombination beider Trainingsarten) auf Fatigue bei Menschen mit bösartigen Erkrankungen. Die positiven Wirkungen waren unabhängig von Alter, Geschlecht und Krebserkrankung und hatten eine moderate Effektstärke. Die Effektstärken der medikamentösen Therapien waren deutlich geringer. Es ist allerdings anzumerken, dass mehr als drei Viertel der Teilnehmenden in den Studien Frauen mit Brustkrebserkrankungen waren.

Eine darauffolgende Metaanalyse mit individuellen Daten von über 4000 Patient*innen aus 31 randomisierten kontrollierten Studien – methodisch die zuverlässigste Art, Fragestellungen zur klinischen Wirksamkeit zu beantworten –, belegte ein weiteres Mal die positiven Auswirkungen von körperlichem Training auf Fatigue (Van Vulpen et al., 2020). Die Hälfte der in diese Metaanalyse eingeschlossenen Patient*innen hatte während der onkologischen Behandlungsphase an einer Trainingsintervention teilgenommen. Bei zwei Dritteln war das Training supervidiert worden und die Dauer der Trainings variierte zwischen 8 und 52 Wochen. Die Interventionen bestanden typischerweise aus einer Kombination von Ausdauer- und Krafttraining mit moderater bis starker Intensität und umfassten zwei Einheiten pro Woche von jeweils 30–60 Minuten Dauer. Die Patient*innen in den Kontrollgruppen hatten in den meisten Fällen keine spezifische Therapie erhalten („usual care"). Außer den grundsätzlichen Wirkungen von körperlichem Training auf Fatigue ergab diese Metaanalyse, dass die positiven Effekte gleichermaßen bei Frauen und Männern, in allen Altersgruppen und unabhängig von der Art und dem Stadium der Krebserkrankung auftraten. Auch spielte es keine Rolle, ob während oder nach der onkologischen Therapiephase mit dem Training begonnen worden war. Zwei Faktoren führten allerdings zu signifikant höheren Behandlungseffekten: Ein supervidiertes Training und eine Trainingsperiode von nicht länger als 12 Wochen.

Eine weitere Metaanalyse mit individuellen Daten von Patient*innen aus 34 randomisierten Interventionsstudien belegte, dass körperliches Training auch bei Betroffenen mit stark ausgeprägter Fatigue und geringer körperlicher Leistungsfähigkeit Fatigue wirksam verringert (Buffart et al., 2018).

Es gibt auch Belege für die Wirksamkeit verschiedener Trainingsprogramme bzw. verschiedener Trainingssettings auf Fatigue:

- Walking ist eine wirksame Trainingsart, um Fatigue während und nach der Therapiephase zu verringern, und sollte regelmäßig und über einen Zeitraum von mindestens 6 Wochen durchgeführt werden (Wang et al., 2022).

- Ein eigenständiges und zu Hause durchgeführtes körperliches Training über 6–9 Monate nach der onkologischen Therapiephase kann Fatigue signifikant verringern. Der Effekt wird verstärkt, wenn die Patient*innen regelmäßige, trainingsbezogene Beratungen erhalten (Huizinga et al., 2021).
- Die Teilnahme an ambulanten Trainingsprogrammen, angeboten beispielsweise durch Gemeinden oder Krankenkassen, kann einen positiven Effekt auf Fatigue haben (Wagoner et al., 2021).
- Zweimal wöchentliches High Intensity Training mit einem zeitlichen Umfang von bis zu 2 h pro Woche führen zu einer signifikanten Verbesserung von Fatigue bereits nach kurzen Trainingsperioden ($\leq$ 8 Wochen). Die Effekte sind am stärksten, wenn das Training während der onkologischen Therapiephase durchgeführt wird und Elemente eines Krafttrainings beinhaltet (Lavín-Pérez et al., 2021).

Bei den im Vorangehenden dargestellten Ergebnissen der klinischen Forschung zur Wirksamkeit sollten einige einschränkende Faktoren berücksichtigt werden:

- Bei sehr vielen Untersuchungen handelt es sich um kleine Pilot- und Machbarkeitsstudien, in denen die Trainingsinterventionen während der Behandlungsphase und in weniger als 25 % der Studien nach Abschluss der Behandlung durchgeführt wurden und Fatigue kein primärer Zielparameter war (Oberoi et al., 2018; Twomey et al., 2020).
- Die Wirksamkeit von körperlichem Training auf Fatigue-Syndrome, die nach der Behandlungsphase auftreten, ist nicht eindeutig belegt, und es gibt sogar Hinweise für eine Verschlechterung der Symptomatik durch das Training (Twomey et al., 2021).
- Nur wenige Studien zu Sport und Bewegung schlossen Patient*innen mit fortgeschrittener Erkrankung ein, obwohl diese Patient*innen ein erhöhtes Maß an Fatigue aufweisen (Ebede et al., 2017). Dabei ist körperliche Aktivität auch während der palliativmedizinischen Versorgung eine mögliche Maßnahme zur Besserung von Fatigue und Lebensqualität NCCN 2022, selbst bei Patient*innen mit Wirbelkörpermetastasen (Rief et al., 2014). So konnte ein strukturiertes Bewegungsprogramm z. B. die Lebensqualität von Patient*innen mit fortgeschrittener Krebserkrankung in der Hospizpflege verbessern (Vira et al., 2021).
- Auch bei Patient*innen in fortgeschrittenen/metastasierten Krankheitsstadien vermindert körperliches Training Fatigue (Chen et al., 2020; Dittus et al., 2017). Gesicherte Angaben zur Häufigkeit und Intensität sowie zur Art des Trainings lassen sich aufgrund der noch nicht ausreichenden Datenlage nicht machen.
- Es gibt kaum Studien, die hochbetagte Patient*innen einschlossen. Diese wachsende Population hat eine hohe Belastung durch komorbide Erkrankungen und ist besonders anfällig für Fatigue. Es wurde vermutet, dass ältere Krebsüberlebende weniger von Maßnahmen eines körperlichen Trainings profitieren, obwohl auch dies eine Folge der schlechteren Adhärenz sein könnte (Brandenbarg et al., 2018).
- Die umfangreichsten Daten zum Thema Fatigue und körperlichem Training liegen für Menschen mit Brustkrebs, Prostatakrebs oder hämatoonkologischen Er-

krankungen vor (Van Vulpen et al., 2020). Es gibt daher nur begrenzte Forschungs-ergebnisse, wie körperliche Aktivität die Fatigue bei Patient*innen mit anderen Krebserkrankungen, bei bestimmten Zielgruppen (z. B. Kindern und Jugend-lichen) und besonderen Ausgangssituationen, wie z. B. fehlender Motivation, mangelnden finanziellen Ressourcen, beeinflusst (Serdà i Ferrer et al., 2018).

4.3.4 Empfehlungen von Fachgesellschaften

Auf der Grundlage der dargestellten Evidenz empfehlen zahlreiche Fach-gesellschaften körperliches Training zur Behandlung von Fatigue möglichst früh-zeitig nach der Diagnosestellung, während und nach der onkologischen Therapie-phase (Campbell et al., 2019; Fabi et al., 2020; Howell et al., 2015; Ligibel et al., 2012; National Comprehensive Cancer Network (NCCN), 2023). Viele adaptieren dabei die Empfehlungen des American College of Sports Medicine (ACSM) (siehe 6. Anhang). Die Empfehlungen der internationalen Expertengruppe des ACSM zum körperlichen Training für Menschen mit malignen Erkrankungen wurden im Jahr 2019 aktualisiert (Campbell et al., 2019; Schmitz et al., 2019). In diesen wird an-geraten, körperliche Inaktivität bei Fatigue zu vermeiden und den Alltag so aktiv wie möglich zu gestalten. Weiterhin wird empfohlen, über einen Zeitraum von min-destens 12 Wochen etwa 100–150 Minuten in der Woche zu trainieren, davon drei-mal Ausdauer- und zweimal Krafttraining, oder kombiniertes Ausdauer- und Kraft-training mit einem Tag Pause zwischen den Krafttrainingstagen (Schmitz et al., 2019). Die Trainingsintensität und -belastung sollte an die Leistungsfähigkeit an-gepasst sein und sollte sich an den FITT-Parametern (FITT: Frequency, Intensity, Time, Type) orientieren (Tab. 4.1).

Ein Training nach den FITT-Kriterien kann ohne vorangehende Leistungstests begonnen werden. Sollte es aber zu einer Verschlechterung der Fatigue während der Trainingsphase kommen, empfiehlt das ACSM, eine sportmedizinisch oder -thera-peutisch geschulte Fachkraft hinzuzuziehen. Das ACSM weist darauf hin, dass sich die Empfehlungen auf körperlich normal belastbare Zielgruppen beziehen, da in der Leistungsfähigkeit eingeschränkte Gruppen nicht ausreichend untersucht wurden (Campbell et al., 2019; Schmitz et al., 2019).

Die FITT-Kriterien sowohl in der Versorgung als auch in Studien in der Onko-logie zu verwenden, ist eines der Ziele, auch um die Daten vergleichbar zu ma-chen. Vor Kurzem empfahl die Clinical Oncology Society of Australia (COSA), dass körperliches Training zu einem Standard in der Onkologie für alle Krank-heitsphasen werden soll und dieses ab dem Zeitpunkt der Diagnose in die Krebs-behandlung einzubeziehen (Cormie et al., 2018). Dafür müssen jedoch u. a. die Ausbildungsgrundlagen in den Studiengängen der Bewegungsfachkräfte und die Fort- und Weiterbildungsinhalte für die anderen beteiligten Berufsgruppen an-gepasst werden (Stout et al., 2020).

Tab. 4.1 Evidenzbasierte **FITT-Trainings-Empfehlungen** bei tumorassoziierter Fatigue. (Modifiziert nach ACSM Guidelines 2019. Aus Campbell et al., 2019)

Trainingsmodalität	F (frequency) Frequenz	I (intensity) Intensität	T (time) Zeit Sätze/Wdh	T (type) Art	Periodisierung (Wochen)	Phase	Supervidiert/ Home based
Ausdauer	3x/Woche	65 % HRmax 45 % VO$_2$max RPE 12	je 30 min	Walking, Nordic Walking, Radfahren, Schwimmen, u. a.	12 Wochen	Während der Behandlung Survivorship	S HB
Kraft	2x/Woche	60 % 1-RM RPE 12	2 × 12–15 WDH	Training an großen und mit kleinen Geräten (5–6 Übungen, Hauptmuskelgruppen)	12 Wochen	Während der Behandlung Survivorship	S HB
Kombiniertes Ausdauer-/ Krafttraining	3x/Woche + 2x/Woche	65 % HRmax 45 % VO$_2$max RPE 12 60 % 1-RM RPE 12	je 30 min 2 × 12–15 WDH	s. o.	12 Wochen	Während der Behandlung Survivorship	S HB

S: Supervidiert; HB: Home Based (häusliches Training); HRmax: Heart Rate maximal (maximale Herzfrequenz); 1-RM: max: Ein-Wiederholungsmaximum; WDH: Wiederholungen; RPE: Rating of Perceived Exertion (Borg-Skala)

Allgemeine Tipps und Empfehlungen

Zunächst sind, je nach Vorerfahrung kürzere und häufigere Trainingseinheiten empfehlenswert (z. B. 3- bis 5-mal/Tag, mindestens 10 Minuten). Zusätzlich helfen Flexibilitätstraining (z. B. Stretching) und Entspannungstherapien und auch myofasziale Entspannung (siehe dazu auch Abschn. 4.3.3) dabei, für den nötigen Ausgleich zu sorgen. Des Weiteren ist es wichtig, angepasst an individuelle Symptome bzw. den individuellen Fatigue-Level, möglichst täglich aktiv zu sein.

Patient*innen mit stärkerer Ausprägung von Fatiguesymptomen zu trainieren, stellt zwar eine Herausforderung dar, jedoch profitiert diese Gruppe nachweislich am meisten von strukturierten, supervidierten Trainings, wenn sie mit angemessener Intensität und Dosis durchgeführt werden (Taaffe et al., 2017).

Zur Vermeidung einer Überforderung, die Fatiguesymptome sogar verstärken kann, sollten regelmäßige Erholungs- und Entspannungsphasen eingehalten werden. Eventuell helfen auch regelmäßige Verlaufskontrollen dabei, Anzeichen für Überforderung rechtzeitig zu erkennen. Aus Sicht der Trainingsüberwachung und -steuerung sind die RPE-Skala (Rate of Perceived Exertion: Grad der empfundenen Anstrengung) oder die Borg-Skala (Schweregrad von subjektiv empfundener Erschöpfung) praktische Werkzeuge, die während oder nach dem Training zur Abbildung der Belastungsintensität verwendet werden können.

Der Cancer Council Australia weist zudem darauf hin, dass Trainings innerhalb der individuellen Aktivitätsgrenzen liegen sollten, um sicherzustellen, dass sich die Symptome nicht verschlimmern und die Patient*innen ein gleichbleibendes Maß an körperlicher Aktivität beibehalten können.

Um auf Dauer sowohl die Belastungstoleranz als auch die zelluläre Sauerstoffversorgung und somit die aerobe Leistungskapazität zu erhöhen, empfiehlt sich ein herzfrequenzbasiertes, moderates Training. Dieses könnte bei regelmäßiger Anwendung sowohl die HRV verbessern als auch die Anzahl der Mitochondrien pro Zelle steigern (Goit et al., 2018; Petersen et al., 2012).

Das Training der Ausdauer kann sowohl in Form einer längeren Dauerleistung (ab 20 Minuten), als auch in Form von wechselnden Intervallen (langsam und schnell) über eine längere Zeit durchgeführt werden. Die Dauer sollte individuell und kontinuierlich gesteigert werden, ist jedoch auch abhängig von der Therapiephase und den therapiebedingten Belastungen. Ideal sind Ausdauersportarten wie zügiges Gehen, Joggen, Radfahren, Schwimmen, Nordic Walking oder Rudern. Aber auch Yoga, Tanzen oder moderates, angeleitetes Krafttraining können die aerobe Leistungsfähigkeit verbessern bzw. erhalten.

Durch individuelle und kontinuierliche Steigerung des Anstrengungslevels, z. B. vom täglichen 10-minütigen Spaziergang bis hin zum regelmäßigen Joggen, werden Überlastungen vermieden. Wichtig ist dabei auch, den aktuellen Gesundheits- und Kräftezustand und die Vorlieben der Patient*innen zu berücksichtigen. Sehr bewährt haben sich kurze Trainingseinheiten, welche über den Tag verteilt praktiziert werden sollten.

Grundsätzlich sollte möglichst viel natürliche Bewegung in den Alltag integriert und jegliche Inaktivität vermieden werden, z. B. Treppensteigen anstatt Aufzugfahren, Haus- und Gartenarbeit etc. Der Tipp, vor jeder Mahlzeit oder Einnahme von Medikamenten leichte Bewegungsübungen (Aufstehübungen, Liegestütz an der Wand, auf der Stelle gehen etc.) durchzuführen, lässt sich in der Regel leicht umsetzen und ohne viel Aufwand in den Alltag integrieren. Hier kann mit jeweils 1–3 Übungen mit je 2-mal 10 Wiederholungen pro „Mahlzeit" begonnen werden.

Folgende grundlegenden Hinweise sollten bei der Durchführung des Trainings beachtet werden:

- die individuellen physischen Voraussetzungen und die Bewegungsvorerfahrung,
- die individuellen psychosozialen Voraussetzungen,
- die Krankheitsprognose und das Krankheitsstadium,
- die krankheits- und therapiebedingten Nebenwirkungen,
- die kritischen Parameter zur Festlegung der richtigen Form und Intensität (gewonnen durch ein zielgerichtetes Assessment und evaluiert durch Outcome-Messungen),
- die möglichen Gefahren von körperlicher Aktivität (Kontraindikationen).

Vorschläge zum Vorgehen in der Praxis

Trotz guter Wirksamkeit der Bewegungsprogramme zur Behandlung von Fatigue gibt es bisher keine einheitlichen Standards für das Vorgehen in der Praxis. Die Empfehlungen der Leitlinien sind zwar mittlerweile weitgehend bekannt, allerdings scheitert die Umsetzung oft an den Strukturen und/oder an den zeitlichen und personellen Voraussetzungen einerseits zur Identifizierung von Patient*innen, andererseits aber auch an qualifizierten Angeboten (in Wohnortnähe) für Patient*innen.

Ergänzend zu den internationalen Empfehlungen des ACSM und der anderen Fachgesellschaften kann folgendes Vorgehen vorgeschlagen werden:

Zur Bestimmung der Leistungsfähigkeit von Patient*innen mit einem erhöhten Fatigue-Score (>3) könnte eine Basisdiagnostik hilfreich sein, welche bei Bedarf um eine sportmedizinische Untersuchung ergänzt werden kann (siehe dazu auch Kap. 3). Diese könnte dazu beitragen, bereits bestehende Defizite (z. B. Kraftmangel) bzw. eine Sarkopenie frühzeitig zu erkennen und zu behandeln. Neben der allgemeinen Beratung zu einem aktiven Lebensstil könnten die Patient*innen basierend auf den Untersuchungsergebnissen der klinischen und/ oder der Basisdiagnostik individuelle Bewegungsempfehlungen erhalten und einem strukturierten, idealerweise supervidierten Trainingsprogramm (z. B. Rehasport) zugewiesen werden.

4.3.5 Gegenanzeigen und Risiken

Um die Sicherheit für onkologische Patient*innen im Umgang mit körperlichem Training zu gewährleisten, müssen bestimmte Vorsichtsmaßnahmen getroffen werden. Vor Beginn eines körperlichen Trainings sollten Ursachen, die gegen die Aufnahme eines körperlichen Trainings oder Bewegung sprechen, ausgeschlossen werden.

Kontraindikationen für körperliches Training ergeben sich aus den allgemeinen Kontraindikationen, die auch für alle Krebspatient*innen unabhängig von ihrer Erkrankung gelten.

In welchen Situationen darf nicht trainiert werden?

- Infekte/Fieber (≥38°C)
- starke Schmerzen unbekannter Ursache
- akute Übelkeit und Erbrechen
- schwere Diarrhö Grad ≥3
- ausgeprägter Schwindel
- Verwirrtheit, Bewusstseinseinschränkungen
- Thrombose oder Embolie (innerhalb der letzten 10 Tage)
- laufende Bestrahlung der Herzgegend oder Ganzkörperbestrahlung
- an den Tagen, an denen kardio- oder nephrotoxische Chemotherapeutika verabreicht werden

In folgenden Situationen muss das Training überwacht und entsprechend angepasst werden bzw. sollte eine Rücksprache mit dem behandelnden ärztlichen Team erfolgen:

- Blutbildveränderungen: Anämie (Hb <8 g/dl), Thrombozytopenie (<30/nl), Neutropenie (<1/nl);
- Einschränkungen der Herzfunktion: therapiebedingte Herzinsuffizienz, Herzrhythmusstörungen, Kardiomyopathie;
- schwergradige Begleiterkrankungen;
- Polyneuropathie (Sturzgefahr);
- Chemotherapie in den letzten 24 h;
- schwergradiges Lymphödem (Infektionsgefahr);
- Knochenmetastasen, Osteolysen, fortgeschrittene Osteoporose (Frakturrisiko).

Ebenfalls Vorsicht geboten ist bei der Einnahme von Medikamenten, die die Reaktionsfähigkeit herabsetzen. Das Training ist dann entsprechend zu modifizieren. So kann z. B. bei Einschränkungen der Reaktionsfähigkeit Radfahren (vor allem mit dem E-Bike!) zur Gefahr werden, Walking bzw. Nordic Walking oder ein Training auf einem stationären Ergometerfahrrad könnte jedoch vorteilhaft sein.

Körperliches Training sollte immer in der Zusammenschau aller Befunde (z. B. Knochenmetastasen, Blutbildveränderungen, Metastasen) und möglicher Komorbiditäten ausgewählt und bei Veränderungen adaptiert werden. Eine gute Kommunikation zwischen den beteiligten Fachgruppen, vor allem mit dem ärztlichen Behandlungsteam ist wichtig, um eine sichere Durchführung des Trainings zu gewährleisten. Trotz möglicher Einschränkungen können auch Patient*innen mit fortgeschrittenen Krebserkrankungen von einem vorsichtigen, aber angepassten körperlichen Training profitieren.

4.3.6 Barrieren für die Umsetzung

Sport- und bewegungstherapeutische Interventionen bei Fatigue sind zwar konzeptuell fundiert, wirksam und sicher, aber die Umsetzung in der Regelversorgung trifft auf etliche Barrieren und Hindernisse.

Auf Seiten der Patient*innen sind die wichtigsten Barrieren die körperlichen Beeinträchtigungen infolge der Erkrankung oder durch die Therapie und fehlende Motivation (Brunet et al., 2013; Hardcastle et al., 2018). Besonders Krebspatient*innen, die an Fatigue als Teil eines Symptomclusters beispielsweise mit Schmerzen und Depressionen leiden, bewegen sich häufig weniger als vor der Krebsdiagnose (Frikkel et al., 2020; Romero et al., 2018), obwohl zahlreiche Studienergebnisse gerade für diese Gruppe die Wirksamkeit einer verstärkten körperlichen Aktivität nahelegen und Leitlinien dies empfehlen.

Auch sollten Konzepte für Trainingsprogramme oder solche zur körperlichen Aktivität speziell auf die Bedürfnisse von Männern, Patient*innen ohne Hochschulbildung, auf ältere Patient*innen und auf solche mit Kinesiophobie (Bewegungsangst) oder längerer Inaktivitätszeit ausgerichtet sein (Strandberg et al., 2022).

Aber auch Antriebs- und Energielosigkeit, zeitliche Belastungen und die Bedrohung durch eine potenziell tödliche Erkrankung stellen Hindernisse für die Teilnahme an sport- oder bewegungstherapeutischen Interventionen dar (Clifford et al., 2018; Yi & Syrjala, 2017).

Sowohl die Unwissenheit über die Wirkungen von körperlichem Training als auch die mangelnde Erfahrung im Umgang damit führen dazu, dass viele Krebspatient*innen ihr Aktivitätsniveau nach der Diagnose reduzieren (Mason et al., 2013; Pugh et al., 2020) und nur eine Minderheit die Empfehlungen zum Umfang der regelmäßigen körperlichen Aktivität erfüllt (Blanchard et al., 2008; Lin et al., 2019). Einer landesweiten Befragung zufolge kannten 48 % der Krebspatient*innen den supportiven Nutzen körperlichen Trainings nicht, 69 % fühlten sich uninformiert, und regionale Gruppenangebote für körperliche Trainingsprogramme in der Krebsnachsorge waren sogar 95 % der Tumorpatient*innen unbekannt (Wittman et al., 2011). Jüngsten Berichten zufolge halten nur etwa 30–47 % der Krebspatient*innen die aktuellen internationalen Bewegungsempfehlungen ein (Galvão et al., 2015; Thraen-Borowski et al., 2017). Fatigue und Depression erwiesen sich dabei als negative Prädiktoren.

Auf der Seite der behandelnden Fachleute hat zwar der Anteil zugenommen, der körperliches Training empfiehlt, aber eine nationale Umfrage der Amerikanischen Krebsgesellschaft (ASC) ergab, dass bei etwa der Hälfte der onkologischen Visiten das Thema Bewegung erwähnt wurde, aber nur 15 % in ein sport- oder bewegungstherapeutisches Programm vermittelt wurde (Ligibel et al., 2022). Auch die Qualifikation vieler Bewegungsfachkräfte reicht zum jetzigen Zeitpunkt nicht aus (Stout et al., 2020).

Trotz der belegten Wirksamkeit und der eindeutigen Leitlinienempfehlungen sind die Voraussetzungen für kostenfreie und qualifizierte bzw. zertifizierte

Trainingsangebote für Krebspatient*innen noch immer nicht in ausreichendem Maße vorhanden (Stout et al., 2020). Dies erschwert auch Patient*innen mit Fatigue die Teilnahme und stellt die Fachleute vor das Problem, Therapien zwar verordnen zu können, allerdings ohne dass Angebote in entsprechender Zahl und Qualität verfügbar sind. Außer den Angeboten an den großen onkologischen Zentren, meist im Rahmen von klinischen Studien, sind die Möglichkeiten, an qualifizierten Trainingsprogrammen teilzunehmen, überaus begrenzt.

4.3.7 Vorschläge zur Überwindung der Barrieren

Um die oben genannten Barrieren zu überwinden, stellen wir im folgenden Abschnitt einige Verbesserungsvorschläge auf den verschiedenen Ebenen (Patient*innen, Behandler*innen, Gesundheitsversorgung) vor.

4.3.7.1 Möglichkeiten für Patient*innen

Die Betreuung durch eine(n) Sporttherapeut*in oder Physiotherapeut*in kann besonders für Menschen mit Fatigue von Vorteil sein, die zum ersten Mal trainieren oder deren Kondition stark nachgelassen hat. Ein positiver Nebeneffekt bei der Teilnahme an supervidierten Programmen ist der Kontakt und der Austausch mit anderen Menschen und das positive Feedback zum Trainingsfortschritt durch die Therapeuten (Van Vulpen et al., 2020). Das Netzwerk OnkoAktiv in Deutschland z. B. ermöglicht ein wohnortnahes Training für Krebspatient*innen aller Erkrankungsformen.

Für Patient*innen, die kein supervidiertes Training benötigen oder wünschen, ist die Aufzeichnung des Trainings und der damit verbundenen Anstrengung in einem Trainingstagebuch, eventuell auch in Kombination mit der Verwendung eines Schrittzählers, eine sinnvolle Unterstützung und hilft, den Tagesablauf besser zu strukturieren.

Auch sogenannte „Wearables", mobile Kleincomputer zur Erfassung von Körperdaten, die am Körper getragen werden, können die Patient*innen beim eigenständigen Training unterstützen. Bei Unsicherheiten bezüglich der Umsetzung sollten Onkolog*innen/Fachärzt*innen den Patient*innen nach vorangegangener Untersuchung und Beratung einem strukturierten supervidierten Training zuweisen.

4.3.7.2 Möglichkeiten der Fachleute

Alle onkologischen Fachkräfte sollten darauf hinweisen, wie wichtig körperliche Aktivität und körperliches Training für die Patient*innen ist. Das Wissen über die Zusammenhänge zwischen körperlicher Aktivität und Lebensqualität gehört mit zu dem wichtigsten Prädiktor für eine motivierte Einstellung (Frikkel et al., 2020). Durch die regelmäßige Teilnahme an Fortbildungsprogrammen ist das onkologische Fachpersonal mit der aktuellen Evidenz vertraut und kann den Patient*innen personalisierte Empfehlungen geben bzw. ihnen adäquate Programme vermitteln. Die

Förderung der Motivation und der Selbstwirksamkeit sowie der sozialen Unterstützung trägt wesentlich zur Bereitschaft, an körperlichem Training teilzunehmen, bei (Ormel et al., 2018).

4.3.7.3 Möglichkeiten auf Versorgungsebene

Interdisziplinäre Programme, welche psychoedukative Maßnahmen zu körperlicher Aktivität und Lebensqualität, motivierende Beratungen und individuelle Empfehlungen beinhalten, können die Motivation der Patient*innen stärken und helfen, Barrieren zu überwinden (Frikkel et al., 2020).

Es ist anzuraten, den Patient*innen die Aufnahme eines Trainingsprogramms so einfach wie möglich zu machen. Basierend auf etablierten gesundheitspsychologischen Modellen kann es sinnvoll sein, seitens der Patient*innen wichtige Determinanten der Motivation bzw. Intention (z. B. die Einstellung zu körperlichem Training) zu stärken.

Der Ausbau von Versorgungsstrukturen, der Krebspatient*innen einen wohnortnahen Zugang zu individuellen kostenfreien Bewegungsangeboten ermöglicht, erscheint ratsam. Letztendlich ist besonders auch die Wohnortnähe des Bewegungsanbieters für die Adhärenz an Bewegungsprogrammen von großer Bedeutung. Mit dem Netzwerk-OnkoAktiv beispielsweise (siehe Anhang), welches mit Ärzt*innen, Kliniken und Fachkräften zusammenarbeitet, können eventuell zukünftig langfristige Versorgungsengpässe vermieden werden.

Um qualifizierte Trainingsprogramme anbieten zu können, bedarf es neben dem strukturellen Ausbau auch entsprechender Weiterbildungsangebote mit definierten Qualitätsstandards. Die mit OnkoAktiv kooperierenden Trainings- und Therapieinstitutionen können über eine Qualitätsprüfung zertifiziert werden und unterliegen anschließend definierten Qualitätsstandards, die eine professionelle und der Therapiesituation angemessene Betreuung gewährleisten.

Die sogenannte Prähabilitation z. B. während neoadjuvanter Therapien bietet ein ideales Zeitfenster, während der oftmals langen Therapiephasen, das für edukative Zwecke, beispielsweise vor einer geplanten Operation, genutzt werden sollte. Prähabilitation ist ein multidisziplinärer klinischer Prozess in der Versorgung, der zwischen bzw. während der Diagnose und Behandlung stattfindet und gezielte Interventionen umfasst, um die Häufigkeit und Schwere zukünftiger Beeinträchtigungen, einschließlich Fatigue, zu reduzieren (Silver, 2015).

Für Patient*innen, die aus bestimmten Gründen (Zeit- bzw. lokalen Gründen) keine Trainingsangebote wahrnehmen können, kann ein digitales Programm ein eigenständiges Training unterstützen. E- und M-Health-Ansätze wie Apps oder Telemedizin können mithilfe von Tipps und Informationen unterstützend sein (Haberlin et al., 2018; Phillips et al., 2018). Es sollte jedoch darauf geachtet werden, dass es sich um einen vertrauenswürdigen Anbieter mit qualitätsgesicherten Informationen handelt, da es auch kommerzielle Anbieter gibt und die Produkte nicht immer den neuesten wissenschaftlichen Erkenntnissen entsprechen. Eine Zertifizierung mit vertrauenswürdigem Siegel ist ebenfalls von Vorteil.

▶ Körperliche Inaktivität ist unbedingt zu vermeiden! Jede Bewegung ist hilfreich, vor allem wenn sie Freude macht. Ein kombiniertes Kraft- und Ausdauertraining mit moderater Intensität ist besonders effektiv. Das Programm
sollte den eigenen Fähigkeiten und Bedürfnissen angepasst sein. Zu Beginn
kann auch eine Steigerung der Alltagsaktivitäten helfen. Regelmäßige Ruhe-
pausen sind notwendig und unterstützen die Regeneration.

4.4   Psychosoziale Interventionen

Psychosoziale Interventionen zielen darauf ab, die Betroffenen dabei zu unterstützen, die Symptome und Belastungen durch Fatigue zu verstehen und zu lernen,
damit umzugehen. Durch die Überprüfung und mögliche Veränderung der kognitiven und emotionalen Bewertung der erlebten Symptomatik lassen sich die damit
verbundenen Verarbeitungsstrategien verändern und Selbsthilfe- sowie Selbstfür-
sorgestrategien ins Auge fassen, um die Symptome und deren Auswirkungen zu reduzieren.

Psychosoziale Interventionen zur Therapie der Fatigue umfassen Psychoedukation, kognitiv-behaviorale Therapien und sonstige Verfahren. Zwischen den
beiden erstgenannten Verfahren gibt es zahlreiche Überschneidungen mit teilweise fließenden Übergängen, sodass es im Einzelfall oft schwierig ist, die Verfahren klar gegeneinander abzugrenzen (Mustian et al., 2007). So sind
Informationsvermittlung und Beratung integrierte Elemente in psychoedukativen
und kognitiv-behavioralen Interventionen. Vor allem die Beratung ist im Kontext
der jeweiligen Intervention eine Hilfestellung für die Betroffenen, die vermittelten
Informationen und Anregungen zu sortieren und in Bezug auf die individuelle Situation einzuordnen. Sie hilft, die betroffenen Patienten*innen zu motivieren, die
eigenen Einstellungen zu verändern, um die Symptomatik und die daraus resultierenden Belastungen und Einschränkungen durch eigenes Handeln zu beeinflussen
(siehe dazu auch Abschn. 4.1).

Die verschiedenen Interventionen können sowohl in Einzelbehandlungen als
auch als Gruppentherapien eingesetzt werden. Die Ergebnisse einer Metaanalyse
von 31 Studien weisen darauf hin, dass psychosoziale Interventionen eine größere
Wirksamkeit auf Fatigue haben, wenn sie als Gruppentherapien angeboten werden
und kognitiv-verhaltenstherapeutische Elemente enthalten (Haussmann et al., 2022).

Nicht selten werden sie auch als Teil multimodaler Therapien angewendet und
mit Sport- und bewegungstherapeutischen Elementen kombiniert. Je spezifischer
die Interventionen auf das Zielkriterium Fatigue ausgerichtet sind, umso eher lässt
sich auch ein signifikanter Effekt nachweisen. Zur besseren Übersicht und Didaktik
werden im Folgenden die verschiedenen psychosozialen Interventionen einzeln
dargestellt.

4.4.1 Psychoedukative Interventionen

Psychoedukative Methoden zielen auf die Befähigung der Patienten*innen ab, die Fatigue durch eigene Verhaltensweisen sowie über die Veränderungen von Kognitionen und Emotionen aktiv zu beeinflussen, was in der englischsprachigen Literatur auch mit dem Konzept des Empowerments beschrieben wird. Psychoedukative Interventionen können als Einzel- oder Gruppenintervention angeboten werden und verbinden Information und Beratung mit einer Anleitung zu strukturierten Aufgaben und zur Erprobung von neuen Verhaltensstrategien, sowie im Falle eines Gruppenangebots dem durch die Gruppenleitung moderierten Austausch der Teilnehmer*innen über die gemachten Erfahrungen. Psychoedukative Interventionen sind in der Regel dadurch gekennzeichnet, dass eine strukturierte und manualisierte Anleitung mit einer definierten Anzahl von thematisch gegliederten Einheiten vorliegt. In Abgrenzung zu nur beratenden Ansätzen werden bei psychoedukativen Interventionen auch übende Elemente integriert, die den Teilnehmenden praktische Erfahrungen ermöglichen. Ebenso ist der interaktive Austausch zwischen den Teilnehmenden bei Gruppenprogrammen ein zentraler Bestandteil (Ream et al., 2006; Yates et al., 2005; Yuen et al., 2006).

Das wichtigste Ziel psychoedukativer Interventionen ist die Förderung und Stärkung des Selbstmanagements mit dem Ziel eines besseren Umgangs mit der Fatigue und damit verbundenen Folgen (Boesen et al., 2005; Williams & Schreier, 2005). Sehr häufig geht es dabei auch um das Erlernen von Methoden der Stressbewältigung, sodass es ein wichtiger Bestandteil psychoedukativer Interventionen ist, die Aufmerksamkeit auf mögliche Stressfaktoren zu schärfen und Ursachen des individuellen Stresserlebens zu erkennen. Hierbei werden auch psychische Schwierigkeiten, wie z. B. der Umgang mit Angst allgemein, der Angst vor Rezidiv oder Progression der Erkrankung, Depressivität, Stimmungsschwankungen und weiteren psychosozialen Belastung als mögliche Einflussfaktoren auf die Entstehung der Fatigue bearbeitet. Psychoedukative Interventionen bei tumorassoziierter Fatigue geben Informationen und Orientierungshilfen für die Patienten*innen zu folgende Leitfragen:

- Welches sind die Ursachen der erlebten psychosozialen Belastung?
- Welche Aktivitäten erzeugen welche Form von Stress?
- Wie lässt sich Fatigue von Depression unterscheiden und welche Mischformen gibt es?
- Wie ist der Verlauf der Fatigue sowie der Wechsel von Ruhephasen und Aktivitätsphasen im Laufe eines Tages bzw. einer Woche?
- Wie lassen sich Aktivitäten im Alltag oder Beruf unter der bestehenden Fatigue besser planen und umsetzen?
- Welche Aktivitäten führen eher zu einer Verstärkung der Fatigue und welche Aktivitäten oder Strategien helfen zur Vermeidung oder Veränderung?

- Wie können realistische Ziele zur Veränderung der Fatigue gesetzt werden, ohne die Betroffenen zu überfordern?
- Welche Aktivitäten zum Selbstaufbau oder welche Ressourcen stehen zur Verfügung?
- Wie können Betroffene mit ihren Partnern*innen oder Familienangehörigen über das Fatigueproblem lernen besser zu kommunizieren?
- Welche ergänzenden Maßnahmen aus dem Bereich der Bewegung, Ernährung, Schlafhygiene etc. sind individuell sinnvoll und lassen sich integrieren?

Bei psychoedukativen Interventionen sollten realistische Ziele gesetzt werden, um kurzfristig kleine Erfolge erzielen zu können und dadurch die Motivation zur aktiven Beeinflussung der Fatigue aufrechtzuerhalten.

Der erste Schritt ist in der Regel, die psychosozialen Belastungsfaktoren zu identifizieren und gemeinsam eine Strategie zu entwickeln, wie diese Stresssituationen oder das Stresserleben verändert werden können. Hierbei ist insbesondere die Sensibilisierung für depressive Verstimmungen hilfreich, die die Fatiguesymptomatik beeinflussen und verstärken können. Ziel für die Patient*innen ist es, die Unterschiede zwischen Müdigkeits- und Erschöpfungssymptomen und depressiven Verstimmungen zu erkennen. Im Sinne der Selbstaufmerksamkeit ist es auch hilfreich, die Fatigue im Verlaufe eines Tages oder im Verlaufe einer Woche zu reflektieren und die Beziehung zwischen Phasen der Ruhe und der körperlichen Aktivität im Verlauf des Tages oder der Woche wahrzunehmen. Hierbei können Tagebuchtechniken, Wochenpläne oder sogenannte Aktivitätstracker (z. B. Fitnessarmband oder -uhr) hilfreich sein. Entsprechend ist es für Patient*innen hilfreich, wenn sie ihre Aktivitätsphasen im Laufe des Tages auf die Perioden ausrichten, an denen sie subjektiv die beste Leistungsfähigkeit für sich erreichen können. Vor dem Hintergrund der Negativspirale zwischen Fatigue und dem zunehmenden Abbau der körperlichen Leistungsfähigkeit werden die Patient*innen auch motiviert, ein moderates Bewegungs- und Aktivitätsprogramm durchzuführen und in ihren Alltag zu integrieren (siehe hierzu auch Abschn. 4.3.1). Das Setzen von Prioritäten und Abwägen von wichtigen sowie unwichtigen Dingen ist ebenfalls eine wichtige edukative Strategie für einen besseren Umgang mit der Fatigue. Da Schlafprobleme häufig in Verbindung mit Fatigue stehen und die Frage nach Verursachung und Aufrechterhaltung oft nicht eindeutig zu beantworten ist, zielt eine begleitende Strategie auf die Schlafhygiene und Beachtung bestimmter Hilfestellungen bei Einschlaf- und Durchschlafproblemen. Ergänzend können auch Entspannungstechniken oder Meditationsübungen eingesetzt werden (Stanton, 2005; Kim, 2005). Bei ausgeprägten Schlafstörungen sollte eine begleitende schlafmedizinische Diagnostik erwogen werden (siehe Kap. 3).

Für den deutschsprachigen Bereich gibt es ein erprobtes psychoedukatives Programm für den therapeutischen Umgang mit Fatigue (De Vries et al., 2011), was mit einer randomisierten Studie evaluiert wurde und auch als Selbstmanagementprogramm in Form eines Patientenratgebers vorliegt (Reif et al., 2011). Das Programm wurde als Gruppenintervention evaluiert, kann jedoch auch als Einzelintervention eingesetzt werden. Das Schulungsmanual ist in Form von sechs strukturierten Modulen aufgebaut:

Selbstmanagementprogramm (de Vries et al., 2011)

- Modul 1:	Einführung: Wie kann sich Fatigue äußern?
- Modul 2:	Ursachen und Behandlung der Fatigue
- Modul 3:	Zeit- und Energiemanagement
- Modul 4:	Gesunder Schlaf und Genuss
- Modul 5:	Bewusster Umgang mit Gefühlen
- Modul 6:	Individuelle Alltagsgestaltung

Das Programm kann im ambulanten oder stationären Bereich eingesetzt werden und wird vor allem im Rahmen von Rehabilitationsmaßnahmen genutzt.

Wissenschaftliche Untersuchungen zur Evaluation der psychoedukativen Programme bei tumorassoziierter Fatigue zeigen, dass durch diese Ansätze eine Reduktion der Fatigue und Verbesserung der Lebensqualität erreicht werden kann (Bennett et al., 2016). Die vorliegenden Übersichtsarbeiten weisen darauf hin, dass in der Vielzahl der psychoedukativen Interventionen nicht in allen Studien Fatigue als primäres Zielkriterium untersucht wurde. In den Übersichten konnte gezeigt werden, dass in etwa einem Drittel der psychoedukativen Interventionen eine Verbesserung der Fatigue und Erhöhung der Vitalität erreicht werden konnte, wobei meistens kleine bis mittlere Effekte erreicht wurden (Goedendorp et al., 2009; Jacobsen et al., 2007; Kangas et al., 2008). Interventionen, die spezifisch auf Fatigue ausgerichtet waren und dies als primäres Zielkriterium verwendeten, hatten deutlich stärkere Effekte. Im Review von Goedendorp et al. (2009) wurden fünf spezifische Interventionen analysiert und in der Mehrzahl der Studien konnte ein positiver Effekt auf die Reduktion von Fatigue erreicht werden. Es finden sich jedoch auch qualitativ hochwertige Studien, in denen keine signifikanten Effekte im Hinblick auf die Fatigue nachgewiesen werden konnten, obwohl das Programm nach hohen und evidenzbasierten Kriterien erstellt worden war, wie z. B. bei Bourmand et al. (2017).

In einem Programm zur Stressreduktion (siehe hierzu auch Kap. 2) und Stärkung der Resilienz in Anlehnung an das SMART-Programm (**S**tress **M**anagement und **R**esilience **T**raining) von Loprinzi et al. (2011) wurden verschiedene Elemente wie Achtsamkeitsmeditation sowie weitere Strategien zur Stärkung der Resilienz kombiniert und in einer kontrollierten Studie bei Darmkrebspatient*innen untersucht (Lin et al., 2020). Die Ergebnisse zeigen, dass die Fokussierung von positiven Emotionen und die Stärkung der Resilienz sowie gezielte achtsamkeitsbasierte Übungstechniken zu einer signifikanten Reduktion verschiedener Zielparameter wie Angst, Depression sowie Fatigue beigetragen hat. Grundsätzlich ist anzumerken, dass das Konzept der Resilienz in dieser Studie als eine erlernbare Fähigkeit verstanden wird, Krisen oder Belastungen besser bewältigen zu können. In diesem Kontext trägt die Stärkung der Resilienz dazu bei, die subjektive Wahrnehmung der Fatigue durch aktives Handeln und kognitive Umstrukturierung zu reduzieren.

Eine systematische Übersichtsarbeit untersuchte, welche Wirkungen Psycho-edukation bei Fatigue auf die Beschwerden und die Beeinträchtigungen im Alltag hatte (Bennett et al., 2016). Die psychoedukativen Strategien in den 14 ein-geschlossenen Studien umfassten Informationsvermittlung über Fatigue, Be-ratung und konkrete Anleitung zur Gestaltung des Alltags und den Umgang mit Fatigue und gehen daher über eine alleinige Beratung, wie in Abschn. 4.1 be-schrieben, hinaus. Die Ergebnisse geben einen klaren Hinweis, dass Beratung und die damit verbundenen Verhaltensmaßnahmen einen Beitrag zur Reduktion der Fatigue leisten können und die Ausprägung der Symptomatik selbst sowie auch deren Auswirkungen mindern können. Die Effektstärken liegen im kleinen bis moderaten Bereich.

Psychoedukative Methoden können auch per Telefon erfolgen, wie die Ergeb-nisse einer randomisierten Studie nahelegen: In dieser verbesserte eine telefonische Intervention auf der Basis der Selbstregulationstheorie, bestehend aus Beratung und konkreter Anleitung zum Umgang mit Fatigue über Tagebuchtechniken sowie wei-teren Verhaltensempfehlungen, Fatiguesymptome signifikant stärker als in der Ver-gleichsgruppe (Ream et al., 2015).

In den letzten Jahren wurden zunehmend auch internetbasierte Selbst-managementprogramme auf der Basis psychoedukativer Konzepte entwickelt und wissenschaftlich untersucht. In einem systematischen Review und einer Metaana-lyse wurden insgesamt 1603 Krebspatient*innen mit unterschiedlichen Krebs-diagnosen analysiert (Huang et al., 2020). Die Ergebnisse zeigen, dass diese Pro-gramme im Hinblick auf die Verbesserung der Fatigue effektiv sind. In den ver-schiedenen Messinstrumenten zur Erfassung der Fatigue ließen sich signifikante Verbesserungen in den verschiedenen Zielparametern nachweisen. Darüber hinaus zeigten sich auch im Hinblick auf weitere Zielkriterien wie Angst, Depression oder Schlafstörungen signifikante Effekte. Die Autoren*innen schlussfolgern, dass inter-netbasierte psychoedukative Selbstmanagementprogramme in der Rehabilitation erfolgreich eingesetzt werden können. Erste kontrolliert randomisierte Unter-suchungen mit App-basierten psychoedukativen Programmen weisen ebenfalls auf mögliche signifikante Effekte hin, bedürfen jedoch noch der Bestätigung durch wei-tere Studien (Spahrkäs et al., 2020).

In einer randomisierten Studie wurde ein Psychoedukationsprogramm zur Selbstfürsorge mit Übungen zur Hypnose und darauf folgender Selbsthypnose kom-biniert und auf die Wirksamkeit auf Fatigue untersucht. Im Vergleich zur Kontroll-gruppe (Warteliste) hatten die Teilnehmenden signifikant weniger Fatiguesymptome und zudem weniger Schlafschwierigkeiten und emotionalen Stress (Grégoire et al., 2022). Die meisten dieser positiven Wirkungen blieben bei einer Nachuntersuchung auch nach einem Jahr bestehen.

▶ Psychoedukative Interventionen werden als Einzel- oder Gruppenintervention zur Behandlung der Fatigue in nahezu allen Leitlinien empfohlen und können während der laufenden onkologischen Behandlung sowie Rehabilitation oder Nachsorge eingesetzt werden.

4.4.2 Kognitiv-behaviorale Interventionen

Zwischen kognitiv-behavioralen Therapieansätzen (CBT) und den Ansätzen der Psychoedukation zeigen sich gewisse Überschneidungen, insoweit als die psycho-edukativen Strategien häufig auf der Basis der kognitiven Verhaltenstherapie auf-bauen bzw. diese konkret umsetzen. Der Schwerpunkt der CBT liegt in Abgrenzung zu psychoedukativen Maßnahmen eher auf einer gezielten Veränderung der Kogni-tionen und dysfunktionalen Verhaltensweisen, die das Fatigue-Syndrom mitbeein-flussen, verstärken oder aufrechterhalten können (vgl. hierzu auch Kap. 2). Dadurch liegt der Fokus mehr auf psychotherapeutischen Strategien mit dem Ziel, die indivi-duellen Denk- und Verhaltensmuster in Bezug auf Fatigue und in ihren Aus-wirkungen auf die Verarbeitungsstrategien besser erkennen, gezielt beeinflussen oder verändern zu können (Gielissen et al., 2006). Vor diesem Hintergrund gibt es vereinzelt auch Anwendungen der CBT im Rahmen der Akutbehandlung und bei auftretender akuter Fatigue während der Chemotherapie (Given et al., 2004). Mit-hilfe der CBT lassen sich vor allem die folgenden Einflussfaktoren der Fatigue be-einflussen:

* Maladaptive Copingstrategien (Gielissen et al., 2007)
* Rezidivangst oder Progressionsangst als verstärkender Faktor der Fatigue (Ser-vaes et al., 2002; Young & White, 2006)
* Dysfunktionale Kognitionen in Bezug auf Fatigue (Müller et al., 2021; Servaes et al., 2002)
* Dysregulation des Schlafverhaltens (Prue et al., 2006; Selvanathan et al., 2021; Servaes et al., 2002)
* Dysregulation von körperlicher Aktivität und Bewegung (Prue et al., 2006; Ser-vaes et al., 2002; Young & White, 2006)
* Geringe soziale Unterstützung und negative soziale Interaktionen (Kangas et al., 2008)

Da die Ausrichtung verhaltenstherapeutischer Interventionen oft breiter angelegt ist und mehrere der oben genannten Faktoren adressiert werden, wird Fatigue in vielen dieser Studien nur als sekundärer Zielparameter untersucht. Es gibt jedoch auch ei-nige Studien, die die Intervention spezifisch auf Fatigue ausrichteten und sie als pri-mären Zielparameter untersuchten (Gielissen et al., 2006; Given et al., 2002; Given et al., 2005). In diesen Studien werden Interventionen mit einer unterschiedlichen Anzahl von Therapiesitzungen (5–26 Sitzungen von jeweils in der Regel einer Stunde Dauer) mit unterschiedlichen Themen untersucht. Die Ergebnisse zeigen, dass durch kognitiv verhaltenstherapeutische Programme die Schwere der Fatigue signifikant reduziert werden kann und sich die funktionellen Einschränkungen in-folge der Fatigue bessern. Eine Nachuntersuchung nach 2 Jahren zeigte, dass die Effekte bei Langzeitüberlebenden auch nach Ende der CBT stabil blieben (Gielis-sen et al., 2007).

Die Übersicht von Kangas et al. (2008) zeigte, dass zwei Drittel der CBT-Programme in der Gruppe der nichtrandomisierten Studien ebenfalls einen signifikanten Effekt auf die Reduktion der Fatigue hatten. In drei Reviews (Abrahams et al., 2020; Jacobsen et al., 2007; Kangas et al., 2008) wird die CBT im Vergleich zu anderen psychosozialen Interventionen als die effektivste Interventionsform bei tumorassoziierter Fatigue bewertet. Wie eine vergleichende Übersichtsarbeit verschiedener nichtpharmakologischer Interventionen zur Behandlung der Fatigue zeigte, hat sich die CBT vor allem nach dem Ende der onkologischen Behandlungsphase als wirksam gezeigt (Hilfiker et al., 2018). Eine Nachuntersuchung der kleinen Stichprobe 14 Jahre nach Ende der CBT konnte feststellen, dass die ehemaligen Patient*innen im Vergleich zu Normwerten der (gesunden) Bevölkerung signifikant schlechtere Werte aufwiesen. Dennoch blieben bei der Hälfte der Patient*innen mit stark ausgeprägter Fatigue auch nach diesem langen Katamnesezeitraum die Werte im moderaten Bereich, sodass diese Gruppe weiterhin von der Intervention profitierte (Van Gessel et al., 2018). Bei den wenigen Patient*innen (17 %), die unmittelbar nach der CBT nicht von der Behandlung profitiert hatten, blieben die Werte unverändert oder verschlechterten sich weiter. Die Verschlechterung der Fatigue war jedoch nicht mit einem Rezidiv der Krebserkrankung oder anderen schwerwiegenden Komorbiditäten assoziiert.

In einer randomisierten Pilotstudie untersuchten Hyland et al. (2022), wie sich mögliche psychosoziale, aber auch körperliche die Fatigue aufrechterhaltende Faktoren im Rahmen einer CBT verändern und ob die Wirkung von CBT auf die Fatigue über diese Faktoren vermittelt wird (siehe dazu auch Abschn. 2.2 ff.). Patient*innen mit chronischer myeloischer Leukämie, die unter mäßiger bis schwerer Fatigue litten, nahmen dazu an einer CBT mit 5 Sitzungen teil, die online durchgeführt wurden. Die Teilnehmenden berichteten nach 18 Wochen über signifikante Verbesserungen von körperlichen und mentalen Fatiguesymptomen sowie der wahrgenommenen Selbstwirksamkeit. Die Untersuchung bestätigte die Annahme, dass die Wirkungen der CBT über positive Einflüsse auf den Schlaf-Wach-Rhythmus, die körperliche Aktivität sowie über Kognitionen zu Fatigue und Krebs vermittelt wird.

▶   Psychosoziale Interventionen sind wirksame Verfahren zur Reduktion der Fatigue. Zwischen den verschiedenen psychosozialen Interventionsformen gibt es teilweise fließende Übergänge. Es gibt Hinweise, dass insbesondere kognitiv-behaviorale Ansätze die größte Wirksamkeit aufweisen.

Eine randomisierte Studie verglich Patienten verschiedener Krebsdiagnosen, die mit CBT oder Sport und körperlicher Bewegung jeweils im Vergleich zur üblichen Versorgung behandelt wurden. Hierbei zeigte die Gruppe mit CBT signifikante Verbesserung der Fatigue, während die Sportgruppe keine signifikante Verbesserung der Fatiguewerte aufwies (Poort et al., 2020).

4.4.3 Weitere psychosoziale Interventionen

Nur vereinzelt wurde auch die Wirksamkeit expressiv-supportiver Gruppen-therapien auf tumorassoziierte Fatigue untersucht. Da dieser psychotherapeutische Ansatz primär auf die Förderung des Ausdrucks von Emotionen, die wechselseitige supportive Unterstützung und den Austausch der Krankheitserfahrungen in der Gruppe ausgerichtet ist, wurden die Wirkungen in den Studien meistens nicht spezi-fisch auf Fatigue untersucht. Die systematische Übersichtsarbeit von Kangas et al. (2008) schloss sieben Studien mit expressiv-supportiven Gruppentherapien ein, wovon drei einen positiven Effekt auf Fatigue zeigten. Eine systematische Über-sichtsarbeit, die 12 klinischen Studien analysierte, fand Hinweise für eine Wirksam-keit von Interventionen zu Bewältigungskompetenzen (Coping skills interventions) auf Fatigue (Andersen et al., 2023).

4.5 Mind-Body-Verfahren

Mit dem Begriff Mind-Body-Verfahren werden therapeutische Interventionen be-schrieben, die auf der Annahme eines wechselseitigen Einflusses von Psyche („Mind"), Körper („Body") und Verhalten aufbauen. Sie zielen auf aktive sowie gesundheitsfördernde Strategien der Patient*innen ab und versuchen diese über ver-schiedene Methoden zu stärken oder aufzubauen. Das Konzept der Mind-Body-Verfahren wurde von Herbert Benson in den USA eingeführt (siehe dazu z. B. Ben-son, 2015). Ein breites Spektrum verschiedenster Interventionen wie beispielsweise Meditation, Yoga, Achtsamkeitsübungen, Qi-Gong und Tai-Chi werden hierunter gefasst und kombinieren körperliche Bewegungen mit Atem- und Meditations-techniken. Zentrale Aspekte dieser Verfahren sind die Selbstwahrnehmung und Selbstfürsorge. Die Fähigkeit, im gegenwärtigen Moment präsent zu sein, bildet die Basis für Selbstwahrnehmung, Akzeptanz, Achtung und Fürsorge.

   Im Folgenden sollen Yoga, Tai-Chi/Qi-Gong und MBSR vorgestellt werden, da es Anhaltspunkte aus randomisierten Studien gibt, dass sie wirksam gegen Fatigue eingesetzt werden können.

4.5.1 Yoga

Yoga ist eine Mind-Body-Intervention, bei der Körperbewegungen und -haltungen mit Atemübungen und Meditation mit unterschiedlichen Anteilen und Intensitäten verbunden werden. Es können dabei mehr die Bewegungs- und Haltungselemente im Vordergrund stehen oder der Fokus mehr auf meditativen Aspekten und der Atemtechnik liegen. Yogaübungen können zu physiologischen Entspannungs-reaktionen (Vempati & Telles, 2002) und Verbesserungen der Schlafqualität führen (Chaoul et al., 2018). Auch sind Einflüsse auf die Aktivität der Hypothalamus-Hypophysen-Nebennieren-Achse und auf Entzündungsreaktionen beschrieben (Ha-rinath et al., 2004; Miller et al., 2008). Damit könnte Yoga auslösende und aufrechterhaltende Faktoren von Fatigue und damit verbundene Regulationsstörungen beeinflussen.

In einer Netzwerk-Metaanalyse, in der die Wirksamkeit von verschiedenen Bewegungstherapien auf Fatigue bei Brustkrebspatientinnen untersucht wurde, hatte Yoga, gefolgt von körperlichem Training und Qi-Gong, die stärksten positiven Wirkungen (Liu et al., 2022). Weitere systematische Übersichtsarbeiten, die weitgehend die gleichen klinischen Studien untersuchten und metaanalysierten, fanden übereinstimmend, dass Yoga, meistens als Übungsprogramme über mehrere Wochen mit ein bis zwei wöchentlichen Terminen, kleine bis moderate Effekte auf Fatigue hat (Armer & Lutgendorf, 2020; Cramer et al., 2017; Hilfiker et al., 2018; Mustian et al., 2017).

Haussmann et al. (2022) gingen der Frage nach, ob spezielle Yogaformen, die Intensität und Häufigkeit der Übungen, oder der Ort und die Art der Durchführung (Gruppe oder allein zu Hause) eine besonders starke Wirkung auf Fatigue vermitteln. Sie bestätigten in der Metaanalyse der 24 eingeschlossenen Studien die grundsätzliche Wirksamkeit von Yoga auf Fatigue, allerdings fanden sie keine Hinweise dafür, ob bestimmte Elemente der Yoga-Interventionen die Wirksamkeit verstärken können. Ergänzend noch einige Aspekte aus den klinischen Studien:

- Yoga kann sowohl während der onkologischen Therapiephase als auch danach wirksam gegen Fatigue eingesetzt werden (Danhauer et al., 2019).
- Die kurzfristigen Effekte von Yogaprogrammen lassen sich aufrechterhalten, wenn die Übungen regelmäßig in den Alltag integriert werden (Zetzl et al., 2021).
- Die positiven Wirkungen auf Fatigue treten auch bei Betroffenen über 60 Jahre auf (Sprod et al., 2015).

Die S3-Leitlinie zur Komplementärmedizin empfiehlt, Yoga während und nach Abschluss der onkologischen Therapie zur Minderung von Fatiguesymptomen einzusetzen (Leitlinienprogramm Onkologie [Deutsche Krebsgesellschaft & AWMF], 2021).

4.5.2 Tai-Chi/Qi-Gong

Nicht alle Patienten*innen sind in der Lage oder motiviert, während der onkologischen Therapie körperliches Training in typischer Form an Geräten zu betreiben. Tai-Chi und Qi-Gong sind gerätefreie Bewegungsformen mit aufeinander folgenden, meist fließend ineinander übergehenden Bewegungselementen mit leichter bis mittlerer Intensität, die eine geeignete Alternative zu herkömmlichen Übungsprogrammen darstellen können. Sie gehören zur sogenannten „inneren Kampfkunst", bei der Körper und Geist mit bestimmten Atmungs- und Entspannungsübungen in Verbindung mit kinästhetischer Körperwahrnehmung (mentale Konzentration auf Muskel- und Bewegungswahrnehmung) in Einklang gebracht werden sollen. Die Übungen im Tai-Chi (auch Formen genannt) sind festgelegte Bewegungsabläufe, die besonders sorgfältig und raumgreifend durchgeführt werden.

Ein zentraler Punkt dabei ist die bewusste Atmung, die auf die verschiedenen Übungen abgestimmt wird. Die Übungen haben damit auch einen meditativen Effekt. Angeleitetes Tai-Chi über einen Zeitraum von 8–12 Wochen konnte nachweislich zur Verbesserung der Fatigue und der Schlafqualität bei Krebsüberlebenden beitragen (Yang, 2021). Die Metaanalyse von Song et al. (2018) untersuchte anhand von sechs Studien die Wirksamkeit von Tai-Chi auf tumorassoziierte Fatigue. Den Autor*innen zufolge verbesserte Tai-Chi Fatiguesymptome kurzfristig, besonders bei Patient*innen mit Brust- und Lungenkrebs und wenn die Interventionen länger als 8 Wochen andauerten. Bei einzelnen Studien war Tai-Chi anderen Formen von körperlichem Training und psychosozialen Interventionen sogar überlegen.

Qi-Gong umfasst Atemübungen, Körper- und Bewegungsübungen, Konzentrationsübungen und Meditationsübungen. Die Übungen sollen der Harmonisierung und Regulierung des Körpers dienen. Die leicht zu erlernenden Bewegungen sind hier jedoch weniger raumgreifend und können auch im Sitzen oder Liegen stattfinden. Die Ergebnisse der Metaanalyse von Wang et al. (2021a) deuten darauf hin, dass die Effekte von Qi-Gong („Qigong Exercise") bei tumorassoziierter Fatigue geringer waren als bei Fatigue infolge anderer Grunderkrankungen.

Die S3-Leitlinie zur Komplementärmedizin empfiehlt, Tai-Chi/Qi-Gong während und nach Abschluss der onkologischen Therapie zur Minderung von Fatiguesymptomen einzusetzen (Leitlinienprogramm Onkologie [Deutsche Krebsgesellschaft & AWMF], 2021).

4.5.3 Achtsamkeitsbasierte Stressreduktion (Mindfulness-Based Stress Reduction – MBSR)

Die Achtsamkeitsbasierte Stressreduktion(MBSR) wurde von Jon Kabat-Zinn in den 1980er-Jahren zunächst als Stressreduktionsprogramm entwickelt und mittlerweile bei vielen chronischen Erkrankungen angewendet (Kabat-Zinn, 1982). Hierbei werden Meditationstechniken mit psychoedukativen Elementen und Bewegungsübungen verbunden. Die zentralen Praktiken der MBSR sind Sitzmeditation mit Atemübungen und Atemaufmerksamkeitssteuerung, Körperwahrnehmung (Bodyscan), Yogaübungen und Selbstwahrnehmung. MBSR-Programme umfassen in der Regel 90-minütige Sitzungen einmal pro Woche über einen Zeitraum von 8 Wochen sowie eine 3-stündigen Meditationsruhe zwischen den Wochen 6 und 7 (Ledesma & Kumano, 2009). Verschiedene Reviews und Metaanalysen weisen auf Wirkungen von MBSR auf Parameter der Lebensqualität und der psychischen Befindlichkeit bei Krebspatient*innen wie Stresserleben, Angst, depressive Stimmung, Fatigue, Schlafstörungen mit mittelgradigen Effektstärken hin (Chayadi et al., 2022; Ledesma & Kumano, 2009; Shennan et al., 2011; Carlson & Garland, 2005; Speca et al., 2000). Die meisten der klinischen Studien adressieren in ihren Analysen die tumorassoziierte Fatigue nicht als alleiniges oder primäres Zielkriterium, sondern in der Regel in Kombination mit anderen gesundheitsbezogenen Kriterien, sodass nur wenige Studien Hinweise für eine spezifische Wirksamkeit von MBSR auf die tumorassoziierte Fatigue gefunden wurden (Carlson & Garland, 2005; Lengacher et al., 2009; Lengacher et al., 2012). Aus diesem Grund ist die S3-Leitlinie zur Komplementärmedizin zurückhaltend und spricht nur aus, dass erwogen werden kann, MBSR zur Minderung von Fatigue einzusetzen (Leitlinienprogramm Onkologie (Deutsche Krebsgesellschaft & AWMF), 2021).

4.6 Weitere nichtmedikamentöse Behandlungsansätze

4.6.1 Künstlerische Therapieansätze

Unter dem Begriff künstlerische Therapieverfahren werden unterschiedliche Formen von Therapien zusammengefasst, die künstlerische Medien (Malen, Plastizieren, Tanzen, Musik und kreatives Schreiben) zu therapeutischen Zwecken erlebensorientiert und primär nonverbal einsetzen. Ziel der künstlerischen Therapien ist die Erhaltung, Förderung oder Wiedererlangung körperlicher oder seelischer Gesundheit. Künstlerische Therapieformen werden in der Onkologie schwerpunktmäßig in der Phase der Rehabilitation und Nachsorge eingesetzt und sind vor allem in Rehabilitationskliniken ein fester Bestandteil der therapeutischen Angebote. In den meisten klinischen Studien zu künstlerischen Therapieansätzen wurde Fatigue nicht als primäres Zielkriterium untersucht, sondern als Teil der Lebensqualität oder des psychischen Befindens. Jiang et al. (2020) schlossen vier Studien in ihren Review ein, die als Machbarkeits- oder Pilotstudien die Wirksamkeit von Malen und Plastizieren auf Fatigue untersucht hatten und fanden in der Metaanalyse Anhaltspunkte für eine Verbesserung von Fatiguesymptomen.

In einem Review der Cochrane Collaboration analysierten die Autoren auch zehn Studien mit insgesamt 498 erwachsenen Krebspatient*innen, bei denen die Wirkungen von Musiktherapie auf Fatigue untersucht worden war (Bradt et al., 2021). Die Ergebnisse der Metaanalyse gaben Anhaltspunkte für Fatigue-mindernde Wirkungen. Die Wirkungen zeigten sich jedoch nur für musiktherapeutische Interventionen, die therapeutisch begleitet wurden, nicht aber für solche ohne therapeutische Begleitung.

Die Tanztherapie (TT) ist eine körperorientierte Therapieform, die das Tanzen als künstlerisches Medium nutzt. In Bezug auf das Zielkriterium Fatigue konnten für die Tanz- und Bewegungstherapie in drei Reviews nur für wenige Studien eine signifikante Verbesserung der Fatigue mit kleinen Effektstärken nachgewiesen werden (Bradt et al., 2015; Koch & Bräuninger, 2020; Tang et al., 2019).

▶   Künstlerische Therapieformen zielen auf eine allgemeine Verbesserung der psychischen und körperlichen Gesundheit ab, zeigen in den bisherigen Studien aber nur wenige spezifische Auswirkungen auf Fatigue und können daher allenfalls ergänzend eingesetzt werden.

4.6.2 Lichttherapie

Die Lichttherapie ist eine bewährte Behandlung bei Depressionen, insbesondere bei saisonal bedingten Formen. Als zentraler Wirkmechanismus wird eine Resynchronisierung des zirkadianen Systems diskutiert, die die Verbindung der Retina mit den Kerngebieten des Hypothalamus (Nucleus suprachiasmaticus) vermittelt. Einige interventionelle Studien untersuchten die Lichttherapie auch bei Fatigue.

Ancoli-Israel et al. (2012) verglichen die Wirksamkeit einer Lichttherapie mit entweder hellem (10.000 Lux) oder gedämpftem roten Licht bei Patientinnen mit Brustkrebserkrankungen/Mammakarzinomen. Sie fanden heraus, dass eine halbe Stunde helles Licht durch eine Vollspektrumlampe dazu führte, dass während der Chemotherapie signifikant weniger Fatiguesymptome auftraten.

Die Ergebnisse zweier Metaanalysen (Hung et al., 2021; Xiao et al., 2021) und dreier kürzlich abgeschlossener Studien (Crabtree et al., 2021; Wu et al., 2021, 2022) bestätigten die Wirksamkeit der Lichttherapie auf Fatigue. Nicht unerwähnt soll bleiben, dass eine weitere randomisierte Studie keine Wirksamkeit der Lichttherapie auf Fatigue bei überlebenden Lymphompatient*innen fand, da sich die Beschwerden auch in der Gruppe mit gedämpftem Licht signifikant verbessert hatten (Starreveld et al., 2021).

In den Studien wurde jeweils eine morgendliche Anwendung der Lichttherapie untersucht. Es darf aber angenommen werden, dass – ähnlich wie bei der Behandlung der Depression – der Zeitpunkt, zu dem die Lichttherapie am besten wirkt, nicht von der äußeren Zeit, sondern von der inneren Uhrzeit abhängt (Wu et al., 2022). Diese innere Zeit wird durch den sogenannten Chronotyp bestimmt, der sich mit einem validierten Fragebogen (Morningness-Eveningness Questionnaire, MEQ) leicht erfassen lässt. Der MEQ ist im Internet frei verfügbar (https://www.ifado.de/wp-content/uploads/2019/08/D-MEQ.pdf), und das Zentrum für Chronobiologie in Basel stellt einen Algorithmus für die Errechnung des Zeitpunkts auf der Basis der Ergebnisse des MEQ zur Verfügung (http://www.chronobiology.ch/wp-content/uploads/2013/05/Lichttherapie_Neurol_08.pdf).

Für die Therapie mit hellem Licht sollten Lampen verwendet werden, deren Licht die spektrale Zusammensetzung des Tageslichts haben (Vollspektrumlampen), die für die medizinische Nutzung entwickelt wurden, eine kippbare Projektionsfläche für eine blendfreie Beleuchtung haben, einen Diffusorschirm mit UV-Ausfilterung aufweisen, flimmerfrei sind und eine Leuchtstärke von 10.000 Lux bei einer Distanz von etwa 50 cm erreichen. Als unerwünschte Wirkungen können Schlafstörungen während der Lichttherapie auftreten. Diese können meistens durch eine Anpassung des Zeitpunktes behoben werden, beispielsweise kann helles Licht am Abend zu Einschlafstörungen und eine Lichttherapie am frühen Morgen zu frühzeitigem Erwachen führen.

▶ Die Leitlinie des National Comprehensive Cancer Network (National Comprehensive Cancer Network [NCCN], 2023) empfiehlt eine Lichttherapie mit Vollspektrumlampen zur Vorbeugung und Behandlung der Fatigue während der onkologischen Therapiephase.

4.6.3 Ernährungsbezogene Interventionen

Die Ergebnisse vieler Untersuchungen weisen darauf hin, dass ein schlechter oder
unausgeglichener Ernährungszustand einschließlich Nährstoffmangel, verringerter
Muskelmasse und Fettleibigkeit sowie Stoffwechselstörungen ursächliche Rollen
bei der multifaktoriellen Entstehung von tumorassoziierter Fatigue haben können
(Crowder et al., 2022). Es gibt Anhaltspunkte dafür, dass eine Ernährungsform mit
einem hohen Pflanzenanteil, Vollkornprodukten, magerem Eiweiß, Omega-3-
Fettsäuren und wenig gesättigten Fetten, wie sie zur Prävention von Krebserkrankungen empfohlen wird (Clinton et al., 2020), auch positive Wirkungen auf
die Entstehung und Ausprägung von tumorassoziierter Fatigue haben könnte.

Zick et al. (2013) fanden in einer Beobachtungsstudie eine Assoziation zwischen
einer Ernährung, die reich an Gemüse und gering bearbeiteten Getreideprodukten
war, und weniger stark ausgeprägter Fatigue. Sie führten eine auf diesen Ergebnissen aufbauende randomisierte Pilotstudie durch, die die positiven Wirkungen
einer solchen Diät auf Fatigue bestätigte: In dieser Studie berichteten Frauen, bei
denen eine kurative Brustkrebsbehandlung abgeschlossen war und die sich über 3
Monate mit dieser Diät ernährten, von einer deutlich stärkeren Abnahme von
Fatiguesymptomen und besserem Schlaf in diesem Zeitraum als die Frauen der Ver-
gleichsgruppe, die sich gemäß ihren Gewohnheiten ernährt hatten (Zick et al., 2017).

Baguley et al. (2019) untersuchten in einer systematischen Übersichtsarbeit die
Ergebnisse von 17 randomisierten Studien, in denen die Wirkungen von ernährungs-
bezogenen Interventionen auf tumorassoziierte Fatigue bei Menschen mit und nach
Krebserkrankungen und Krebsüberlebenden untersucht worden waren. Sie fanden
in den gepoolten Ergebnissen der Metaanalyse keine eindeutige Wirkung dieser
Interventionen auf Fatigue, allerdings in einer Subgruppenanalyse einen Anhalts-
punkt dafür, dass pflanzenbasierte Ernährungsformen zu geringerer Fatigue beitragen könnten. Da sich die Studien allerdings sehr in ihren Designs, den er-
nährungsbezogenen Interventionen und den Krankheits- und Therapiesituationen,
in denen die Patient*innen gewesen waren, unterschieden, folgerten Baguley et al.,
dass die Kenntnisse noch nicht ausreichen, um definitive Aussagen zu einer bestimmten Ernährungsform zu machen, die Fatigue zu vermindern helfen könnte.

Trotz des Fehlens von Evidenz aus den klinischen Studien, empfehlen Inglis
et al. (2019) auf der Grundlage pathophysiologischer Überlegungen, ernährungs-
bezogene Maßnahmen bei der Behandlung von Fatigue mitzuberücksichtigen. Sie
vermuteten dabei, dass eine ausreichende Protein- und verminderte Fett- und
Kohlenhydratzufuhr zum Erhalt der fettfreien Masse und Verbesserung der Körperzusammensetzung beiträgt, was gerade auch mit Blick auf die Ergebnisse von
Sport- und bewegungstherapeutischen Interventionen sinnvoll erscheint (siehe dazu
auch Abschn. 4.3.1).

Einen anderen Ansatz wählten Pritlove et al. (2020), indem sie die Wirkungen
einer gruppenbasierten Ernährungsintervention, die edukative Elemente, gezielte

Auswahl von Lebensmitteln und gemeinsames Kochen verband, in einer Pilot- und Machbarkeitsstudie untersuchten und, neben weiteren Ergebnissen, anhaltende positive Wirkungen auf Fatigue fanden.

Die Wirkungen von kurzzeitigem Fasten (60 Stunden) während der Tage, an denen die Chemotherapie appliziert wurde (36 Stunden davor und 24 Stunden danach), untersuchten Bauersfeld et al. (2018) in einer randomisierten Pilotstudie und fanden einen möglichen positiven Einfluss auf Fatiguesymptome. Zwei weitere Pilotstudien fanden auch positive Effekte von kurzzeitigem Fasten während der Chemotherapie auf unerwünschte Wirkungen und Toxizitäten der Chemotherapeutika, allerdings nicht auf Fatigue (De Groot et al., 2015; Zorn et al., 2020).

Cohen et al. (2018) untersuchten in einer randomisierten Studie mit Frauen mit Eierstock- oder Endometriumkarzinomen während und nach der Chemotherapie die Wirkungen einer ketogenen Diät, die als stark kohlenhydratarme, protein- und fettreiche Ernährungsform Teile des Hungerstoffwechsels imitiert, auf Fatigue. Sie fanden nach einer 12-wöchigen Behandlungsphase eine signifikante Verringerung von Fatiguesymptomen in der Gruppe, die sich ketogen ernährt hatten, gegenüber denen, die die Empfehlung für eine Ernährung nach den Kriterien der US-amerikanischen Krebsgesellschaft erhalten hatten.

4.6.4 Akupunktur und Akupressur

Auch wenn die Akupunktur in ihrer ursprünglichen Form und als Teil der Traditionellen Chinesischen Medizin (TCM) nicht zur Behandlung spezifischer Symptome wie z. B. Fatigue angewendet wird, sondern um Symptomkomplexe aus dem Diagnosemuster der TCM zu behandeln, gibt es einige klinische Studien, die die Wirksamkeit auf einzelne Symptome untersucht. Für die Wirkmechanismen, die im Rahmen der TCM-Akupunktur postuliert werden, wie Qi, Meridiane bzw. das Leitbahnsystem, gibt es bisher keine naturwissenschaftlich schlüssigen Belege. Neurophysiologische Erklärungsmodelle diskutieren Gate-Control-Mechanismen und Wirkungen auf Transmitter wie Endorphine (Pilkington, 2021).

Die Akupressur hat eine gemeinsame Tradition mit der Akupunktur und nutzt die gleichen Punkte, die durch Druck oder leichte Massage stimuliert werden.

Die Wirksamkeit von Akupunktur und Akupressur auf tumorassoziierte Fatigue wurde in mehreren randomisierten Studien untersucht, deren Ergebnisse wiederum in mehreren Übersichtsarbeiten zusammengefasst und analysiert wurden. Pilkington et al. (2021) kommen zu dem Schluss, dass diese Studienergebnisse und die der Metaanalysen zwar Anhaltspunkte für die Wirksamkeit von Akupunktur und Akupressur auf tumorassoziierte Fatigue geben, die Aussagekraft der Ergebnisse allerdings noch so eingeschränkt ist, dass sie keine eindeutigen Schlussfolgerungen zulassen.

Zick et al. (2016) haben in einer ihrer Studien sowohl aktivierende als auch entspannende Formen der Akupressur angewendet (jeweils an unterschiedlichen Akupunkturpunkten) und für beide eine Wirksamkeit auf Fatigue gefunden, und bei den entspannenden Akupressurformen zusätzliche positive Wirkungen auf die Schlafqualität.

Die S3-Leitlinie der AWMF zur Komplementärmedizin in der Behandlung onkologischer Patient*innen (Leitlinienprogramm Onkologie [Deutsche Krebsgesellschaft & AWMF], 2021) empfiehlt, Akupunktur und Akupressur zur Minderung von Fatiguesymptomen zu erwägen.

4.6.5   Massagetherapie

Medizinische Massage beeinflusst unmittelbar den Spannungszustand und die Durchblutung der Muskulatur und des Bindegewebes und über diese Veränderungen Funktionen des Kreislaufs, Stoffwechsels und Nervensystems. Diese Wirkungen werden auch als die möglichen Vermittler bei der Behandlung von Fatiguesymptomen mit Massage gesehen (Field, 2014). Die Wirksamkeit von medizinischer Massage auf tumorassoziierte Fatigue wurde in einigen randomisierten Studien untersucht, deren Ergebnisse wiederum in mehreren Übersichtsarbeiten zusammengefasst und analysiert wurden. Pilkington und Consortium (2021) sehen in den Ergebnissen der Studien zwar Anhaltspunkte für eine Wirksamkeit, halten die Aussagekraft der Ergebnisse allerdings für zu eingeschränkt, um Schlussfolgerungen zu ermöglichen.

Das NCCN empfiehlt Massage als Behandlungsoption bei tumorassoziierter Fatigue (National Comprehensive Cancer Network [NCCN], 2023), die Leitlinie zur Komplementärmedizin hält die Studiendaten für nicht aussagekräftig genug, um eine Empfehlung für oder gegen die Anwendung von Massagen zur Behandlung von Fatigue auszusprechen (Leitlinienprogramm Onkologie [Deutsche Krebsgesellschaft & AWMF], 2021).

4.7   Medikamentöse Behandlungsansätze

In zahlreichen klinischen Studien wurde die Wirksamkeit von Medikamenten mit sehr unterschiedlichen Wirkprinzipien, wie z. B. psychostimulierende Substanzen, Antidepressiva und Corticosteroide, untersucht. Zusammengenommen ergeben die Ergebnisse dieser Studien Anhaltspunkte, dass in fachkundiger Hand einige der Medikamente hilfreich symptomatisch eingesetzt werden können. Dies schließt auch pflanzliche Präparate mit ein und betrifft insbesondere Patient*innen in fortgeschrittenen Stadien der Krebserkrankungen und solche mit stark ausgeprägten Fatiguesymptomen.

4.7.1 Stimulanzien

Seit den 1980er-Jahren wurde versucht, die zentralnervös aktivierenden und Wachheit fördernden Wirkungen verschiedener Arzneistoffe aus der Gruppe der Psychostimulanzien für die Therapie der tumorassoziierten Fatigue zu nutzen. Klinische Studien haben dafür Methylphenidat, Dexmethylphenidat, Dexamphetamin, Modafinil, und Armodafinil untersucht. Keine der Substanzen hat bisher eine Zulassung für die Therapie der tumorassoziierten Fatigue erhalten, sodass ihr Einsatz eine zulassungsüberschreitende Anwendung (Off-Label-Use) bedeutete (zur Erläuterung des Off-Label-Use siehe Kasten).

Exkurs: Off-Label-Use

Off-Label-Use bezeichnet die Anwendung eines Arzneimittels für Indikationen oder bei Patient*innen, für die es keine arzneimittelrechtliche Zulassung hat. In Deutschland ist eine solche zulassungsüberschreitende Anwendung in der ärztlichen Therapie gestattet, allerdings ist eine Verordnung zu Lasten der gesetzlichen Krankenversicherung nur ausnahmsweise möglich. Über diese Ausnahmen entscheidet der Gemeinsame Bundesausschuss (G-BA). Er basiert diese Entscheidung auf den Empfehlungen von Expertengruppe, die beim Bundesinstitut für Arzneimittel und Medizinprodukte (BfArM) angesiedelt sind und die den Kenntnisstand zum Off-Label-Use einzelner Arzneimittel erarbeiten und bewerten. Je nach den Empfehlungen nimmt der G-BA ein Arzneimittel als „verordnungsfähig" oder als „nicht verordnungsfähig" für den jeweiligen Off-Label-Use in die Anlage VI der Arzneimittel-Richtlinie auf. Dort finden sich genaue Angaben, bei welchen Erkrankungen und Gruppen von Patient*innen ein Arzneistoff verordnungsfähig ist und welcher Hersteller der zulassungsüberschreitenden Anwendung seines Arzneimittels zugestimmt hat.

4.7.1.1 Methylphenidat
Methylphenidat wurde 1944 entwickelt und aufgrund seiner anregenden, die Wachheit, Konzentrations- und Leistungsfähigkeit fördernden Wirkungen zunächst als „Psychotonikum" beworben. Angesichts seiner unerwünschten Wirkungen und dem Abhängigkeitspotenzial wurde die Anwendung stark begrenzt. In Deutschland ist Methylphenidat verschreibungspflichtig und unterliegt, wie in vielen anderen Ländern auch, dem Betäubungsmittelgesetz. Es ist für die Behandlung der Aufmerksamkeitsdefizit-/Hyperaktivitäts-Störung (ADHS) im Kindes-, Jugend- und Erwachsenenalter sowie der Narkolepsie zugelassen.

Methylphenidat entfaltet seine sympathomimetischen, aktivierenden Wirkungen durch eine Hemmung der Wiederaufnahme von Noradrenalin und Dopamin in die präsynaptischen Neurone insbesondere im präfrontalen Cortex (Verghese & Abdijadid, 2021).

Vorsichtsmaßnahmen zur Vermeidung kardiovaskulärer Risiken bei der Einnahme von Methylphenidat
Während der Behandlung sollten regelmäßig die Herzfrequenz und der Blutdruck kontrolliert werden, insbesondere, wenn kardio- oder zerebrovaskuläre Erkrankungen bestehen. Im Verlauf der Behandlung sollte ein EKG abgeleitet werden, um Veränderungen der Repolarisation (QTc-Zeit) feststellen zu können, insbesondere, wenn Patient*innen noch andere Arzneimittel einnehmen, die die QTc-Zeit verlängern können, oder wenn sie eine erbliche Disposition für QTc-Zeit-Verlängerung haben. Bei schwergradigen Herz- oder Kreislauferkrankungen oder bei bekannten Long-QT-Syndromen sollten Methylphenidat nicht verordnet werden. Ist die Biotransformation von Methylphenidat durch ein nichtfunktionales Zytochrom-P450-Isoenzym 2D6 oder eine gleichzeitige Medikation mit einem 2D6-Inhibitor verzögert, steigt das Risiko unerwünschter kardiovaskulärer Wirkungen.

In unkontrollierten klinischen Interventionsstudien hatten viele Patient*innen mit unterschiedlichen malignen Erkrankungen nach der Einnahme von Methylphenidat von meist rasch eintretender Besserung der Fatiguesymptome berichtet (Bruera et al., 2003; Hanna et al., 2006; Sarhill et al., 2001; Schwartz et al., 2002; Siu et al., 2014). In der Mehrzahl der darauffolgenden randomisierten Studien zeigten sich solche Wirkungen aber nicht nur in den Gruppen, die Methylphenidat erhalten hatten, sondern auch in denen, die mit einem Scheinmedikament (Placebo) behandelt worden waren (Bruera et al., 2006; Bruera et al., 2013, 2007; Centeno et al., 2020; Escalante et al., 2014; Mar Fan et al., 2008; Mitchell et al., 2015; Moraska et al., 2010).

Einige randomisierte Studien fanden allerdings positive Wirkungen, die deutlich stärker ausgeprägt waren als die bei einer Behandlung mit Placebo: So verbesserte Methylphenidat bei Männern mit Prostatakrebserkrankungen in verschiedenen Behandlungssituationen, u. a. auch während der hormonellen Therapie, die Fatigue signifikant (Richard et al., 2015; Roth et al., 2010). Die Männer berichteten allerdings auch häufiger von erhöhten Blutdruckwerten und Herzfrequenzen als unerwünschte Wirkungen von Methylphenidat (Roth et al., 2010). Auch Frauen mit Brust- oder Eierstockkrebserkrankungen berichteten, dass sich Fatiguesymptome, die während der Chemotherapie aufgetreten waren, durch eine 8-wöchige Behandlung mit Methylphenidat signifikant gebessert hätten (Lower, 2009). Auch in dieser Studie berichteten die Patientinnen, die Methylphenidat erhalten hatten, häufiger über unerwünschte Wirkungen wie Kopfschmerzen, Übelkeit und Mundtrockenheit als die in der Placebogruppe. In drei weiteren randomisierten Studien war die Wirkung von Methylphenidat auf Fatigue signifikant stärker als die eines Scheinpräparats (Kerr et al., 2012; Moraska et al., 2010; Pedersen & Palshof, 2009).

In diesen drei Studien waren Patient*innen mit verschiedenen, weit fortgeschrittenen Krebserkrankungen und viele in palliativmedizinischen Versorgungssituationen eingeschlossen worden.

Hinweise zur Anwendung von Methylphenidat
1. Die Behandlung von Fatigue mit Methylphenidat ist ein „Off-Label Use".
2. Methylphenidat kann hilfreich sein bei Patient*innen mit fortgeschrittenen Erkrankungen, schwerer Fatigue und hoher Belastung durch weitere Symptome, insbesondere Schmerzen und Depressivität.
3. Die Behandlung sollte mit niedrigen Dosen eines Präparats mit verzögerter Wirkstofffreisetzung begonnen und schrittweise, je nach Wirkung, in der Dosierung gesteigert werden.
4. Treten positive Wirkungen auf Fatiguesymptome nicht nach wenigen Tagen auf, sollte die Behandlung beendet werden.
5. Häufige unerwünschte Wirkungen von Methylphenidat sind Kopfschmerzen, Mundtrockenheit, Übelkeit, Nervosität und Schlaflosigkeit.

4.7.1.2 Dexamphetamin

Wie Methylphenidat entfaltet auch Amphetamin seine zentral stimulierenden und sympathomimetischen Wirkungen über eine Erhöhung der intrasynaptischen Dopamin- und Noradrenalin-Konzentrationen. In klinischen Studien wurde nur die Wirksamkeit von Dexamphetamin, dem D-Enantiomer von Amphetamin, auf Fatiguesymptome untersucht, da dieses eine stärkere Rezeptorbindung hat als das L-Enantiomer. In beiden randomisierten Interventionsstudien hatte Dexamphetamin allerdings keine die Fatigue mindernden Wirkungen bei Patient*innen mit fortgeschrittenen malignen Erkrankungen und mittelschwerer bis schwerer Fatigue (Auret et al., 2009; Laigle-Donadey et al., 2019).

4.7.1.3 Modafinil

Modafinil ist eine psychostimulierende Substanz, die dosisabhängig die Wachheit während des Tages steigert. Als Wirkmechanismus wird die Hemmung GABAerger Neurone und die Verstärkung exzitatorischer Neurotransmitter wie Dopamin, Norepinephrin und Serotonin in den Schlaf-Wach-Zentren des Hypothalamus angenommen (Ferraro et al., 1997).

Modafinil ist in sehr vielen europäischen Ländern für die Behandlung der exzessiven Schläfrigkeit (Narkolepsie) zugelassen. Die Zulassung für die Therapie der obstruktiven Schlafapnoe, des chronischen Schichtarbeitersyndroms und der idiopathischen Hypersomnie zog der Ausschuss für Humanarzneimittel (CHMP) der Europäischen Arzneimittelagentur (EMA) 2011 aufgrund eines ungünstigen Nutzen-Risiko-Verhältnisses zurück.

Die Wirkungen auf die Vigilanz und das Wachsein führten dazu, dass Modafinil auch bei der tumorassoziierten Fatigue eingesetzt und in einer kleinen Anzahl klinischer Studien untersucht wurde. In zwei randomisierten Studien trat eine Besserung von Fatigue durch Modafinil ein (Conley et al., 2016; Deb et al., 2021). In der einen Studie reduzierte ein 14-tägige Therapie mit Modafinil mittel- bis schwergradige Fatigue, die während einer Chemo- oder Radiotherapie aufgetreten war, in gleichem Maß, wie eine Behandlung mit Dexamethason (Deb et al., 2021). In der anderen Studie verminderte eine etwa 6-wöchige Behandlung mit Modafinil schwer ausgeprägte Formen von Fatigue und damit verbundene Depressivität (Conley et al., 2016). Die anderen Studien zu Modafinil fanden keine Hinweise für eine Wirksamkeit (Hovey et al., 2014). Das in den USA zugelassene rechtsdrehende Enantiomer von Modafinil, Armodafinil, erzielte in den klinischen Studien nicht die erhofften Wirkungen (Heckler et al., 2016; Page et al., 2015; Porter et al., 2022).

▶   Nach der S3-Leitlinie zur Palliativmedizin (Leitlinienprogramm Onkologie [Deutsche Krebsgesellschaft & AWMF], 2020) kann bei Patient*innen mit einer nicht heilbaren Krebserkrankung und Fatigue ein Therapieversuch mit Modafinil erwogen werden.

4.7.1.4 Antidepressiva

Unter der Annahme einer der Depression ähnlichen Störung der Monoamin-Neurotransmitter und -modulatoren wurden Antidepressiva aus der Gruppe der Serotoninwiederaufnahmehemmer (SSRI) und der Noradrenalin-Dopamin-Wiederaufnahmehemmer (NDRI) in klinischen Studien auf ihre Wirksamkeit gegen die tumorassoziierte Fatigue untersucht (Minton et al., 2010).

Für Paroxetin als typischer SSRI fanden sich keine Hinweise für Fatigue-mindernde Wirkungen (Morrow et al., 2003; Roscoe et al., 2005). Für Bupropion, das strukturell mit den Amphetaminen verwandt ist und als NDRI auf das noradrenerge und dopaminerge System wirkt, gab es bereits vor über 15 Jahren aus zwei kleinen einarmigen Interventionsstudien Anhaltspunkte für eine Wirksamkeit bei der tumorassoziierten Fatigue (Cullum et al., 2004; Moss et al., 2006). Zwei randomisierte und placebokontrollierte Studien bestätigten diese Ergebnisse, wenn auch mit jeweils kleinen Studienpopulationen (Ashrafi et al., 2018; Salehifar et al., 2020). In beiden führte eine mehrwöchige Therapie mit Bupropion zu einer deutlichen Besserung von Fatigue. Eine dritte, deutlich größere Studie zu dieser vielversprechenden Behandlung ist noch nicht abgeschlossen (Jim et al., 2020).

Positive Wirkungen auf Symptome der Müdigkeit und Erschöpfung, als eine besondere pharmakologische Eigenschaft des Bupropions, waren aus der Behandlung der Depression seit Längerem bekannt (Jamerson et al., 2003; Papakostas et al., 2006). Hierbei könnten direkte antiinflammatorische Wirkungen und solche auf die Hypothalamus-Hypophysen-Nebennierenrinden-Achse mögliche Wirkmechanismen sein.

▶   Die Gabe von Medikamenten mit noradrenergen Eigenschaften, wie es bei Bupropion der Fall ist, kann mit einem Anstieg der Herzfrequenz und des Blutdrucks einhergehen, was bei koronaren Herzerkrankungen, Herzinsuffizienz oder arterieller Hypertonie berücksichtigt werden muss. Als häufige unerwünschte Wirkungen können bei einer Behandlung mit Bupropion Schlaflosigkeit, Kopfschmerzen, Mundtrockenheit und Übelkeit auftreten.

Die direkten antiinflammatorischen Wirkungen werden durch eine verminderte Synthese des Tumornekrosefaktors (TNF-α) in Makrophagen vermittelt (Kast, 2005; Kast & Altschuler, 2005) und die Wirkung auf die HPA-Achse durch eine Erhöhung der Aktivität der noradrenergen Neurone des Locus coeruleus im Hirnstamm. Diese wiederum stimulieren die Ausschüttung von Corticoliberin (Corticotropin-Releasing-Hormon, CRH) aus dem Hypothalamus (Dong & Blier, 2001; El Mansari et al., 2008) und nachfolgend die von Corticotropin (ACTH) aus der Hypophyse und von Cortisol aus der Nebennierenrinde. So kommt es nach einer morgendlichen Gabe von Bupropion zu einem Anstieg der Serum-Cortisolspiegel in der ersten Tageshälfte (Wilkes, 2006). Das könnte dazu beitragen, dass sich die pathologisch veränderten Cortisolspiegel bei Patient*innen mit Fatigue wieder normalisieren.

4.7.2 Glucocorticoide

Synthetische Glucocorticoide können durch ihre zentralnervösen und anti-inflammatorischen Wirkungen in der palliativmedizinischen Situation einen positiven Effekt auf die tumorassoziierte Fatigue und damit verbunden auf die Lebensqualität haben (Shih & Jackson, 2007). Eine Behandlung mit dieser Indikation entspricht grundsätzlich der Zulassung, da die Anwendungsgebiete von Glucocorticoiden die „Palliativtherapie maligner Tumoren" einschließen. In einer älteren Studie war es gelungen, mit 32 mg Methylprednisolon über zwei Wochen, die körperliche Leistungsfähigkeit und das Allgemeinbefinden schwerstkranker Tumorpatient*innen zu verbessern (Bruera et al., 1985). Eine Übersichtsarbeit der Cochrane Collaboration schloss vier randomisierte Interventionsstudien ein, die bei insgesamt 297 Patient*innen die Wirksamkeit von Glucocorticoiden auf Fatigue untersuchten (Deb et al., 2021; Eguchi et al., 2015; Paulsen et al., 2014; Yennurajalingam et al., 2013). Drei verglichen Glucocorticoide mit Plazebo und eine mit Modafinil. In allen vier Studien wurden Äquivalenzdosen von 8 mg Dexamethason oder weniger einmal täglich gegeben und die Behandlungszeiträume waren ein bis zwei Wochen. Die Metaanalyse ergab keine eindeutige Überlegenheit gegenüber Plazebo nach einer Woche Behandlung (SMD −0.46, 95 % CI −1.07 to 0.14; P = 0.13). In der Studie, in der Dexamethason mit Modafinil verglichen wurde (Deb et al., 2021) war es in beiden Gruppen nach zweiwöchiger Therapie zu einer Besserung der Fatigue gekommen, allerdings war keine der beiden Behandlungen wirksamer als die andere. Fachgesellschaften empfehlen dennoch die Behandlung von Fatigue mit Glucocorticoiden, insbesondere wenn die Fatiguesymptome mit Zeichen und Beschwerden des Kachexie-Anorexie-Syndroms verbunden ist oder wenn Knochen- oder Hirnmetastasen vorliegen. Die Behandlung sollte, wie auch in den Studien, zeitlich begrenzt sein, da einige der häufigen unerwünschten Wirkungen der Glucocorticoide, wie beispielsweise Myopathie, Depressivität oder Schlafstörungen, die Fatigue verstärken können (Radbruch et al., 2008).

▶ Nach der S3-Leitlinie zur Palliativmedizin (Leitlinienprogramm Onkologie [Deutsche Krebsgesellschaft & AWMF], 2020) kann bei Patient*innen mit einer nicht heilbaren Krebserkrankung und Fatigue ein Therapieversuch mit Glucocorticoiden erwogen werden. Aufgrund potenzieller Nebenwirkungen sollte er allerdings zeitlich begrenzt sein.

4.7.3 Pflanzliche Präparate

4.7.3.1 Ginseng

Als Ginseng werden verschiedene Pflanzenarten der Gattung Panax L. bezeichnet. Ethnobotanisch haben die beiden Arten *Panax ginseng* C.A. Meyer (koreanischer Ginseng, asiatischer Ginseng) und *Panax quinquefolius* (amerikanischer Ginseng, Wisconsin Ginseng) als Arzneipflanzen die größte Bedeutung. Nach den Erfahrungen der traditionellen Medizinen Asiens und Nordamerikas werden Zubereitungen aus Ginseng zu den Adaptogenen gezählt, die die „nonspecific resistance to stress" des Organismus stärken sollen (Panossian, 2017). Nach einer Monografie des Committee on Herbal Medicinal Products (HMPC) der Europäischen Arzneimittel-Agentur (EMA) gehören Kräftigung und Belebung bei Schwäche und Erschöpfungszuständen zu den medizinischen Einsatzgebieten von Ginsengpräparaten (Committee on Herbal Medicinal Products [HMPC] & European Medicines Agency [EMA], 2014).

Die Ergebnisse von systematischen Übersichtsarbeiten zur Wirksamkeit von Ginseng auf Fatigue sind nicht ganz einheitlich: Eine Metaanalyse von 12 randomisierten Interventionsstudien, in denen die Wirksamkeit verschiedener Ginsengpräparate auf Fatigue und körperliche Leistungsfähigkeit bei gesunden und kranken Menschen untersucht wurde, fand einen signifikanten Einfluss auf Fatigue, aber nicht auf die körperliche Leistungsfähigkeit (Bach et al., 2016). Vier weitere systematische Übersichtsarbeiten mit Metaanalysen bestätigten die Wirksamkeit von Ginseng auf Fatigue (Li, H et. al., 2023; Li, X et al., 2023; Luo & Huang, 2023; Li, H et al., 2022), während eine weitere Metaanalyse keine positiven Wirkungen fand (Yennurajalingam et al., 2022).

Die Ergebnisse von interventionellen Studien bei Menschen mit Krebserkrankungen unterscheiden sich je nach Art des Ginsengs, der Zubereitung der pflanzlichen Droge und der Dosis. Bei Behandlungen mit Präparaten aus dem Pulver der getrockneten Wurzel des amerikanischen Ginsengs (*P. quinquefolius*) fanden sich Hinweise, dass dadurch Fatiguesymptome dann gemindert werden können, wenn sie ausreichend dosiert sind (Barton et al., 2013; Barton et al., 2010; Guglielmo et al., 2020). Bei Studien, die Präparate aus asiatischem Ginseng (*P. ginseng*) eingesetzt hatten, unterschieden sich die Ergebnisse, je nachdem wie die Ginsengwurzel zubereitet worden war. Waren die Ginsengpräparate aus der getrockneten Wurzel hergestellt worden, sogenannter „weißer Ginseng", linderten sie Fatiguesymptome nicht besser als die Placebobehandlung (Martoni et al., 2018; Yennurajalingam et al., 2017). Waren es aber Präparate aus hitzebehandelten Wurzeln („roter Ginseng"), verringerten diese Fatiguesymptome signifikant stärker als die Placebopräparate (Jiang et al., 2017; Kim et al., 2017; Kim et al., 2020).

Die Unterschiede in den Ergebnissen der klinischen Studien könnte jedoch nicht nur an der Zubereitung der pflanzlichen Präparate und damit der Art und Menge an Inhaltsstoffen liegen, sondern auch daran, dass Menschen unterschiedlich auf die Gabe von Ginsengextrakten reagieren. So bemerkten Caldwell et al. (2018) in einer randomisierten Studie mit gesunden Probanden nicht nur eine von der Ginsengdosis abhängige höhere körperliche Leistungsfähigkeit und geringere muskuläre Erschöpfung, sondern fanden auch Anhaltspunkte dafür, dass es in der Gruppe, die

Ginsengpräparate erhalten hatte, einige sehr starke neuromuskuläre Wirkungen davon hatten („Responder") und bei einigen diese Wirkungen deutlich weniger stark ausgeprägt waren („Non-Responder"). Sie vermuteten, dass diese unterschiedlichen Reaktionen auf Ginseng eine Erklärung für die nicht einheitlichen Ergebnisse von Studien zur leistungsfördernden Wirkung von Ginseng sein könnten (Caldwell et al., 2018).

4.7.3.2 Guarana

Guarana (*Paullinia cupana*) ist eine in Südamerika beheimatete Pflanze, deren Samen in der Volksmedizin des Amazonasbeckens Verwendung als Tonikum bei Müdigkeit und Erschöpfung, aber auch zur Dämpfung von Hunger- und Durstgefühl finden. Die Samen haben einen hohen Koffeingehalt, weshalb Guarana eine dem Kaffee ähnliche stimulierende Wirkung hat. Durch die zahlreichen Gerbstoffe in den Samen wird das Koffein allerdings langsam freigesetzt, wodurch die Wirkung über mehrere Stunden anhält (Hamerski et al., 2013).

Der Ausschuss für pflanzliche Arzneimittel (HMPC) der Europäischen Arzneimittel-Agentur (EMA) kommt in einer Monografie zu dem Urteil, dass Extrakte aus Guaranasamen „zur Linderung von Abgeschlagenheit (Müdigkeit) und Schwäche" eingesetzt werden können (Committee on Herbal Medicinal Products [HMPC] & European Medicines Agency [EMA], 2014). Eine placebokontrollierte Studie mit Patient*innen, die wegen einer chronischen Nierenerkrankung dialysiert wurden und Fatigue hatten, bestätigte diese anregende und die Müdigkeit vermindernde Wirkung (Dorneles et al., 2018).

Sieben randomisierte Interventionsstudien untersuchten die Wirksamkeit verschiedener Präparate aus Guaranasamen auf Fatigue bei insgesamt 427 Patient*innen mit Krebserkrankungen. Eine Metaanalyse der Ergebnisse dieser Studien ergab allerdings keinen Hinweis, dass Extrakte aus Guaranasamen Fatigue bei Krebserkrankungen stärker mindern als Placebopräparate (de Araujo et al., 2021).

4.7.4 Weitere medikamentöse Behandlungsansätze

4.7.4.1 Melatonin

Als Hormon der Epiphyse (Glandula pinealis) hat Melatonin steuernde Wirkungen auf zirkadiane Rhythmen und deren Synchronisation mit dem Tag-Nacht-Zyklus. Es fördert das Einschlafen, ist aber auch an regenerativen Prozessen des zentralen Nervensystems und Regelungen des Immunsystems beteiligt. Aufgrund dieser physiologischen Wirkungen wurde die Wirksamkeit von Melatonin zur Prävention und Behandlung von Fatigue untersucht.

Eine Metaanalyse der Ergebnisse von acht randomisierten interventionellen Studien, die bis 2012 durchgeführt worden waren, gab einen Hinweis darauf, dass die einmal tägliche Gabe von 20 mg Melatonin begleitend zu Radiochemotherapien zu einer signifikant geringeren Ausprägung von Fatiguesymptomen während der Therapie führte (Wang et al., 2012). Erwähnenswert ist, dass bei den Patient*innen in diesen Studien, die Melatonin erhalten hatten, auch das Ansprechen auf die Radiochemotherapie und das Überleben signifikant verbessert waren.

▶   Laut dem Bundesinstitut für Arzneimittel und Medizinprodukte (BfArM) gel-
      ten melatoninhaltige Produkte mit Tagesdosierung zwischen 0,5 und 5 mg als
      zulassungspflichtige Arzneimittel und „unterliegen ohne Einschränkung der
      Verschreibungspflicht, siehe Anlage 1 zur Arzneimittelverschreibungsver-
      ordnung (AMVV)".

Weitere nicht in der oben aufgeführten Metaanalyse enthaltene Studien kamen
zu recht unterschiedlichen Ergebnissen: Eine Studie, in der Patient*innen nach der
operativen Entfernung von Lungenkarzinomen täglich Melatonin (20 mg) für ein
Jahr erhalten hatten, bestätigte zwar die positiven Wirkungen von Melatonin auf das
krankheitsfreie Überleben (Disease-free Survival), jedoch nicht auf von Patient*innen berichtete Zielparameter wie Fatigue oder andere Symptome (Seely et al.,
2021). Zwei Studien untersuchten die Wirkungen auf Fatigue bei Patient*innen, die
in palliativmedizinischer Behandlung waren (Lund Rasmussen et al., 2015) oder bei
denen zusätzlich Kachexie-Syndrome bestanden (Del Fabbro et al., 2013a). In beiden Studien fanden sich keine Anhaltspunkte, dass Melatonin Fatiguesymptome
mindern kann, die im Zusammenhang mit weit fortgeschrittenen Krebserkrankungen
auftreten. Eine Studie bestätigte allerdings die in der Metaanalyse aus dem Jahr
2012 berichteten positiven Wirkungen von Melatonin auf Fatigue: In dieser hatten
Frauen nach kurativ operierten Mammakarzinomen begleitend zur adjuvanten
Strahlentherapie einmal täglich Melatonin (18 mg) erhalten, was zu deutlich geringer ausgeprägten Fatiguesymptomen führte (Sedighi Pashaki et al., 2021).

4.7.4.2 Minocyclin

Das Antibiotikum Minocyclin hat eine nachgewiesene depressionsmindernde Wirksamkeit, die wahrscheinlich durch eine Hemmung der inflammatorisch wirkenden
Mikroglia im ZNS entsteht. Vier interventionelle Studien untersuchten die Wirksamkeit von Minocyclin auf Fatiguesymptome, da auch hier eine zentralnervöse Inflammation als verursachender Faktor diskutiert wird. Die Ergebnisse in Bezug auf
Fatigue waren allerdings recht unterschiedlich:

Drei placebokontrollierte Studien berichteten, dass Patient*innen mit Lungenkarzinomen (Wang et al., 2020), multiplen Myelomen (Wang et al., 2021b) oder
Kopf-Hals-Tumoren (Gunn et al., 2020), die Minocyclin während einer mehr-
wöchigen Radiochemotherapie (Wang et al., 2020), einer oralen Erhaltungstherapie
(Wang et al., 2021b) oder einer Radiotherapie (Gunn et al., 2020) einnahmen, signi-
fikant weniger Fatigue hatten. Bei Patient*innen, die Oxaliplatin-basierte
Chemotherapien zur Behandlung fortgeschrittener kolorektaler Karzinome erhalten
hatten, führte eine zusätzliche Gabe von Minocyclin jedoch nicht zu einer besseren
Wirkung auf Fatigue oder auf neuropathische Symptome als eine Placebotherapie
(Wang et al., 2019). Auch bei fortgeschrittenen Pankreaskarzinomen gelang keine
Besserung der Fatigue durch die Gabe von Minocyclin während der palliativen
Chemotherapie (Kamal et al., 2020). Pachman et al. (2017) wiederum berichteten,
dass Minocyclin bei Frauen mit Brustkrebserkrankungen sowohl die Fatigue als
auch das akute Schmerzsyndrom während der Therapie mit Paclitaxel signifikant
stärker minderte als eine Placebotherapie.

4.7.4.3 Thyreoliberin

In den letzten Jahren wurden die extrahypothalamischen zentralnervösen Wirkungen des Thyreoliberins (Thyrotropin-Releasing-Hormon, TRH), das im Nucleus paraventricularis des Hypothalamus gebildet wird, intensiv erforscht (Yarbrough et al., 2007). Hierbei wurden wichtige Einflüsse des TRH auf die zentrale Regulation der Energiehomöostase, auf inflammatorische Reaktionen des Organismus und auf Fatigue diskutiert (Kamath et al., 2009). Die Ergebnisse einer randomisierten Studie lassen vermuten, dass die intravenöse Gabe von TRH eine sichere und wirksame Behandlungsmöglichkeit der tumorassoziierten Fatigue sein könnte. TRH führte in dieser Studie zu einer rasch einsetzenden und mehrere Tage anhaltenden Besserung der Erschöpfungssymptomatik (Kamath et al., 2011). In Deutschland sind TRH-Präparate allerdings nicht für therapeutische, sondern nur für diagnostische Zwecke zugelassen. Aufgrund dieses noch sehr begrenzten Kenntnisstandes sollte eine Behandlung ausschließlich in klinischen Studien durchgeführt werden.

4.8 Multimodale Behandlungsansätze

Wie in den bisherigen Kapiteln zur Therapie der tumorassoziierten Fatigue dargelegt wurde, gibt es zu einer Vielzahl von verschiedenartigen Interventionen Hinweise zur Wirksamkeit. In der Regel handelt es sich dabei um eine Behandlungsmodalität und nicht um die Kombination verschiedener Therapieansätze. Um der multifaktoriellen Entstehung der Fatigue mit psychosomatischen und somatopsychischen Wechselwirkungen zu entsprechen, werden verschiedene Therapieformen auch in Kombination eingesetzt. Hierbei wird davon ausgegangen, dass solche multimodalen Therapien einen Synergieeffekt der einzelnen Verfahren erzielen, indem sie sowohl körperliche als auch emotionale sowie motivationale Komponenten ansprechen. Im Bereich der Sport- und Bewegungstherapie werden multimodale Ansätze auch als eine Kombination von verschiedenen Formen der Sport- und Bewegungstherapie verstanden. In diesem Abschnitt werden jedoch nur multimodale Behandlungsansätze betrachtet, die eine Kombination aus mindestens zwei unterschiedlichen Therapiebereichen wie beispielsweise Sport- und Bewegungstherapie und psychologische Therapien zum Gegenstand haben.

Bereits 2008 fanden Kangas et al. in ihrer systematischen Übersichtsarbeit Hinweise dafür, dass multimodale Ansätze, die sowohl psychosoziale als auch bewegungstherapeutische Interventionen umfassten, die stärkste Wirksamkeit auf Fatigue ausüben (Kangas et al., 2008).

In einem Review analysierten Sleight et al. (2022) Studien, die die Wirksamkeit von Interventionen im Rahmen der Rehabilitation untersucht hatten, die aus dem Bereich der Sport- und Bewegungstherapie stammten und mit Mind-Body-Verfahren kombiniert worden waren, z. B. körperliches Training mit Yoga oder Tai-Chi. Alle diese kombinierten Therapien erzielten signifikante Effekte auf Fatigue, waren aber nicht jeweils mit den Einzelinterventionen verglichen worden.

In einem weiteren Review wurden randomisierte Studien mit Therapie-programmen analysiert, die körperliche Bewegung, Schlafhygiene, Entspannungs-oder Imaginationsstechniken, Ernährungsberatung, Tagebuchtechniken sowie Tele-foninterviews kombinierten (Du et al., 2015). Die Programme dauerten zwischen 1 und 12 Wochen und es wurden insgesamt 1534 Patienten*innen mit verschiedenen Diagnosen (Brustkrebs, Lungenkrebs und gastrointestinale Tumoren) ein-geschlossen. Acht Studien zeigten moderate bis starke Effekte auf Fatigue, zwei Studien fanden keine Verbesserungen und in einer kam es sogar zu einer Ver-schlechterung der Fatiguesymptome. Diese letztgenannte Studie untersuchte ein vorrangig auf Aktivität ausgerichtetes Programm vor Beginn der Strahlentherapie. Die Autor*innen diskutierten, ob eine Verstärkung der Aufmerksamkeit auf Fatigue-symptome oder eine Überforderung der Patient*innen zu der Verschlechterung ge-führt hatten.

Mustian et al. (2017) untersuchten in einer Übersichtsarbeit und Metaanalyse die Wirksamkeit von Sport- und Bewegungstherapien, psychologischen Therapiean-sätzen (kognitive Verhaltenstherapie sowie Psychoedukation), medikamentösen Therapien (Psychostimulanzien, Paroxetin, Glucocorticoide) auf Fatigue und in 10 der 113 eingeschlossenen randomisierten Studien deren kombinierten Einsatz. Die Metaanalyse belegte die Wirksamkeit der multimodalen Therapieansätze (Abb. 4.2) und ergab weiterhin, dass ein kombinierter Therapieansatz nach Abschluss der onkologischen Behandlungsphase effektiver ist als während der onkologischen Be-handlung.

In einer Netzwerk-Metaanalyse zur Untersuchung verschiedener nichtpharmako-logischer Interventionen bei Fatigue (Wu et al., 2019) untersuchten 24 von 182 Stu-dien verschiedene Kombinationen von Sport- und Bewegungstherapien, psycho-logischen Therapien, Mind-Body-Verfahren, Lichttherapie und Akupunktur. Die Analyse ergab, dass multimodale Therapieansätze, im Sinne der obigen Definition, wirksam zur Reduktion von Fatiguesymptomen eingesetzt werden und zu teilweise größeren Effektstärken im Vergleich zu Einzeltherapien führten.

Ähnliche Ergebnisse fanden auch Cheng et al. (2017) in ihrem Cochrane Review, bewerteten die Ergebnisqualität allerdings als gering.

Eine weitere Netzwerkanalyse fand heraus, dass multimodale Therapieansätze mit kombinierten kognitiv-behavioralen und körperlichen Trainingstherapien mo-derate bis große Effektstärken erzielten und der alleinigen Anwendung von kognitiv-behavioralen Therapien überlegen waren (Hilfiker et al., 2018).

Intervention	Anzahl der Effektstärken	Gewichtete Effektstärken (WES)	Standardfehler des Mittelwerts (SE)	95 %- Konfidenzintervall (KI)	
Alle	127	0,33	0,05	0,24-0,43	
Pharmazeutische	14	0,09	0,05	0,00-0,19	
Bewegung plus psychologische	10	0,26	0,07	0,13-0,38	
Psychologische	34	0,27	0,05	0,21-0,33	
Bewegung	69	0,30	0,03	0,25-0,36	

Abb. 4.2 Gewichtete Effektstärken (WES = weighted effect sizes) der verschiedenen Inter-ventionen (jeweils für sich allein oder in Kombination mit anderen) Dann als Fußnote unter den rechten Teil der Abbildung. Forest plot der Gesamt-WES. Die Größe der Marker zeigen die Höhe der Effektstärken an

Neben den Ergebnissen systematischer Reviews sollen noch einige ausgewählte Einzelstudien vorgestellt werden, um die Vielfalt von multimodalen Therapieprogrammen zur Behandlung der Fatigue aufzuzeigen:

In einer explorativen, nur teilweise randomisierten Studie mit 126 Brustkrebs-Überlebenden wurden drei multimodale Programme verglichen. Das erste Programm umfasste psychoedukative Elemente einschließlich solche der Schlafhygiene und anthroposophisch-medizinische bewegungs- und kunsttherapeutische Ansätze (Eurythmie und Maltherapie), im zweiten Programm kam zu dem des ersten noch ein aerobes Training hinzu und das dritte Programm umfasste nur ein aerobes Training (Poier et al., 2019). Die beiden multimodalen Programme hatten gegenüber dem alleinigen aeroben Training signifikant stärkere Wirkungen auf verschiedene Parameter der Lebensqualität einschließlich Fatigue, die allerdings nicht mit einem Fatigue-spezifischen, sondern einem allgemeinen Lebensqualitätsmessinstrument gemessen worden waren (QLQ-C30). In einer weiteren Analyse dieser Studiendaten fanden Mehl et al. (2020), dass die beiden multimodalen Programme positive Wirkungen auf die Selbstregulation hatten und dass es korrelative Verbindungen zwischen der Reduktion der Fatigue und der Stärkung der Selbstregulation gab. Eine weitere Analyse der Studiendaten beschrieb positive Wirkungen der beiden multimodalen Programm auf Schlaf und Fatigue noch nach vier Jahren (Kröz et al., 2023).

In einer randomisierten Studie, in der eine Kombination aus kognitiv-behavioraler Therapie und einem abgestuften körperlichen Training mit einem Edukationsprogramm verglichen wurde, führte die multimodale Intervention zur signifikanten Verbesserung von Fatigue sowie einer Reihe von weiteren Lebensqualitätsparametern, allerdings wurde auch in dieser Studie kein Fatigue-spezifisches, sondern ein Messinstrument zur allgemeinen Lebensqualitätserfassung eingesetzt (Sandler et al., 2016).

In einer randomisierten Studie wurden 213 Patient*innen mit gemischten Krebsdiagnosen mit einem multimodalen Programm, bestehend aus supervidiertem körperlichem Ausdauertraining, Entspannungstherapie, Körperwahrnehmungsschulung und Massage, über 6 Wochen behandelt und mit einer Wartekontrollgruppe verglichen (Andersen et al., 2013). Das Programm wurde während der onkologischen Therapiephase durchgeführt. Fatiguesymptome wurden durch das Programm signifikant verbessert, jedoch ohne Effekte auf weitere Zielparameter der Lebensqualität und der psychischen Befindlichkeit.

Ein multimodales Programm während der adjuvanten Brustkrebstherapie bestehend aus einem moderaten Kraft- und Ausdauertraining und einer Ernährungstherapie mit Schulung erbrachte keine signifikante Verbesserung von Fatiguesymptomen, verglichen mit einer Kontrollgruppe mit „usual care". Der Autorengruppe zufolge liegt die Ursache sowohl an der Dauer der Intervention als auch an den Ausgangswerten der untersuchten Population. Je kürzer die Periodisierung (Gesamtdauer der Intervention) und je geringer die Fatiguesymptomatik vor der Intervention, desto geringer scheinen die Effekte zu sein (Jacot et al., 2020).

Die onkologische Rehabilitation ist beispielhaft für die Durchführung kombinierter Programme im Rahmen sowohl von stationären als auch ambulanten Maßnahmen, wobei diese Programme zumeist nicht nur auf die Reduktion der Fatigue, sondern breiter auf verschiedene Zielparameter der Lebensqualität oder berufliche Reintegration ausgerichtet sind. Die Besonderheit insbesondere des in Deutschland etablierten Systems der Rehabilitation ist die Durchführung von integrierten, auf den individuellen Bedarf der einzelnen Patient*innen ausgerichteten ambulanten oder stationären Programmen in der Verbindung von medizinischen, physiotherapeutischen, sport- und bewegungstherapeutischen und kunsttherapeutischen Maßnahmen. Alle diese Maßnahmen zielen auf die Förderung der Gesundheit, gezielten Behandlung von Folgewirkungen sowie soziale Teilhabe ab (Rick et al., 2022). In der englischsprachigen Forschungsliteratur wird der Fokus der Rehabilitation dagegen überwiegend auf Interventionen zur Verbesserung der körperlichen Aktivität gelegt. Randomisierte Studien zur Untersuchung der Wirksamkeit multimodaler Programme zur Behandlung der Fatigue im Rahmen des deutschen Rehabilitationssystems liegen nicht vor.

Insgesamt lässt sich festhalten, dass es einige Hinweise für die Effektivität und teilweise auch Überlegenheit von multimodalen Programmen im Vergleich zu Einzelinterventionen gibt, was der klinisch-ätiologischen Einschätzung entspricht, dass die verschiedenen Entstehungsfaktoren der Fatigue durch multimodale Interventionen am besten adressiert werden können. Offen ist allerdings, welche Kombinationen der verschiedenen Behandlungsformen und zu welchem Zeitpunkt am effektivsten sind.

Literatur

Abrahams, H. J. G., Knoop, H., Schreurs, M., Aaronson, N. K., Jacobsen, P. B., Newton, R. U., Courneya, K. S., Aitken, J. F., Arving, C., Brandberg, Y., Chambers, S. K., Gielissen, M. F. M., Glimelius, B., Goedendorp, M. M., Graves, K. D., Heiney, S. P., Horne, R., Hunter, M. S., Johansson, B., et al. (2020). Moderators of the effect of psychosocial interventions on fatigue in women with breast cancer and men with prostate cancer: Individual patient data meta-analyses. *Psycho-Oncology, 29*(11), 1772–1785. https://doi.org/10.1002/pon.5522

An, J. H., Kim, Y. J., Kim, K. J., Kim, S. H., Kim, N. H., Kim, H. Y., Kim, N. H., Choi, K. M., Baik, S. H., Choi, D. S., & Kim, S. G. (2016). L-carnitine supplementation for the management of fatigue in patients with hypothyroidism on levothyroxine treatment: A randomized, double-blind, placebo-controlled trial. *Endocrine Journal, 63*(10), 885–895. https://doi.org/10.1507/endocrj.EJ16-0109

Ancoli-Israel, S., Moore, P. J., & Jones, V. (2001). The relationship between fatigue and sleep in cancer patients: A review. *European Journal of Cancer Care (English Language Edition), 10*(4), 245–255.

Ancoli-Israel, S., Rissling, M., Neikrug, A., Trofimenko, V., Natarajan, L., Parker, B. A., Lawton, S., Desan, P., & Liu, L. (2012). Light treatment prevents fatigue in women undergoing chemotherapy for breast cancer. *Supportive Care in Cancer, 20*(6), 1211–1219. https://doi.org/10.1007/s00520-011-1203-z

Andersen, C., Rorth, M., Ejlertsen, B., Stage, M., Moller, T., Midtgaard, J., Quist, M., Bloomquist, K., & Adamsen, L. (2013). The effects of a six-week supervised multimodal exercise intervention during chemotherapy on cancer-related fatigue. *European Journal of Oncology Nursing, 17*(3), 331–339.

Andersen, L., McHugh, M., Ulrich, C., Meghani, S., & Deng, J. (2023). Coping skills interventions for fatigue in adults with hematologic malignancies: A systematic review. *The American Journal of Hospice & Palliative Care, 40*(2), 183–201. https://doi.org/10.1177/10499091221095531. Epub 2022 May 6. Erratum in: The American Journal of Hospice & Palliative Care, 2022 Jun 21; 10499091221109032. PMID: 35524400; PMCID: PMC9637237.

de Araujo, D. P., Pereira, P., Fontes, A. J. C., Marques, K. D. S., de Moraes, É., Guerra, R. N. M., & Garcia, J. B. S. (2021). The use of guarana (Paullinia cupana) as a dietary supplement for fatigue in cancer patients: A systematic review with a meta-analysis. *Supportive Care in Cancer.* https://doi.org/10.1007/s00520-021-06242-5

Armer, J. S., & Lutgendorf, S. K. (2020). The impact of yoga on fatigue in cancer survivorship: A meta-analysis. JNCI Cancer. *Spectrum, 4*(2), pkz098. https://doi.org/10.1093/jncics/pkz098

Ashrafi, F., Mousavi, S., & Karimi, M. (2018). Potential role of bupropion sustained release for cancer-related fatigue: A double-blind, placebo-controlled study. *Asian Pacific Journal of Cancer Prevention, 19*(6), 1547–1551. https://doi.org/10.22034/apjcp.2018.19.6.1547

Auret, K. A., Schug, S. A., Bremner, A. P., & Bulsara, M. (2009). A randomized, double-blind, placebo-controlled trial assessing the impact of dexamphetamine on fatigue in patients with advanced cancer. *Journal of Pain and Symptom Management, 37*(4), 613–621.

Bach, H. V., Kim, J., Myung, S. K., & Cho, Y. A. (2016). Efficacy of ginseng supplements on fatigue and physical performance: A meta-analysis. *Journal of Korean Medical Science, 31*(12), 1879–1886. https://doi.org/10.3346/jkms.2016.31.12.1879

Baguley, B. J., Skinner, T. L., & Wright, O. R. L. (2019). Nutrition therapy for the management of cancer-related fatigue and quality of life: A systematic review and meta-analysis. *British Journal of Nutrition, 122*(5), 527–541. https://doi.org/10.1017/S000711451800363X

Barton, D. L., Soori, G. S., Bauer, B. A., Sloan, J. A., Johnson, P. A., Figueras, C., Duane, S., Mattar, B., Liu, H., Atherton, P. J., Christensen, B., & Loprinzi, C. L. (2010). Pilot study of Panax quinquefolius (American ginseng) to improve cancer-related fatigue: A randomized, double-blind, dose-finding evaluation: NCCTG trial N03CA. *Supportive Care in Cancer, 18*(2), 179–187. https://doi.org/10.1007/s00520-009-0642-2

Barton, D. L., Liu, H., Dakhil, S. R., Linquist, B., Sloan, J. A., Nichols, C. R., McGinn, T. W., Stella, P. J., Seeger, G. R., Sood, A., & Loprinzi, C. L. (2013). Wisconsin Ginseng (Panax quinquefolius) to improve cancer-related fatigue: A randomized, double-blind trial, N07C2. *Journal of the National Cancer Institute, 105*(16), 1230–1238. https://doi.org/10.1093/jnci/djt181

Bauersfeld, S. P., Kessler, C. S., Wischnewsky, M., Jaensch, A., Steckhan, N., Stange, R., Kunz, B., Bruckner, B., Sehouli, J., & Michalsen, A. (2018). The effects of short-term fasting on quality of life and tolerance to chemotherapy in patients with breast and ovarian cancer: A randomized cross-over pilot study. *BMC Cancer, 18*(1), 476. https://doi.org/10.1186/s12885-018-4353-2

Belloni, S., Arrigoni, C., Baroni, I., Conte, G., Dellafiore, F., Ghizzardi, G., Magon, A., Villa, G., & Caruso, R. (2023a). Non-pharmacologic interventions for improving cancer-related fatigue (CRF): A systematic review of systematic reviews and pooled meta-analysis. *Seminars in Oncology, 50*(1–2), 49–59. https://doi.org/10.1053/j.seminoncol.2023.03.004. Epub 2023 Mar 21. PMID: 36973125.

Belloni, S., Bonucci, M., Arrigoni, C., Dellafiore, F., & Caruso, R. (2023b). A systematic review of systematic reviews and a pooled meta-analysis on complementary and integrative medicine for improving cancer-related fatigue. *Clinical Therapeutics, 45*(1), e54–e73. https://doi.org/10.1016/j.clinthera.2022.12.001. Epub 2022 Dec 22. PMID: 36566113.

Bennett, S., Pigott, A., Beller, E. M., Haines, T., Meredith, P., & Delaney, C. (2016). Educational interventions for the management of cancer-related fatigue in adults. *Cochrane Database of Systematic Reviews, 11*, CD008144.

Benson, H. (2015). *Mind body effect – How to counteract the harmful effects of stress.* Simon & Schuster.

Berger, A. (1998). *Patterns of fatigue and activity and rest during adjuvant breast cancer chemotherapy., 25*(1), 51–62.

Birgegård, G., Henry, D., Glaspy, J., Chopra, R., Thomsen, L. L., & Auerbach, M. (2016). A randomized noninferiority trial of intravenous iron isomaltoside versus oral iron sulfate in patients with nonmyeloid malignancies and anemia receiving chemotherapy: The PROFOUND Trial. *Pharmacotherapy, 36*(4), 402–414. https://doi.org/10.1002/phar.1729

Blanchard, C. M., Courneya, K. S., & Stein, K. (2008). cancer survivors' adherence to lifestyle behavior recommendations and associations with health-related quality of life: Results from the American Cancer Society's SCS-II. *Journal of Clinical Oncology, 26*(13), 2198–2204. https://doi.org/10.1200/JCO.2007.14.6217

Boesen, E. H., Ross, L., Frederiksen, K., Thomsen, B. L., Dahlstrom, K., Schmidt, G., Naested, J., Krag, C., & Johansen, C. (2005). Psychoeducational intervention for patients with cutaneous malignant melanoma: A replication study. *Journal of Clinical Oncology, 23*(6), 1270–1277.

Bohlius, J., Tonia, T., Nüesch, E., Jüni, P., Fey, M. F., Egger, M., & Bernhard, J. (2014). Effects of erythropoiesis-stimulating agents on fatigue- and anaemia-related symptoms in cancer patients: Systematic review and meta-analyses of published and unpublished data. *British Journal of Cancer, 111*(1), 33–45. https://doi.org/10.1038/bjc.2014.171

Borg, G. A. (1982). Psychophysical bases of perceived exertion. *Medicine and Science in Sports and Exercise, 14*(5), 377–381.

Bourmaud, A., Anota, A., Moncharmont, C., Tinquaut, F., Oriol, M., Trillet-Lenoir, V., Bajard, A., Parnalland, S., Rotonda, C., Bonnetain, F., Pérol, D., & Chauvin, F. (2017). Cancer-related fatigue management: Evaluation of a patient education program with a large-scale randomised controlled trial, the PEPs fatigue study. *British Journal of Cancer, 116*(7), 849–858. https://doi.org/10.1038/bjc.2017.31

Bower, J. E. (2014). Cancer-related fatigue – Mechanisms, risk factors, and treatments. *Nature Reviews Clinical Oncology, 11*(10), 597–609. https://doi.org/10.1038/nrclinonc.2014.127

Bradt, J., Shim, M., & Goodill, S. W. (2015). Dance/movement therapy for improving psychological and physical outcomes in cancer patients. *Cochrane Database of Systematic Reviews.* https://doi.org/10.1002/14651858.CD007103.pub3

Bradt, J., Dileo, C., Myers-Coffman, K., & Biondo, J. (2021). Music interventions for improving psychological and physical outcomes in people with cancer. *Cochrane Database of Systematic Reviews, 2021*(10). https://doi.org/10.1002/14651858.CD006911.pub4

Brandenbarg, D., Korsten, J. H. W. M., Berger, M. Y., & Berendsen, A. J. (2018). The effect of physical activity on fatigue among survivors of colorectal cancer: A systematic review and meta-analysis. *Supportive Care in Cancer, 26*(2), 393–403. https://doi.org/10.1007/s00520-017-3920-4

Bruera, E., Roca, E., Cedaro, L., Carraro, S., & Chacon, R. (1985). Action of oral methylprednisolone in terminal cancer patients: A prospective randomized double-blind study. *Cancer Treatment Reports, 69*(7-8), 751–754.

Bruera, E., Driver, L., Barnes, E. A., Willey, J., Shen, L., Palmer, J. L., & Escalante, C. (2003). Patient-controlled methylphenidate for the management of fatigue in patients with advanced cancer: A preliminary report. *Journal of Clinical Oncology, 21*(23), 4439–4443.

Bruera, E., Valero, V., Driver, L., Shen, L., Willey, J., Zhang, T., & Palmer, J. L. (2006). Patient-controlled methylphenidate for cancer fatigue: A double-blind, randomized, placebo-controlled trial. *Journal of Clinical Oncology, 24*(13), 2073–2078.

Bruera, E., Yennurajalingam, S., Palmer, J. L., Perez-Cruz, P. E., Frisbee-Hume, S., Allo, J. A., Williams, J. L., & Cohen, M. Z. (2013). Methylphenidate and/or a nursing telephone intervention for fatigue in patients with advanced cancer: A randomized, placebo-controlled, phase II trial. *Journal of Clinical Oncology, 31*, 2421–2427.

Brunet, J., Taran, S., Burke, S., & Sabiston, C. M. (2013). A qualitative exploration of barriers and motivators to physical activity participation in women treated for breast cancer. *Disability and Rehabilitation, 35*(24), 2038–2045. https://doi.org/10.3109/09638288.2013.802378

Buffart, L. M., Sweegers, M. G., May, A. M., Chinapaw, M. J., van Vulpen, J. K., Newton, R. U., Galvão, D. A., Aaronson, N. K., Stuiver, M. M., Jacobsen, P. B., Verdonck-de Leeuw, I. M., Steindorf, K., Irwin, M. L., Hayes, S., Griffith, K. A., Lucia, A., Herrero-Roman, F., Mesters, I., van Weert, E., et al. (2018). Targeting exercise interventions to patients with cancer in need: An individual patient data meta-analysis. *Journal of the National Cancer Institute, 110*(11), 1190–1200. https://doi.org/10.1093/jnci/djy161

Bundesärztekammer (BÄK). (2020). *Querschnitts-Leitlinien zur Therapie mit Blutkomponenten und Plasmaderivaten.*

Burney, B. O., & Garcia, J. M. (2012). Hypogonadism in male cancer patients. *J Cachexia Sarcopenia Muscle, 3*(3), 149–155. https://doi.org/10.1007/s13539-012-0065-7

Butler, J. M., Jr., Case, L. D., Atkins, J., Frizzell, B., Sanders, G., Griffin, P., Lesser, G., McMullen, K., McQuellon, R., Naughton, M., Rapp, S., Stieber, V., & Shaw, E. G. (2007). A phase III, double-blind, placebo-controlled prospective randomized clinical trial of d-threo-methylphenidate HCl in brain tumor patients receiving radiation therapy. *International Journal of Radiation Oncology, Biology, Physics, 69*(5), 1496–1501.

Caldwell, L. K., DuPont, W. H., Beeler, M. K., Post, E. M., Barnhart, E. C., Hardesty, V. H., Anders, J. P., Borden, E. C., Volek, J. S., & Kraemer, W. J. (2018). The effects of a Korean Ginseng, GINST15, on perceptual effort, psychomotor performance, and physical performance in men and women. *Journal of Sports Science & Medicine, 17*(1), 92–100.

Campbell, K. L., Winters-Stone, K. M., Wiskemann, J., May, A. M., Schwartz, A. L., Courneya, K. S., Zucker, D. S., Matthews, C. E., Ligibel, J. A., Gerber, L. H., Morris, G. S., Patel, A. V., Hue, T. F., Perna, F. M., & Schmitz, K. H. (2019). Exercise guidelines for cancer survivors: Consensus statement from international multidisciplinary roundtable. *Medicine and Science in Sports and Exercise, 51*(11), 2375–2390. https://doi.org/10.1249/MSS.0000000000002116

Carlson, L. E., & Garland, S. N. (2005). Impact of mindfulness-based stress reduction (MBSR) on sleep, mood, stress and fatigue symptoms in cancer outpatients. *International Journal of Behavioral Medicine, 12*(4), 278–285.

Carter, Y., Sippel, R. S., & Chen, H. (2014). Hypothyroidism after a cancer diagnosis: Etiology, diagnosis, complications, and management. *Oncologist, 19*(1), 34–43. https://doi.org/10.1634/theoncologist.2013-0237

Centeno, C., Rojí, R., Portela, M. A., De Santiago, A., Cuervo, M. A., Ramos, D., Gandara, A., Salgado, E., Gagnon, B., & Sanz, A. (2020). Improved cancer-related fatigue in a randomised clinical trial: Methylphenidate no better than placebo. *BMJ Support Palliat Care.* https://doi.org/10.1136/bmjspcare-2020-002454

Chaoul, A., Milbury, K., Spelman, A., Basen-Engquist, K., Hall, M. H., Wei, Q., Shih, Y.-C. T., Arun, B., Valero, V., Perkins, G. H., Babiera, G. V., Wangyal, T., Engle, R., Harrison, C. A., Li, Y., & Cohen, L. (2018). Randomized trial of Tibetan yoga in patients with breast cancer undergoing chemotherapy: Tibetan Yoga in Breast Cancer Patients. *Cancer, 124*(1), 36–45. https://doi.org/10.1002/cncr.30938

Charalambous, A., Berger, A. M., Matthews, E., Balachandran, D. D., Papastavrou, E., & Palesh, O. (2019). Cancer-related fatigue and sleep deficiency in cancer care continuum: Concepts, assessment, clusters, and management. *Supportive Care in Cancer, 27*(7), 2747–2753. https://doi.org/10.1007/s00520-019-04746-9

Chayadi, E., Baes, N., & Kiropoulos, L. (2022). The effects of mindfulness-based interventions on symptoms of depression, anxiety, and cancer-related fatigue in oncology patients: A systematic review and meta-analysis. *PloS One, 17*(7), e0269519. https://doi.org/10.1371/journal.pone.0269519

Chen, Y.-J., Li, X.-X., Ma, H.-K., Zhang, X., Wang, B.-W., Guo, T.-T., Xiao, Y., Bing, Z.-T., Ge, L., Yang, K.-H., & Han, X.-M. (2020). Exercise training for improving patient-reported outcomes in patients with advanced-stage cancer: A systematic review and meta-analysis. *Journal of Pain and Symptom Management, 59*(3), 734–749.e710. https://doi.org/10.1016/j.jpainsymman.2019.09.010

Cheng, K. K. F., Lim, Y. T. E., Koh, Z. M., & Tam, W. W. S. (2017). Home-based multidimensional survivorship programmes for breast cancer survivors. *Cochrane Database of Systematic Reviews, 8*(8), Cd011152. https://doi.org/10.1002/14651858.CD011152.pub2

Chin-Yee, N., Taylor, J., Rourke, K., Faig, D., Davis, A., Fergusson, D., & Saidenberg, E. (2018). Red blood cell transfusion in adult palliative care: A systematic review. *Transfusion, 58*(1), 233–241. https://doi.org/10.1111/trf.14413

Clifford, B. K., Mizrahi, D., & Sandler, C. X. (2018). Barriers and facilitators of exercise experienced by cancer survivors: A mixed methods systematic review. Support Care Cancer, 58 (3), 685–700.

Clinton, S. K., Giovannucci, E. L., & Hursting, S. D. (2020). The World Cancer Research Fund/American Institute for Cancer Research Third Expert Report on Diet, Nutrition, Physical Activity, and Cancer: Impact and future directions. *Journal of Nutrition, 150*(4), 663–671. https://doi.org/10.1093/jn/nxz268

Cohen, C. W., Fontaine, K. R., Arend, R. C., Soleymani, T., & Gower, B. A. (2018). Favorable effects of a ketogenic diet on physical function, perceived energy, and food cravings in women with ovarian or endometrial cancer: A randomized, controlled trial. *Nutrients, 10*(9). https://doi.org/10.3390/nu10091187

Committee on Herbal Medicinal Products (HMPC), & European Medicines Agency (EMA). (2014). *Community herbal monograph on Panax ginseng C.A.Meyer, radix.* EMA/HMPC/321233/2012 Corr.

Conley, C. C., Kamen, C. S., Heckler, C. E., Janelsins, M. C., Morrow, G. R., Peppone, L. J., Scalzo, A. J., Gross, H., Dakhil, S., Mustian, K. M., & Palesh, O. G. (2016). Modafinil moderates the relationship between cancer-related fatigue and depression in 541 patients receiving chemotherapy. *Journal of Clinical Psychopharmacology, 36*(1), 82–85.

Cormie, P., Aktinson, M., & Bucci, L. (2018). Clinical Oncology Society of Australia position statement on exercise in cancer care. *209*(4), 184–187.

Courneya, K. S., & Friedenreich, C. M. (1997). Relationship between exercise pattern across the cancer experience and current quality of life in colorectal cancer survivors. *Journal of Alternative and Complementary Medicine, 3*(3), 215–226. https://doi.org/10.1089/acm.1997.3.215

Courneya, K. S., & Friedenreich, C. M. (1999). Physical exercise and quality of life following cancer diagnosis: A literature review. *Annals of Behavioral Medicine, 21*(2), 171–179. https://doi.org/10.1007/bf02908298

Crabtree, V. M., LaRosa, K. N., MacArthur, E., Russell, K., Wang, F., Zhang, H., Pan, H., Brigden, J., Schwartz, L. E., Wilson, M., & Pappo, A. (2021). Feasibility and acceptability of light therapy to reduce fatigue in adolescents and young adults receiving cancer-directed therapy. *Behavioral Sleep Medicine, 19*(4), 492–504. https://doi.org/10.1080/15402002.2020.1797744

Cramer, H., Lauche, R., Klose, P., Lange, S., Langhorst, J., & Dobos, G. J. (2017). Yoga for improving health-related quality of life, mental health and cancer-related symptoms in women diagnosed with breast cancer. *Cochrane Database of Systematic Reviews.* https://doi.org/10.1002/14651858.CD010802.pub2

Crowder, S. L., Playdon, M. C., Gudenkauf, L. M., Ose, J., Gigic, B., Greathouse, L., Peoples, A. R., Sleight, A. G., Jim, H. S. L., & Figueiredo, J. C. (2022). A molecular approach to understanding the role of diet in cancer-related fatigue: Challenges and future opportunities. *Nutrients, 14*(7). https://doi.org/10.3390/nu14071496

Cullum, J. L., Wojciechowski, A. E., Pelletier, G., & Simpson, J. S. (2004). Bupropion sustained release treatment reduces fatigue in cancer patients. *Canadian Journal of Psychiatry. Revue Canadienne de Psychiatrie, 49*(2), 139–144. https://doi.org/10.1177/070674370404900209

Danhauer, S. C., Addington, E. L., Cohen, L., Sohl, S. J., Van Puymbroeck, M., Albinati, N. K., & Culos-Reed, S. N. (2019). Yoga for symptom management in oncology: A review of the evidence base and future directions for research. *Cancer, 125*(12), 1979–1989. https://doi.org/10.1002/cncr.31979

Davidson, J. R., MacLean, A. W., Brundage, M. D., & Schulze, K. (2002). Sleep disturbance in cancer patients. *Social Science and Medicine, 54*(9), 1309–1321. https://doi.org/10.1016/s0277-9536(01)00043-0

De Groot, S., Vreeswijk, M. P., Welters, M. J., Gravesteijn, G., Boei, J. J., Jochems, A., Houtsma, D., Putter, H., Van der Hoeven, J. J., Nortier, J. W., Pijl, H., & Kroep, J. R. (2015). The effects of short-term fasting on tolerance to (neo) adjuvant chemotherapy in HER2-negative breast cancer patients: A randomized pilot study. *BMC Cancer, 15*, 652. https://doi.org/10.1186/s12885-015-1663-5

de Raaf, P. J., de Klerk, C., Timman, R., Busschbach, J. J., Oldenmenger, W. H., & van der Rijt, C. C. (2013). Systematic monitoring and treatment of physical symptoms to alleviate fatigue in patients with advanced cancer: a randomized controlled trial. *Journal of Clinical Oncology,*

31(6), 716–723. https://doi.org/10.1200/JCO.2012.44.4216. Epub 2013 Jan 2. PMID: 23284036.

De Vries, U., Reif, K., Petermann, F., & Görres, S. (2011). *Fatigue individuell bewältigen (FIBS) – Schulungsmanual und Selbstmanagementprogramm für Menschen mit Krebs*. Verlag Hans Huber.

Deb, U., Mukhopadhyay, S., Bhattacharya, B., Banerjee, S., & Biswas, S. (2021). Efficacy and safety of modafinil versus dexamethasone in cancer-related fatigue: A prospective randomized controlled study. *Future Oncology, 17*(14), 1735–1747. https://doi.org/10.2217/fon-2020-0853. Epub 2021 Mar 2. PMID: 33648350.

Del Fabbro, E., Dev, R., Hui, D., Palmer, L., & Bruera, E. (2013a). Effects of melatonin on appetite and other symptoms in patients with advanced cancer and cachexia: A double-blind placebo-controlled trial. *Journal of Clinical Oncology, 31*(10), 1271–1276.

Del Fabbro, E., Garcia, J. M., Dev, R., Hui, D., Williams, J., Engineer, D., Palmer, J. L., Schover, L., & Bruera, E. (2013b). Testosterone replacement for fatigue in hypogonadal ambulatory males with advanced cancer: A preliminary double-blind placebo-controlled trial. *Supportive Care in Cancer, 21*(9), 2599–2607. https://doi.org/10.1007/s00520-013-1832-5

Dimeo, F., Rumberger, B. G., & Keul, J. (1998). Aerobic exercise as therapy for cancer fatigue. *Medicine and Science in Sports and Exercise, 30*(4), 475–478.

Dittus, K. L., Gramling, R. E., & Ades, P. A. (2017). Exercise interventions for individuals with advanced cancer: A systematic review. *Preventive Medicine, 104*, 124–132. https://doi.org/10.1016/j.ypmed.2017.07.015

Dohle, G. A., Bettocchi, C., Jones, T. H., & Kliesch, S. (2018). EAU-Leitlinie Männlicher Hypogonadismus. *J Reproduktionsmed Endokrinol, 15*(2), 71–88.

Dong, J., & Blier, P. (2001). Modification of norepinephrine and serotonin, but not dopamine, neuron firing by sustained bupropion treatment. *Psychopharmacology, 155*(1), 52–57. https://doi.org/10.1007/s002130000665

Dorneles, I. M. P., Fucks, M. B., Fontela, P. C., Frizzo, M. N., & Winkelmann, E. R. (2018). Guarana (Paullinia cupana) presents a safe and effective anti-fatigue profile in patients with chronic kidney disease: A randomized, double-blind, three-arm, controlled clinical trial. *Journal of Functional Foods, 51*, 1–7. https://doi.org/10.1016/j.jff.2018.10.004

Du, S., Hu, L., Dong, J., Xu, G., Jin, S., Zhang, H., & Yin, H. (2015). Patient education programs for cancer-related fatigue: A systematic review. *Patient Education and Counseling, 98*(11), 1308–1319.

Ebadi, Z., Goërtz, Y. M. J., Van Herck, M., Janssen, D. J. A., Spruit, M. A., Burtin, C., Thong, M. S. Y., Muris, J., Otker, J., Looijmans, M., Vlasblom, C., Bastiaansen, J., Prins, J., Wouters, E. F. M., Vercoulen, J. H., & Peters, J. B. (2021). The prevalence and related factors of fatigue in patients with COPD: A systematic review. *European Respiratory Review: An Official Journal of the European Respiratory Society, 30*(160). https://doi.org/10.1183/16000617.0298-2020

Ebede, C. C., Jang, Y., & Escalante, C. P. (2017). Cancer-related fatigue in cancer survivorship. *Medical Clinics of North America, 101*(6), 1085–1097.

Eguchi, K., Honda, M., Kataoka, T., Mukouyama, T., Tsuneto, S., Sakamoto, J., Oba, K., & Saji, S. (2015). Efficacy of corticosteroids for cancer-related fatigue: A pilot randomized placebo-controlled trial of advanced cancer patients. *Palliative & Supportive Care, 13*(5), 1301–1308. https://doi.org/10.1017/S1478951514001254. Epub 2014 Nov 5. PMID: 25370595.

El Mansari, M., Ghanbari, R., Janssen, S., & Blier, P. (2008). Sustained administration of bupropion alters the neuronal activity of serotonin, norepinephrine but not dopamine neurons in the rat brain. *Neuropharmacology, 55*(7), 1191–1198. https://doi.org/10.1016/j.neuropharm.2008.07.028

Elliott, J., Kelly, S. E., Millar, A. C., Peterson, J., Chen, L., Johnston, A., Kotb, A., Skidmore, B., Bai, Z., Mamdani, M., & Wells, G. A. (2017). Testosterone therapy in hypogonadal men: A systematic review and network meta-analysis. *BMJ Open, 7*(11), e015284. https://doi.org/10.1136/bmjopen-2016-015284

Escalante, C. P., Meyers, C., Reuben, J. M., Wang, X., Qiao, W., Manzullo, E., Alvarez, R. H., Morrow, P. K., Gonzalez-Angulo, A. M., Wang, X. S., Mendoza, T., Liu, W., Holmes, H.,

Hwang, J., Pisters, K., Overman, M., & Cleeland, C. (2014). A randomized, double-blind, 2-period, placebo-controlled crossover trial of a sustained-release methylphenidate in the treatment of fatigue in cancer patients. *Cancer Journal, 20*(1), 8–14.

Fabi, A., Horneber, M., & Weis, J. (2018). *ESMO Guideline of cancer related fatigue – Chapters.* E:\Literatur\PDF\7499.pdf

Fabi, A., Bhargava, R., Fatigoni, S., Guglielmo, M., Horneber, M., Roila, F., Weis, J., Jordan, K., & Ripamonti, C. I. (2020). Cancer-related fatigue: ESMO Clinical Practice Guidelines for diagnosis and treatment. *Annals of Oncology, 31*(6), 713–723. https://doi.org/10.1016/j.annonc.2020.02.016

Faw, C. A., & Brannigan, R. E. (2020). Hypogonadism and cancer survivorship. *Current Opinion in Endocrinology, Diabetes, and Obesity, 27*(6), 411–418. https://doi.org/10.1097/med.0000000000000583

Feller M, Snel M, Moutzouri E, Bauer DC, de Montmollin M, Aujesky D, Ford I, Gussekloo J, Kearney PM, Mooijaart S, Quinn T, Stott D, Westendorp R, Rodondi N, Dekkers OM. (2018). Association of Thyroid Hormone Therapy With Quality of Life and Thyroid-Related Symptoms in Patients With Subclinical Hypothyroidism: A Systematic Review and Meta-analysis. *JAMA,* 320(13), 1349–1359. https://doi.org/10.1001/jama.2018.13770. PMID: 30285179; PMCID: PMC6233842.

Feng, L. R., Fuss, T., Dickinson, K., Ross, A., & Saligan, L. N. (2019). Co-occurring symptoms contribute to persistent fatigue in prostate cancer. *Oncology, 96*(4), 183–191. https://doi.org/10.1159/000494620

Ferraro, L., Antonelli, T., O'Connor, W. T., Tanganelli, S., Rambert, F., & Fuxe, K. (1997). The antinarcoleptic drug modafinil increases glutamate release in thalamic areas and hippocampus. *Neuroreport, 8*(13), 2883–2887. https://doi.org/10.1097/00001756-199709080-00016

Field, T. (2014). Massage therapy research review. *Complementary Therapies in Clinical Practice, 20*(4), 224–229. https://doi.org/10.1016/j.ctcp.2014.07.002

Fowler, H., Belot, A., Ellis, L., Maringe, C., Luque-Fernandez, M. A., Njagi, E. N., Navani, N., Sarfati, D., & Rachet, B. (2020). Comorbidity prevalence among cancer patients: A population-based cohort study of four cancers. *BMC Cancer, 20*(1), 2. https://doi.org/10.1186/s12885-019-6472-9

Frikkel, J., Götte, M., Beckmann, M., Kasper, S., Hense, J., Teufel, M., Schuler, M., & Tewes, M. (2020). Fatigue, barriers to physical activity and predictors for motivation to exercise in advanced cancer patients. *BMC Palliative Care, 19*(1). https://doi.org/10.1186/s12904-020-00542-z

Fritschi, C., & Quinn, L. (2010). Fatigue in patients with diabetes: A review. *Journal of Psychosomatic Research, 69*(1), 33–41. https://doi.org/10.1016/j.jpsychores.2010.01.021

Galvão, D. A., Newton, R. U., Gardiner, R. A., Girgis, A., Lepore, S. J., Stiller, A., Mihalopolous, C., Occhipinti, S., & Chambers, S. K. (2015). Compliance to exercise-oncology guidelines in prostate cancer survivors and associations with psychological distress, unmet supportive care needs, and quality of life: Prostate cancer survivors and exercise. *Psycho-Oncology, 24*(10), 1241–1249. https://doi.org/10.1002/pon.3882

Gielissen, M. F., Verhagen, S., Witjes, F., & Bleijenberg, G. (2006). Effects of cognitive behavior therapy in severely fatigued disease-free cancer patients compared with patients waiting for cognitive behavior therapy: A randomized controlled trial. *Journal of Clinical Oncology, 24*(30), 4882–4887.

Gielissen, M. F., Verhagen, C. A., & Bleijenberg, G. (2007). Cognitive behaviour therapy for fatigued cancer survivors: Long-term follow-up. *British Journal of Cancer, 97*(5), 612–618.

Given, B., Given, C. W., McCorkle, R., Kozachik, S., Cimprich, B., Rahbar, M. H., & Wojcik, C. (2002). Pain and fatigue management: Results of a nursing randomized clinical trial [Barb. Given@ht.msu.edu]. *Oncology Nursing Forum, 29*(6), 949–956.

Given, B. A., Given, C. W., Jeon, S., & Sikorskii, A. (2005). Effect of neutropenia on the impact of a cognitive-behavioral intervention for symptom management. *Cancer, 104*(4), 869–878. https://doi.org/10.1002/cncr.21240

Given, C., Given, B., Rahbar, M., Jeon, S., McCorkle, R., Cimprich, B., Galecki, A., Kozachik, S., Brady, A., Fisher-Malloy, M. J., Courtney, K., & Bowie, E. (2004). Effect of a cognitive behavioral intervention on reducing symptom severity during chemotherapy. *Journal of Clinical Oncology, 22*(3), 507–516.

Godino, C., Jodar, L., Durán, A., Martínez, I., & Schiaffino, A. (2006). Nursing education as an intervention to decrease fatigue perception in oncology patients. *European Journal of Oncology Nursing, 10*(2), 150–155. https://doi.org/10.1016/j.ejon.2005.03.004

Goedendorp MM, Gielissen MF, Verhagen CA, Bleijenberg G. Psychosocial interventions for reducing fatigue during cancer treatment in adults. Cochrane Database Syst Rev. 2009 Jan 21;2009(1):CD006953. https://doi.org/10.1002/14651858.CD006953.pub2. PMID: 19160308; PMCID: PMC7197415.

Goit, R. K., Pant, B. N., & Shrewastwa, M. K. (2018). Moderate intensity exercise improves heart rate variability in obese adults with type 2 diabetes. *Indian Heart Journal, 70*(4), 486–491. https://doi.org/10.1016/j.ihj.2017.10.003

Grégoire, C., Faymonville, M.-E., Vanhaudenhuyse, A., Jerusalem, G., Willems, S., & Bragard, I. (2022). Randomized, controlled trial of an intervention combining self-care and self-hypnosis on fatigue, sleep, and emotional distress in posttreatment cancer patients: 1-year follow-up. *International Journal of Clinical and Experimental Hypnosis, 70*(2), 136–155. https://doi.org/1 0.1080/00207144.2022.2049973

Guglielmo, M., Di Pede, P., Alfieri, S., Bergamini, C., Platini, F., Ripamonti, C. I., Orlandi, E., Iacovelli, N. A., Licitra, L., Maddalo, M., & Bossi, P. (2020). A randomized, double-blind, placebo controlled, phase II study to evaluate the efficacy of ginseng in reducing fatigue in patients treated for head and neck cancer. *Journal of Cancer Research and Clinical Oncology, 146*(10), 2479–2487. https://doi.org/10.1007/s00432-020-03300-z

Gunn, G. B., Mendoza, T. R., Garden, A. S., Wang, X. S., Shi, Q., Morrison, W. H., Frank, S. J., Phan, J., Fuller, C. D., Chambers, M. S., Hanna, E. Y., Lu, C., Rosenthal, D. I., & Cleeland, C. S. (2020). Minocycline for symptom reduction during radiation therapy for head and neck cancer: A randomized clinical trial. *Supportive Care in Cancer, 28*(1), 261–269. https://doi.org/10.1007/s00520-019-04791-4

Haberlin, C., O'Dwyer, T., Mockler, D., Moran, J., O'Donnell, D. M., & Broderick, J. (2018). The use of eHealth to promote physical activity in cancer survivors: A systematic review. *Supportive Care in Cancer, 26*(10), 3323–3336. https://doi.org/10.1007/s00520-018-4305-z

Halbe, B. (2017). Aufklärungspflicht Teil 1: Rechtssicherheit für Ärzte und Patienten. *Dtsch Arztebl International, 114*(17), A-858.

Hamerski, L., Somner, G. V., & Tamaio, N. (2013). Paullinia cupana Kunth Sapindaceae: A review of its ethnopharmacology, phytochemistry and pharmacology. *J Med Plant Res, 7*(30), 2221–2229.

Hanna, A., Sledge, G., Mayer, M. L., Hanna, N., Einhorn, L., Monahan, P., Daggy, J., & Bhatia, S. (2006). A phase II study of methylphenidate for the treatment of fatigue. *Supportive Care in Cancer, 14*(3), 210–215.

Hardcastle, S. J., Maxwell-Smith, C., Kamarova, S., Lamb, S., Millar, L., & Cohen, P. A. (2018). Factors influencing non-participation in an exercise program and attitudes towards physical activity amongst cancer survivors. *Supportive Care in Cancer: Official Journal of the Multinational Association of Supportive Care in Cancer, 26*(4), 1289–1295. https://doi.org/10.1007/s00520-017-3952-9

Harinath, K., Malhotra, A. S., Pal, K., Prasad, R., Kumar, R., Kain, T. C., Rai, L., & Sawhney, R. C. (2004). Effects of Hatha yoga and Omkar meditation on cardiorespiratory performance, psychologic profile, and melatonin secretion. *The Journal of Alternative and Complementary Medicine, 10*(2), 261–268. https://doi.org/10.1089/10755530432306257

Hastka, J., Metzgeroth, G., & Gattermann, N. (2021). *Eisenmangel und Eisenmangelanämie*. Onkopedia Leitlinien.

Haussmann, A., Schmidt, M. E., Illmann, M. L., Schröter, M., Hielscher, T., Cramer, H., Maatouk, I., Horneber, M., & Steindorf, K. (2022). Meta-analysis of randomized controlled trials on yoga, psychosocial, and mindfulness-based interventions for cancer-related fatigue: What intervention characteristics are related to higher efficacy? *Cancers, 14*(8). https://doi.org/10.3390/cancers14082016

Heckler, C. E., Garland, S. N., Peoples, A. R., Perlis, M. L., Shayne, M., Morrow, G. R., Kamen, C., Hoefler, J., & Roscoe, J. A. (2016). Cognitive behavioral therapy for insomnia, but not arm-odafinil, improves fatigue in cancer survivors with insomnia: A randomized placebo-controlled trial. *Supportive Care in Cancer, 24*(5), 2059–2066. https://doi.org/10.1007/s00520-015-2996-y

Henry, T. R., Marshall, S. A., Avis, N. E., Levine, B. J., & Ip, E. H. (2018). Concordance networks and application to clustering cancer symptomology. *PloS One, 13*(3), e0191981. https://doi.org/10.1371/journal.pone.0191981

Hilfiker, R., Meichtry, A., Eicher, M., Nilsson Balfe, L., Knols, R. H., Verra, M. L., & Taeymans, J. (2018). Exercise and other non-pharmaceutical interventions for cancer-related fatigue in patients during or after cancer treatment: A systematic review incorporating an indirect-comparisons meta-analysis. *British Journal of Sports Medicine, 52*(10), 651–658. https://doi.org/10.1136/bjsports-2016-096422

Hollmann, W., Hettinger, T., & Strüder, H. K. (2000). *Sportmedizin: Grundlagen für Arbeit, Training und Präventivmedizin; mit 101 Tabellen* (4., völlig neu bearb. erw. Aufl. ed.). Schattauer.

Hovey, E., de Souza, P., Marx, G., Parente, P., Rapke, T., Hill, A., Bonaventura, A., Michele, A., Craft, P., Abdi, E., & Lloyd, A. (2014). Phase III, randomized, double-blind, placebo-controlled study of modafinil for fatigue in patients treated with docetaxel-based chemotherapy. *Supportive Care in Cancer, 22*(5), 1233–1242.

Howell, D., Oliver, T. K., Keller-Olaman, S., Davidson, J. R., Garland, S., Samuels, C., Savard, J., Harris, C., Aubin, M., Olson, K., Sussman, J., MacFarlane, J., & Taylor, C. (2014). Sleep disturbance in adults with cancer: A systematic review of evidence for best practices in assessment and management for clinical practice. *Annals of Oncology, 25*(4), 791–800. https://doi.org/10.1093/annonc/mdt506

Howell, D., Keshavarz, H., Hack, T., Hamel, M., Harth, T., Jones, J., McLeod, D., Olson, K., Sawka, A., Swinton, N., & Ali, M. (2015). *A Pan Canadian practice guideline for screening, assessment, and management of cancer-related fatigue in adults* (vol. version 2).

Huang, J., Han, Y., Wei, J., Liu, X., Du, Y., Yang, L., Li, Y., Yao, W., & Wang, R. (2020). The effectiveness of the internet-based self-management program for cancer-related fatigue patients: A systematic review and meta-analysis. *Clinical Rehabilitation, 34*(3), 287–298. https://doi.org/10.1177/0269215519889394

Huijing, Li Tianwen, Hou Shijiang, Sun Jing, Huang Xueqi, Wang Xi, Liang Tianhe, Zhao Jingnan, Hu Jianli, Ge Haiyan, Bai Jianming, He (2022) Efficacy of ginseng oral administration and ginseng injections on cancer-related fatigue: A meta-analysis Medicine 101(46) e31363. https://doi.org/10.1097/MD.0000000000031363

Huizinga, F., Westerink, N. L., Berendsen, A. J., Walenkamp, A. M. E., Mathieu, D. E., Oude Nijeweeme, J. K., Geertruida, H. B., Berger, M. Y., & Brandenbarg, D. (2021). Home-based physical activity to alleviate fatigue in cancer survivors: A systematic review and meta-analysis. *Medicine and Science in Sports and Exercise, 53*(12), 2661–2674. https://doi.org/10.1249/mss.0000000000002735

Hung, C.-M., Zeng, B.-Y., Zeng, B.-S., Sun, C.-K., Cheng, Y.-S., Su, K.-P., Wu, Y.-C., Chen, T.-Y., Lin, P.-Y., Liang, C.-S., Hsu, C.-W., Chu, C.-S., Chen, Y.-W., Yeh, P.-Y., Wu, M.-K., Tseng, P.-T., & Matsuoka, Y. J. (2021). Cancer-related fatigue: Light therapy: Updated meta-analysis of randomised controlled trials. *BMJ Supportive & Palliative Care.* https://doi.org/10.1136/bmjspcare-2021-003135

Hyland, K. A., Nelson, A. M., Eisel, S. L., Hoogland, A. I., Ibarz-Pinilla, J., Sweet, K., Jacobsen, P. B., Knoop, H., & Jim, H. S. L. (2022). Fatigue perpetuating factors as mediators of change in a cognitive behavioral intervention for targeted therapy-related fatigue in chronic myeloid leukemia: A pilot study. *Annals of Behavioral Medicine, 56*(2), 137–145. https://doi.org/10.1093/abm/kaab035

Inglis, J. E., Lin, P.-J., Kerns, S. L., Kleckner, I. R., Kleckner, A. S., Castillo, D. A., Mustian, K. M., & Peppone, L. J. (2019). Nutritional interventions for treating cancer-related fatigue: A

qualitative review. *Nutrition and Cancer, 71*(1), 21–40. https://doi.org/10.1080/0163558
1.2018.1513046

Innominato, P. F., Lim, A. S., Palesh, O., Clemons, M., Trudeau, M., Eisen, A., Wang, C., Kiss, A.,
Pritchard, K. I., & Bjarnason, G. A. (2016). The effect of melatonin on sleep and quality of life
in patients with advanced breast cancer. *Supportive Care in Cancer, 24*(3), 1097–1105.

Irwin, M. R., Olmstead, R., Carrillo, C., Sadeghi, N., Nicassio, P., Ganz, P. A., & Bower,
J. E. (2017). Tai Chi Chih compared with cognitive behavioral therapy for the treatment of in-
somnia in survivors of breast cancer: A randomized, partially blinded, noninferiority trial.
Journal of Clinical Oncology, 35(23), 2656–2665. https://doi.org/10.1200/jco.2016.71.0285

Jacobsen, P. B., Donovan, K. A., Vadaparampil, S. T., & Small, B. J. (2007). Systematic review and
meta-analysis of psychological and activity-based interventions for cancer-related fatigue.
Health Psychology, 26(6), 660–667.

Jacot, W., Arnaud, A., Jarlier, M., Lefeuvre-Plesse, C., Dalivoust, P., Senesse, P., Azzedine, A., Tredan, O., Sadot-Lebouvier, S., Mas, S., Carayol, M., Bleuse, J.-P., Gourgou, S., Janiszewski, C.,
Launay, S., D'Hondt, V., Lauridant, G., Grenier, J., Romieu, G., et al. (2020). Brief hospital
supervision of exercise and diet during adjuvant breast cancer therapy is not enough to relieve
fatigue: A multicenter randomized controlled trial. *Nutrients, 12*(10), 3081. https://doi.
org/10.3390/nu12103081

Jafari-Koulaee, A., & Bagheri-Nesami, M. (2021). The effect of melatonin on sleep quality and insomnia in patients with cancer: A systematic review study. *Sleep Medicine, 82*, 96–103. https://
doi.org/10.1016/j.sleep.2021.03.040

Jamerson, B. D., Krishnan, K. R., Roberts, J., Krishen, A., & Modell, J. G. (2003). Effect of bupropion SR on specific symptom clusters of depression: Analysis of the 31-item Hamilton Rating
Scale for depression. *Psychopharmacology Bulletin, 37*(2), 67–78.

Jiang, S. L., Liu, H. J., Liu, Z. C., Liu, N., Liu, R., Kang, Y. R., Ji, J. G., Zhang, C., Hua, B. J., &
Kang, S. J. (2017). Adjuvant effects of fermented red ginseng extract on advanced non-small
cell lung cancer patients treated with chemotherapy. *Chinese Journal of Integrative Medicine,
23*(5), 331–337.

Jiang, X. H., Chen, X. J., Xie, Q. Q., Feng, Y. S., Chen, S., & Peng, J. S. (2020). Effects of art therapy in cancer care: A systematic review and meta-analysis. *European Journal of Cancer Care,
29*(5). https://doi.org/10.1111/ecc.13277

Jim, H. S. L., Hoogland, A. I., Han, H. S., Culakova, E., Heckler, C., Janelsins, M., Williams,
G. C., Bower, J., Cole, S., Desta, Z., Babilonia, M. B., Morrow, G., & Peppone, L. (2020). A
randomized placebo-controlled trial of bupropion for cancer-related fatigue: Study design and
procedures. *Contemporary Clinical Trials, 91*, 105976. https://doi.org/10.1016/j.
cct.2020.105976

Kabat-Zinn, J. (1982). An outpatient program in behavioral medicine for chronic pain patients
based on the practice of mindfulness meditation: Theoretical considerations and preliminary
results. *General Hospital Psychiatry, 4*(1), 33–47. https://doi.org/10.1016/0163-834
3(82)90026-3

Kamal, M., Wang, X. S., Shi, Q., Mendoza, T., Garcia-Gonzalez, A., Bokhari, R. H., Cleeland,
C. S., & Fogelman, D. R. (2020). A randomized, placebo-controlled, double-blind study of minocycline for reducing the symptom burden experienced by patients with advanced pancreatic
cancer. *Journal of Pain and Symptom Management, 59*(5), 1052–1058.e1051. https://doi.
org/10.1016/j.jpainsymman.2020.01.007

Kamath, J., Yarbrough, G. G., Prange, A. J., Jr., & Winokur, A. (2009). The thyrotropin-releasing
hormone (TRH)-immune system homeostatic hypothesis. *Pharmacology and Therapeutics,
121*(1), 20–28.

Kamath, J., Feinn, R., & Winokur, A. (2011). Thyrotropin-releasing hormone as a treatment for
cancer-related fatigue: A randomized controlled study. *Supportive Care in Cancer, 20*(8),
1745–1753.

Kangas, M., Bovbjerg, D. H., & Montgomery, G. H. (2008). Cancer-related fatigue: A systematic
and meta-analytic review of non-pharmacological therapies for cancer patients. *Psychological
Bulletin, 134*(5), 700–741.

Kast, R. E. (2005). Evidence of a mechanism by which etanercept increased TNF-alpha in multiple myeloma: New insights into the biology of TNF-alpha giving new treatment opportunities – The role of bupropion. *Leukemia Research, 29*(12), 1459–1463. https://doi.org/10.1016/j.leukres.2005.05.006

Kast, R. E., & Altschuler, E. L. (2005). Anti-apoptosis function of TNF-alpha in chronic lymphocytic leukemia: Lessons from Crohn's disease and the therapeutic potential of bupropion to lower TNF-alpha. *Archivum Immunologiae et Therapiae Experimentalis, 53*(2), 143–147.

Kerr, C. W., Drake, J., Milch, R. A., Brazeau, D. A., Skretny, J. A., Brazeau, G. A., & Donnelly, J. P. (2012). Effects of methylphenidate on fatigue and depression: A randomized, double-blind, placebo-controlled trial. *Journal of Pain and Symptom Management, 43*(1), 68–77.

Kim, S. D., & Kim, H. S. (2005). Effects of a relaxation breathing exercise on fatigue in haemopoietic stem cell transplantation patients. Journal of Clinical Nursing, 14, 51-55. https://doi.org/10.1111/j.1365-2702.2004.00938.x

Kim, H. S., Kim, M. K., Lee, M., Kwon, B. S., Suh, D. H., & Song, Y. S. (2017). Effect of red ginseng on genotoxicity and health-related quality of life after adjuvant chemotherapy in patients with epithelial ovarian cancer: A randomized, double blind, placebo-controlled trial. *Nutrients, 9*(7). https://doi.org/10.3390/nu9070772

Kim, J. W., Han, S. W., Cho, J. Y., Chung, I. J., Kim, J. G., Lee, K. H., Park, K. U., Baek, S. K., Oh, S. C., Lee, M. A., Oh, D., Shim, B., Ahn, J. B., Shin, D., Lee, J. W., & Kim, Y. H. (2020). Korean red ginseng for cancer-related fatigue in colorectal cancer patients with chemotherapy: A randomised phase III trial. *European Journal of Cancer, 130*, 51–62. https://doi.org/10.1016/j.ejca.2020.02.018

Koch, K. (2021). *Eckpunkte evidenzbasierter Gesundheitsinformationen. Bundesgesundheitsbl, 64*, 568–572. https://doi.org/10.1007/s00103-021-03321-0

Koch, S. C., & Bräuninger, I. (2020). Tanz- und Bewegungstherapie in der Onkologie – Übersicht zum Forschungsstand. *Der Onkologe, 26*(9), 826–836. https://doi.org/10.1007/s00761-020-00790-x

Koevoets, E. W., Schagen, S. B., de Ruiter, M. B., Geerlings, M. I., Witlox, L., van der Wall, E., Stuiver, M. M., Sonke, G. S., Velthuis, M. J., Jobsen, J. J., Menke-Pluijmers, M. B. E., Göker, E., van der Pol, C. C., Bos, M., Tick, L. W., van Holsteijn, N. A., van der Palen, J., May, A. M., & Monninkhof, E. M. (2022). Effect of physical exercise on cognitive function after chemotherapy in patients with breast cancer: A randomized controlled trial (PAM study). *Breast Cancer Research, 24*(1), 36. https://doi.org/10.1186/s13058-022-01530-2

Koné, A. P., & Scharf, D. (2021). Prevalence of multimorbidity in adults with cancer, and associated health service utilization in Ontario, Canada: A population-based retrospective cohort study. *BMC Cancer, 21*(1), 406. https://doi.org/10.1186/s12885-021-08102-1

Kröz M, Quittel F, Reif M, Zerm R, Pranga D, Bartsch C, Brinkhaus B, Büssing A, Gutenbrunner, CRF study group (2023) Four-year follow-up on fatigue and sleep quality of a three-armed partly randomized controlled study in breast cancer survivors with cancer-related fatigue. Scientific Reports, 13(1). https://doi.org/10.1038/s41598-022-25322-y

Laigle-Donadey, F., Ducray, F., Boone, M., Diallo, M. H., Hajage, D., Ramirez, C., Chinot, O., Ricard, D., & Delattre, J.-Y. (2019). A phase III double-blind placebo-controlled randomized study of dexamphetamine sulfate for fatigue in primary brain tumors patients: An ANOCEF trial (DXA). *Neuro-Oncology Advances, 1*(1). https://doi.org/10.1093/noajnl/vdz043

Lavín-Pérez, A. M., Collado-Mateo, D., Mayo, X., Liguori, G., Humphreys, L., Copeland, R. J., & Jiménez, A. (2021). Effects of high-intensity training on the quality of life of cancer patients and survivors: A systematic review with meta-analysis. *Scientific Reports, 11*(1), 15089. https://doi.org/10.1038/s41598-021-94476-y

Ledesma, D., & Kumano, H. (2009). Mindfulness-based stress reduction and cancer:A meta-analysis: Mindfulness and cancer. *Psycho-Oncology, 18*(6), 571–579. https://doi.org/10.1002/pon.1400

Leitlinienprogramm Onkologie (Deutsche Krebsgesellschaft, D. K., & AWMF). (2020). *Erweiterte S3-Leitlinie Palliativmedizin für Patienten mit einer nichtheilbaren Krebserkrankung. Langversion 2.2.* (Vol. AWMF-Registernummer: 128/001OL).

Leitlinienprogramm Onkologie (Deutsche Krebsgesellschaft, D. K., & AWMF). (2021). *S3-Leitlinie Komplementärmedizin in der Behandlung onkologischer PatientInnen. Langfassung.* (Vol. Registernummer: 032/055OL).

Lengacher, C. A., Johnson-Mallard, V., Post-White, J., Moscoso, M. S., Jacobsen, P. B., Klein, T. W., Widen, R. H., Fitzgerald, S. G., Shelton, M. M., Barta, M., Goodman, M., Cox, C. E., & Kip, K. E. (2009). Randomized controlled trial of mindfulness-based stress reduction (MBSR) for survivors of breast cancer. *Psycho-Oncology, 18,* 1261–1272.

Lengacher, C. A., Reich, R. R., Post-White, J., Moscoso, M., Shelton, M. M., Barta, M., Le, N., & Budhrani, P. (2012). Mindfulness based stress reduction in post-treatment breast cancer patients: An examination of symptoms and symptom clusters. *Journal of Behavioral Medicine, 35*(1), 86–94.

Ligibel, J. A., Meyerhardt, J., Pierce, J. P., Najita, J., Shockro, L., Campbell, N., Newman, V. A., Barbier, L., Hacker, E., Wood, M., Marshall, J., Paskett, E., & Shapiro, C. (2012). Impact of a telephone-based physical activity intervention upon exercise behaviors and fitness in cancer survivors enrolled in a cooperative group setting. *Breast Cancer Research and Treatment, 132*(1), 205–213.

Ligibel, J. A., Bohlke, K., May, A. M., Clinton, S. K., Demark-Wahnefried, W., Gilchrist, S. C., Irwin, M. L., Late, M., Mansfield, S., Marshall, T. F., Meyerhardt, J. A., Thomson, C. A., Wood, W. A., & Alfano, C. M. (2022). Exercise, diet, and weight management during cancer treatment: ASCO Guideline. *Journal of Clinical Oncology, 40*(22), 2491–2507. https://doi.org/10.1200/JCO.22.00687

Li, H., Che, K., Zhi, Z., Xu, W., Huang, J., Wang, X., Liang, X., Zhao, T., Hu, J., Hou, T., Sun, S., & He, J. (2023a). Efficacy and safety of methylphenidate and ginseng in cancer-related fatigue: A network meta-analysis of randomized controlled trials. *Translational Cancer Research, 12*(4), 732–742. https://doi.org/10.21037/tcr-22-2303. Epub 2023 Apr 10. PMID: 37180654; PMCID: PMC10174756.

Li, X., Yang, M., Zhang, Y. L., Hou, Y. N., Smith, C. M., Korenstein, D., & Mao, J. J. (2023b). Ginseng and ginseng herbal formulas for symptomatic management of fatigue: A systematic review and meta-analysis. *Journal of Integrative and Complementary Medicine, 29*(8), 468–482. https://doi.org/10.1089/jicm.2022.0532. Epub 2023 Feb 1. PMID: 36730693; PMCID: PMC10457628.

Li, H., Hou, T., Sun, S., Huang, J., Wang, X., Liang, X., Zhao, T., Hu, J., Ge, J., Bai, H., & He, J. (2022). Efficacy of ginseng oral administration and ginseng injections on cancer-related fatigue: A meta-analysis. *Medicine (Baltimore), 101*(46), e31363. https://doi.org/10.1097/MD.0000000000031363. PMID: 36401389; PMCID: PMC9678550.

Lin, Yang Kerri, Winters-Stone Benny, Rana Chao, Cao Linda E., Carlson Kerry S., Courneya Christine M., Friedenreich Kathryn H., Schmitz (2021) Tai Chi for cancer survivors: A systematic review toward consensus-based guidelines. *Abstract Cancer Medicine,* 10(21), 7447–7456. https://doi.org/10.1002/cam4.v10.21

Lin, C., Diao, Y., Dong, Z., Song, J., & Bao, C. (2020). The effect of attention and interpretation therapy on psychological resilience, cancer-related fatigue, and negative emotions of patients after colon cancer surgery. *Annals of Palliative Medicine, 9*(5), 3261–3270.

Lin, K.-Y., Edbrooke, L., Granger, C. L., Denehy, L., & Frawley, H. C. (2019). The impact of gynaecological cancer treatment on physical activity levels: A systematic review of observational studies. *Brazilian Journal of Physical Therapy, 23*(2), 79–92. https://doi.org/10.1016/j.bjpt.2018.11.007

Liu, Y. C., Hung, T. T., Konara Mudiyanselage, S. P., Wang, C. J., & Lin, M. F. (2022). Beneficial exercises for cancer-related fatigue among women with breast cancer: A systematic review and network meta-analysis. *Cancers, 15*(1). https://doi.org/10.3390/cancers15010151

Loprinzi, C. E., Prasad, K., Schroeder, D. R., & Sood, A. (2011). Stress Management and Resilience Training (SMART) program to decrease stress and enhance resilience among breast cancer survivors: A pilot randomized clinical trial. *Clinical Breast Cancer, 11*(6), 364–368. https://doi.org/10.1016/j.clbc.2011.06.008

Lower E, Fleishman S, Cooper A et al, Efficacy of Dexmethylphenidate for the Treatment of Fatigue After Cancer Chemotherapy: A Randomized Clinical Trial, Journal of Pain and Symptom

Management, Volume 38, Issue 5, 2009, 650-662, https://doi.org/10.1016/j.jpainsymman.2009.03.011.

Lund Rasmussen, C., Klee Olsen, M., Thit Johnsen, A., Aagaard Petersen, M., Lindholm, H., Andersen, L., Villadsen, B., Groenvold, M., & Pedersen, L. (2015). Effects of melatonin on physical fatigue and other symptoms in patients with advanced cancer receiving palliative care: A double-blind placebo-controlled crossover trial: Effects of melatonin on physical fatigue. *Cancer, 121*(20), 3727–3736. https://doi.org/10.1002/cncr.29563

Luo, W. T., & Huang, T. W. (2023). Effects of ginseng on cancer-related fatigue: A systematic review and meta-analysis of randomized controlled trials. *Cancer Nursing, 46*(2), 120–127. https://doi.org/10.1097/NCC.0000000000001068. Epub 2022 Feb 22. PMID: 35184068.

Mar Fan, H. G., Clemons, M., Xu, W., Chemerynsky, I., Breunis, H., Braganza, S., & Tannock, I. F. (2008). A randomised, placebo-controlled, double-blind trial of the effects of d-methylphenidate on fatigue and cognitive dysfunction in women undergoing adjuvant chemotherapy for breast cancer [Ian.Tannock@uhn.on.ca]. *Supportive Care in Cancer, 16*(6), 577–583.

Margaret L., McNeely Kerry S., Courneya (2010) Exercise Programs for Cancer-Related Fatigue: Evidence and Clinical Guidelines Journal of the National Comprehensive Cancer Network, 8(8), 945–953 https://doi.org/10.6004/jnccn.2010.0069

Martoni, A. A., Cavanna, L., & Porzio, G. (2018). Letter to the editor: Panax ginseng for cancer-related fatigue. *Journal of the National Comprehensive Cancer Network, 16*(4), 342. https://doi.org/10.6004/jnccn.2018.7006

Mason, C., Alfano, C. M., Smith, A. W., Wang, C. Y., Neuhouser, M. L., Duggan, C., Bernstein, L., Baumgartner, K. B., Baumgartner, R. N., Ballard-Barbash, R., & McTiernan, A. (2013). Long-term physical activity trends in breast cancer survivors. *Cancer Epidemiology, Biomarkers and Prevention, 22*(6), 1153–1161. https://doi.org/10.1158/1055-9965.Epi-13-0141

Mehl, A., Reif, M., Zerm, R., Pranga, D., Friemel, D., Berger, B., Brinkhaus, B., Gutenbrunner, C., Büssing, A., & Kröz, M. (2020). Impact of a multimodal and combination therapy on self-regulation and internal coherence in German breast cancer survivors with chronic cancer-related fatigue: A mixed-method comprehensive cohort design study. *Integrative Cancer Therapies, 19*, 1534735420935618. https://doi.org/10.1177/1534735420935618

Miller, A. H., Ancoli-Israel, S., Bower, J. E., Capuron, L., & Irwin, M. R. (2008). Neuroendocrine-immune mechanisms of behavioral comorbidities in patients with cancer. *Journal of Clinical Oncology, 26*(6), 971–982.

Minton, O., Stone, P., Richardson, A., Sharpe, M., & Hotopf, M. (2010). Drug therapy for the management of cancer related fatigue. *Cochrane Database of Systematic Reviews, 7*(7), CD006704.

Mitchell, G. K., Hardy, J. R., Nikles, C. J., Carmont, S. A., Senior, H. E., Schluter, P. J., Good, P., & Currow, D. C. (2015). The effect of methylphenidate on fatigue in advanced cancer: An aggregated N-of-1 trial. *Journal of Pain and Symptom Management, 50*(3), 289–296.

Mock, V., Dow, K. H., Meares, C. J., Grimm, P. M., Dienemann, J. A., Haisfield-Wolfe, M. E., Quitasol, W., Mitchell, S., Chakravarthy, A., & Gage, I. (1997). Effects of exercise on fatigue, physical functioning, and emotional distress during radiation therapy for breast cancer. *Oncology Nursing Forum, 24*(6), 991–1000.

Moraska, A. R., Sood, A., Dakhil, S. R., Sloan, J. A., Barton, D., Atherton, P. J., Suh, J. J., Griffin, P. C., Johnson, D. B., Ali, A., Silberstein, P. T., Duane, S. F., & Loprinzi, C. L. (2010). Phase III, randomized, double-blind, placebo-controlled study of long-acting methylphenidate for cancer-related fatigue: North Central Cancer Treatment Group NCCTG-N05C7 Trial. *Journal of Clinical Oncology, 28*(23), 3673–3679.

Morrow, G. R., Hickok, J. T., Roscoe, J. A., Raubertas, R. F., Andrews, P. L., Flynn, P. J., Hynes, H. E., Banerjee, T. K., Kirshner, J. J., & King, D. K. (2003). Differential effects of paroxetine on fatigue and depression: A randomized, double-blind trial from the University of Rochester Cancer Center Community Clinical Oncology Program. *Journal of Clinical Oncology, 21*(24), 4635–4641.

Moss, E. L., Simpson, J. S., Pelletier, G., & Forsyth, P. (2006). An open-label study of the effects of bupropion SR on fatigue, depression and quality of life of mixed-site cancer patients and their partners. *Psycho-Oncology, 15*(3), 259–267. https://doi.org/10.1002/pon.952

Müller, F., Wijayanto, F., Abrahams, H., Gielissen, M., Prinsen, H., Braamse, A., van Laarhoven, H. W. M., Groot, P., Heskes, T., & Knoop, H. (2021). Potential mechanisms of the fatigue-reducing effect of cognitive-behavioral therapy in cancer survivors: Three randomized controlled trials. *Psycho-Oncology, 30*(9), 1476–1484. https://doi.org/10.1002/pon.5710

Mustian, K. M., Morrow, G. R., Carroll, J. K., Figueroa-Moseley, C. D., Jean-Pierre, P., & Williams, G. C. (2007). Integrative nonpharmacologic behavioral interventions for the management of cancer-related fatigue. *Oncologist, 12*(Suppl 1), 52–67.

Mustian, K. M., Alfano, C. M., Heckler, C., Kleckner, A. S., Kleckner, I. R., Leach, C. R., Mohr, D., Palesh, O. G., Peppone, L. J., Piper, B. F., Scarpato, J., Smith, T., Sprod, L. K., & Miller, S. M. (2017). Comparison of pharmaceutical, psychological, and exercise treatments for cancer-related fatigue: A meta-analysis. *JAMA oncology, 3*(7), 961–968. https://doi.org/10.1001/jamaoncol.2016.6914

National Comprehensive Cancer Network (NCCN). (2023). *Cancer related fatigue NCCN Clinical Practice Guidelines in Oncology (NCCN Guidelines ®)*. (Vol. Version 2.2023 – January 30, 2023).

Oberoi, S., Robinson, P. D., Cataudella, D., Culos-Reed, S. N., Davis, H., Duong, N., Gibson, F., Götte, M., Hinds, P., Nijhof, S. L., Tomlinson, D., van der Torre, P., Cabral, S., Dupuis, L. L., & Sung, L. (2018). Physical activity reduces fatigue in patients with cancer and hematopoietic stem cell transplant recipients: A systematic review and meta-analysis of randomized trials. *Critical Reviews in Oncology/Hematology, 122*, 52–59. https://doi.org/10.1016/j.critrevonc.2017.12.011

Ormel, H. L., van der Schoot, G. G. F., Sluiter, W. J., Jalving, M., Gietema, J. A., & Walenkamp, A. M. E. (2018). Predictors of adherence to exercise interventions during and after cancer treatment: A systematic review. *Psycho-Oncology, 27*(3), 713–724. https://doi.org/10.1002/pon.4612

Pachman, D. R., Dockter, T., Zekan, P. J., Fruth, B., Ruddy, K. J., Ta, L. E., Lafky, J. M., Dentchev, T., Le-Lindqwister, N. A., Sikov, W. M., Staff, N., Beutler, A. S., & Loprinzi, C. L. (2017). A pilot study of minocycline for the prevention of paclitaxel-associated neuropathy: ACCRU study RU221408I. *Supportive Care in Cancer, 25*(11), 3407–3416. https://doi.org/10.1007/s00520-017-3760-2

Page, B. R., Shaw, E. G., Lu, L., Bryant, D., Grisell, D., Lesser, G. J., Monitto, D. C., Naughton, M. J., Rapp, S. R., Savona, S. R., Shah, S., Case, D., & Chan, M. D. (2015). Phase II double-blind placebo-controlled randomized study of armodafinil for brain radiation-induced fatigue. *Neuro-Oncology, 17*(10), 1393–1401.

Panossian, A. (2017). Understanding adaptogenic activity: Specificity of the pharmacological action of adaptogens and other phytochemicals: Mechanisms of adaptogenic activity of botanicals. *Annals of the New York Academy of Sciences, 1401*(1), 49–64. https://doi.org/10.1111/nyas.13399

Papakostas, G. I., Nutt, D. J., Hallett, L. A., Tucker, V. L., Krishen, A., & Fava, M. (2006). Resolution of sleepiness and fatigue in major depressive disorder: A comparison of bupropion and the selective serotonin reuptake inhibitors. *Biological Psychiatry, 60*(12), 1350–1355.

Park, S.-S., Park, H.-S., Jeong, H., Kwak, H.-B., No, M.-H., Heo, J.-W., Yoo, S.-Z., & Kim, T.-W. (2019). Treadmill exercise ameliorates chemotherapy-induced muscle weakness and central fatigue by enhancing mitochondrial function and inhibiting apoptosis. *International Neurourology Journal, 23*(Suppl 1), S32–S39. https://doi.org/10.5213/inj.1938046.023

Paulsen, O., Klepstad, P., Rosland, J. H., Aass, N., Albert, E., Fayers, P., & Kaasa, S. (2014). Efficacy of methylprednisolone on pain, fatigue, and appetite loss in patients with advanced cancer using opioids: A randomized, placebo-controlled, double-blind trial. *Journal of Clinical Oncology, 32*(29), 3221–3228. https://doi.org/10.1200/JCO.2013.54.3926. Epub 2014 Jul 7. PMID: 25002731.

Pedersen, L., & Palshof, T. (2009). Pharmaceutical treatment of cancer-associated fatigue – A survey of a Cochrane review. *Ugeskrift for Laeger, 171*(39), 2830–2833.

Petersen, J. A., Toigo, M., Frese, S., & Jung, H. H. (2012). Körperliches Training bei mitochondrialen Erkrankungen. *Medizinische Genetik, 24*(3). https://doi.org/10.1007/s11825-012-0345-9

Phillips, S. M., Cadmus-Bertram, L., Rosenberg, D., Buman, M. P., & Lynch, B. M. (2018). Wearable technology and physical activity in chronic disease: Opportunities and challenges. *American Journal of Preventive Medicine, 54*(1), 144–150. https://doi.org/10.1016/j.amepre.2017.08.015

Pilkington, K., & Consortium, C.-C. (2021). *Massage (Classical/Swedish)*. CAM Cancer – CAM Summaries.

Pilkington, K., Ernst, E., & Consortium, C.-C. (2021). *Acupuncture for fatigue [online document]. [Karen Pilkington und Edzard Ernst (Englische Originalversion: CAM-Cancer Consortium.* Acupuncture for fatigue [online document]. http://www.cam-cancer.org/CAM-Summaries/ Mind-body-interventions/Acupuncture-for-fatigue – Dezember 16, 2015]. CAM Cancer – CAM Summaries.

Pilz, S., Theiler-Schwetz, V., Malle, O., Steinberger, E., & Trummer, C. (2020). Hypothyreose: Guidelines, neue Erkenntnisse und klinische Praxis. *Journal für Klinische Endokrinologie und Stoffwechsel, 13*(3), 88–95. https://doi.org/10.1007/s41969-020-00114-9

Poier, D., Büssing, A., Rodrigues Recchia, D., Beerenbrock, Y., Reif, M., Nikolaou, A., Zerm, R., Gutenbrunner, C., & Kröz, M. (2019). Influence of a multimodal and multimodal-aerobic therapy concept on health-related quality of life in breast cancer survivors. *Integrative Cancer Therapies, 18*, 1534735418820447. https://doi.org/10.1177/1534735418820447

Poort, H., Peters, M. E. W. J., van der Graaf, W. T. A., Nieuwkerk, P. T., van de Wouw, A. J., Nijhuis-van der Sanden, M. W. G., Bleijenberg, G., Verhagen, C. A. H. H. V. M., & Knoop, H. (2020). Cognitive behavioral therapy or graded exercise therapy compared with usual care for severe fatigue in patients with advanced cancer during treatment: A randomized controlled trial. *Annals of Oncology, 31*(1), 115–122. https://doi.org/10.1016/j.annonc.2019.09.002

Poort, H., Müller, F., Bleijenberg, G., Verhagen, S. A. H. H. V. M., Verdam, M. G. E., Nieuwkerk, P. T., & Knoop, H. (2021). Condition or cognition? Mechanism of change in fatigue in a randomized controlled trial of graded exercise therapy or cognitive behavior therapy for severe fatigue in patients with advanced cancer. *Journal of Consulting and Clinical Psychology, 89*(9), 731–741. https://doi.org/10.1037/ccp0000670

Porter, A. B., Liu, H., Kohli, S., Cerhan, J. L., Sloan, J., McMurray, R. P., Le-Rademacher, J., Loprinzi, C. L., Villano, J. L., Kizilbash, S. H., Mehta, M. P., Jaeckle, K. A., & Brown, P. D. (2022). Efficacy of treatment with armodafinil for cancer-related fatigue in patients with high-grade glioma: A phase 3 randomized clinical trial. *JAMA Oncology, 8*(2), 259. https://doi.org/10.1001/jamaoncol.2021.5948

Pritlove, C., Capone, G., Kita, H., Gladman, S., Maganti, M., & Jones, J. M. (2020). Cooking for vitality: Pilot study of an innovative culinary nutrition intervention for cancer-related fatigue in cancer survivors. *Nutrients, 12*(9). https://doi.org/10.3390/nu12092760

Prue, G., Rankin, J., Allen, J., Gracey, J., & Cramp, F. (2006). Cancer-related fatigue: A critical appraisal. *European Journal of Cancer, 42*(7), 846–863.

Pugh, G., Hough, R., Gravestock, H., & Fisher, A. (2020). The health behaviour status of teenage and young adult cancer patients and survivors in the United Kingdom. *Supportive Care in Cancer: Official Journal of the Multinational Association of Supportive Care in Cancer, 28*(2), 767–777. https://doi.org/10.1007/s00520-019-04719-y

Radbruch, L., Strasser, F., Elsner, F., Goncalves, J. F., Lege, J., Kaasa, S., Nauck, F., & Stone, P. (2008). Fatigue in palliative care patients – An EAPC approach. *Palliative Medicine, 22*(1), 13–32.

Ream, E., Richardson, A., & Alexander-Dann, C. (2006). Supportive intervention for fatigue in patients undergoing chemotherapy: A randomized controlled trial. *Journal of Pain and Symptom Management, 31*(2), 148–161.

Ream, E., Gargaro, G., Barsevick, A., & Richardson, A. (2015). Management of cancer-related fatigue during chemotherapy through telephone motivational interviewing: Modeling and randomized exploratory trial. *Patient Education and Counseling, 98*(2), 199–206. https://doi.org/10.1016/j.pec.2014.10.012

Ream, E., Hughes, A. E., Cox, A., Skarparis, K., Richardson, A., Pedersen, V. H., Wiseman, T., Forbes, A., & Bryant, A. (2020). Telephone interventions for symptom management in adults with cancer. *Cochrane Database of Systematic Reviews, 6*(6), Cd007568. https://doi.org/10.1002/14651858.CD007568.pub2

Reif, K., de Vries, S. I., Petermann, F., & Görres, S. (2011). *Wege aus der Erschöpfung – Ratgeber zur tumorbedingten Fatigue*. Verlag Hans Huber.

Ren, X., Wang, X., Sun, J., Hui, Z., Lei, S., Wang, C., & Wang, M. (2022). Effects of physical exercise on cognitive function of breast cancer survivors receiving chemotherapy: A systematic review of randomized controlled trials. *The Breast, 63*, 113–122. https://doi.org/10.1016/j.breast.2022.03.014

Repka, C. P., & Hayward, R. (2016). Oxidative stress and fitness changes in cancer patients after exercise training. *Medicine and Science in Sports and Exercise, 48*(4), 607–614. https://doi.org/10.1249/mss.0000000000000821

Richard, P. O., Fleshner, N. E., Bhatt, J. R., Hersey, K. M., Chahin, R., & Alibhai, S. M. (2015). Phase II, randomised, double-blind, placebo-controlled trial of methylphenidate for reduction of fatigue levels in patients with prostate cancer receiving LHRH-agonist therapy. *BJU International, 116*(5), 744–752. https://doi.org/10.1111/bju.12755

Rick, O., Körber, J., van Oorschot, B., & Höffken, K. (2022). Onkologische Rehabilitation – Teil einer modernen Krebstherapie. *Onkologie, 28*, 180–182.

Rief, H., Akbar, M., Keller, M., Omlor, G., Welzel, T., Bruckner, T., Rieken, S., Häfner, M. F., Schlampp, I., Gioules, A., & Debus, J. (2014). Quality of life and fatigue of patients with spinal bone metastases under combined treatment with resistance training and radiation therapy – A randomized pilot trial. *Radiation Oncology, 9*(1). https://doi.org/10.1186/1748-717X-9-151

Riemann, D., Baum, E., Cohrs, C., Crönlein, T., Hajak, G., Hertenstein, E., Klose, P., Langhorst, J., Mayer, G., Nissen, C., Pollmächer, T., Rabstein, S., Schlarb, A., Sitter, H., Weeß, H. G., Wetter, T., & Spiegelhalder, K. (o.J.). *S3-Leitlinie Nicht erholsamer Schlaf/Schlafstörungen. Kapitel „Insomnie bei Erwachsenen"*. (Vol. Version 2.0).

Riese, C., Weiß, B., Borges, U., Beylich, A., Dengler, R., Hermes-Moll, K., Welslau, M., & Baumann, W. (2017). Effectiveness of a standardized patient education program on therapy-related side effects and unplanned therapy interruptions in oral cancer therapy: A cluster-randomized controlled trial. *Supportive Care in Cancer, 25*(11), 3475–3483. https://doi.org/10.1007/s00520-017-3770-0

Romero, S. A. D., Jones, L., Bauml, J. M., Li, Q. S., Cohen, R. B., & Mao, J. J. (2018). The association between fatigue and pain symptoms and decreased physical activity after cancer. *Supportive Care in Cancer, 26*(10), 3423–3430. https://doi.org/10.1007/s00520-018-4203-4

Roscoe, J. A., Morrow, G. R., Hickok, J. T., Mustian, K. M., Griggs, J. J., Matteson, S. E., Bushunow, P., Qazi, R., & Smith, B. (2005). Effect of paroxetine hydrochloride (Paxil) on fatigue and depression in breast cancer patients receiving chemotherapy. *Breast Cancer Research and Treatment, 89*(3), 243–249.

Roth, A. J., Nelson, C., Rosenfeld, B., Scher, H., Slovin, S., Morris, M., O'Shea, N., Arauz, G., & Breitbart, W. (2010). Methylphenidate for fatigue in ambulatory men with prostate cancer. *Cancer, 116*(21), 5102–5110.

Salehifar, E., Azimi, S., Janbabai, G., Zaboli, E., Hendouei, N., Saghafi, F., & Borhani, S. (2020). Efficacy and safety of bupropion in cancer-related fatigue, a randomized double blind placebo controlled clinical trial. *BMC Cancer, 20*(1), 158. https://doi.org/10.1186/s12885-020-6618-9

Sandler, C. X., Lloyd, A. R., & Barry, B. K. (2016). Fatigue exacerbation by interval or continuous exercise in chronic fatigue syndrome. *Medicine and Science in Sports and Exercise, 48*(10), 1875–1885. https://doi.org/10.1249/MSS.0000000000000983

Sarfati, D., Koczwara, B., & Jackson, C. (2016). The impact of comorbidity on cancer and its treatment. *CA: A Cancer Journal for Clinicians, 66*(4), 337–350. https://doi.org/10.3322/caac.21342

Sarhill, N., Walsh, D., Nelson, K. A., Homsi, J., LeGrand, S., & Davis, M. P. (2001). Methylphenidate for fatigue in advanced cancer: A prospective open-label pilot study. *American Journal of Hospice and Palliative Care, 18*(3), 187–192.

Saxton, J. M., Scott, E. J., Daley, A. J., Woodroofe, M., Mutrie, N., Crank, H., Powers, H. J., & Coleman, R. E. (2014). Effects of an exercise and hypocaloric healthy eating intervention on indices of psychological health status, hypothalamic-pituitary-adrenal axis regulation and immune function after early-stage breast cancer: A randomised controlled trial. *Breast Cancer Research, 16*(2), R39. https://doi.org/10.1186/bcr3643

Schmidt, M. E., Bergbold, S., Hermann, S., & Steindorf, K. (2021). Knowledge, perceptions, and management of cancer-related fatigue: The patients' perspective. *Supportive Care in Cancer, 29*(4), 2063–2071. https://doi.org/10.1007/s00520-020-05686-5

Schmidt, M. E., Blickle, P., & Steindorf, K. (2022). Cancer-related fatigue: Identification of hallmarks to enable refined treatment approaches. *Psycho-Oncology, 31*(12), 2169–2176. https://doi.org/10.1002/pon.6061

Schmitz, K. H., Campbell, A. M., Stuiver, M. M., Pinto, B. M., Schwartz, A. L., Morris, G. S., Ligibel, J. A., Cheville, A., Galvão, D. A., Alfano, C. M., Patel, A. V., Hue, T., Gerber, L. H., Sallis, R., Gusani, N. J., Stout, N. L., Chan, L., Flowers, F., Doyle, C., et al. (2019). Exercise is medicine in oncology: Engaging clinicians to help patients move through cancer. *CA: A Cancer Journal for Clinicians, 69*(6), 468–484. https://doi.org/10.3322/caac.21579

Schulte, T., Hofmeister, D., Mehnert-Theuerkauf, A., Hartung, T., & Hinz, A. (2021). Assessment of sleep problems with the Insomnia Severity Index (ISI) and the sleep item of the Patient Health Questionnaire (PHQ-9) in cancer patients. *Supportive Care in Cancer.* https://doi.org/10.1007/s00520-021-06282-x

Schwartz, A. L., Thompson, J. A., & Masood, N. (2002). Interferon-induced fatigue in patients with melanoma: A pilot study of exercise and methylphenidate. *Oncology Nursing Forum, 29*(7), E85–E90.

Schwarzt, A. (1998). *Patterns of exercise and fatigue in physically active cancer survivors., 25*(3), 485–491.

Sedighi Pashaki, A., Mohammadian, K., Afshar, S., Gholami, M. H., Moradi, A., Javadinia, S. A., & Keshtpour Amlashi, Z. (2021). A randomized, controlled, parallel-group, trial on the effects of melatonin on fatigue associated with breast cancer and its adjuvant treatments. *Integrative Cancer Therapies, 20*, 1534735420988343. https://doi.org/10.1177/1534735420988343

Seely, D., Legacy, M., Auer, R. C., Fazekas, A., Delic, E., Anstee, C., Angka, L., Kennedy, M. A., Tai, L. H., Zhang, T., Maziak, D. E., Shamji, F. M., Sundaresan, R. S., Gilbert, S., Villeneuve, P. J., Ashrafi, A. S., Inculet, R., Yasufuku, K., Waddell, T. K., et al. (2021). Adjuvant melatonin for the prevention of recurrence and mortality following lung cancer resection (AMPLCaRe): A randomized placebo controlled clinical trial. *EClinicalMedicine, 33*, 100763. https://doi.org/10.1016/j.eclinm.2021.100763

Segal, R. J., Reid, R. D., Courneya, K. S., Malone, S. C., Parliament, M. B., Scott, C. G., Venner, P. M., Quinney, H. A., Jones, L. W., D'Angelo, M. E., & Wells, G. A. (2003). Resistance exercise in men receiving androgen deprivation therapy for prostate cancer. *Journal of Clinical Oncology, 21*(9), 1653–1659.

Selvanathan, J., Pham, C., Nagappa, M., Peng, P. W. H., Englesakis, M., Espie, C. A., Morin, C. M., & Chung, F. (2021). Cognitive behavioral therapy for insomnia in patients with chronic pain – A systematic review and meta-analysis of randomized controlled trials. *Sleep Medicine Reviews, 60*, 101460. https://doi.org/10.1016/j.smrv.2021.101460

Serdà i Ferrer, B.-C., van Roekel, E., & Lynch, B. M. (2018). The role of physical activity in managing fatigue in cancer survivors. *Current Nutrition Reports, 7*(3), 59–69. https://doi.org/10.1007/s13668-018-0234-1

Servaes, P., Verhagen, C., & Bleijenberg, G. (2002). Fatigue in cancer patients during and after treatment: Prevalence, correlates and interventions. *European Journal of Cancer, 38*(1), 27–43.

Shennan, C., Payne, S., & Fenlon, D. (2011). What is the evidence for the use of mindfulness-based interventions in cancer care? A review: Evidence for the use of mindfulness-based interventions. *Psycho-Oncology, 20*(7), 681–697. https://doi.org/10.1002/pon.1819

Shih, A., & Jackson, K. C. (2007). Role of corticosteroids in palliative care [email 30.07.2010 CF]. Journal of Pain & Palliative Care. *Pharmacotherapy, 21*(4), 69–76.

Silver, J. K. (2015). Cancer prehabilitation and its role in improving health outcomes and reducing health care costs. *Seminars in Oncology Nursing, 31*(1), 13–30. https://doi.org/10.1016/j.soncn.2014.11.003

Siu, S. W., Law, M., Liu, R. K., Wong, K. H., Soong, I. S., Kwok, A. O., Ng, K. H., Lam, P. T., & Leung, T. W. (2014). Use of methylphenidate for the management of fatigue in Chinese patients with cancer. *American Journal of Hospice and Palliative Care, 31*(3), 281–286.

Sleight, A. G., Crowder, S. L., Skarbinski, J., Coen, P., Parker, N. H., Hoogland, A. I., Gonzalez, B. D., Playdon, M. C., Cole, S., Ose, J., Murayama, Y., Siegel, E. M., Figueiredo, J. C., & Jim, H. S. L. (2022). A New approach to understanding cancer-related fatigue: Leveraging the 3P model to facilitate risk prediction and clinical care. *Cancers, 14*(8). https://doi.org/10.3390/cancers14081982

Song, S., Yu, J., Ruan, Y., Liu, X., Xiu, L., & Yue, X. (2018). Ameliorative effects of Tai Chi on cancer-related fatigue: A meta-analysis of randomized controlled trials. *Supportive Care in Cancer, 26*(7), 2091–2102. https://doi.org/10.1007/s00520-018-4136-y

Spahrkäs, S. S., Looijmans, A., Sanderman, R., & Hagedoorn, M. (2020). Beating cancer-related fatigue with the Untire mobile app: Results from a waiting-list randomized controlled trial. *Psycho-Oncology, 29*(11), 1823–1834. https://doi.org/10.1002/pon.5492

Speca, M., Carlson, L. E., Goodey, E., & Angen, M. (2000). A randomized, wait-list controlled clinical trial: The effect of a mindfulness meditation-based stress reduction program on mood and symptoms of stress in cancer outpatients. *Psychosomatic Medicine, 62*(5), 613–622. https://doi.org/10.1097/00006842-200009000-00004

Sprod, L. K., Fernandez, I. D., Janelsins, M. C., Peppone, L. J., Atkins, J. N., Giguere, J., Block, R., & Mustian, K. M. (2015). Effects of yoga on cancer-related fatigue and global side-effect burden in older cancer survivors. *Journal of Geriatric Oncology, 6*(1), 8–14. https://doi.org/10.1016/j.jgo.2014.09.184

Stanton AL, Ganz PA, Kwan L, Meyerowitz BE, Bower JE, Krupnick JL, Rowland JH, Leedham B, Belin TR. Outcomes from the Moving Beyond Cancer psychoeducational, randomized, controlled trial with breast cancer patients. J Clin Oncol. 2005 Sep 1;23(25):6009–18. https://doi.org/10.1200/JCO.2005.09.101. PMID: 16135469.

Starreveld, D. E. J., Daniels, L. A., Kieffer, J. M., Valdimarsdottir, H. B., de Geus, J., Lanfermeijer, M., van Someren, E. J. W., Habers, G. E. A., Bosch, J. A., Janus, C. P. M., van Spronsen, D. J., de Weijer, R. J., Marijt, E. W. A., de Jongh, E., Zijlstra, J. M., Bohmer, L. H., Houmes, M., Kersten, M. J., Korse, C. M., et al. (2021). Light therapy for cancer-related fatigue in (Non-) Hodgkin lymphoma survivors: Results of a randomized controlled trial. *Cancers, 13*(19). https://doi.org/10.3390/cancers13194948

Stout, N. L., Brown, J. C., Schwartz, A. L., Marshall, T. F., Campbell, A. M., Nekhlyudov, L., Zucker, D. S., Basen-Engquist, K. M., Campbell, G., Meyerhardt, J., Cheville, A. L., Covington, K. R., Ligibel, J. A., Sokolof, J. M., Schmitz, K. H., & Alfano, C. M. (2020). An exercise oncology clinical pathway: Screening and referral for personalized interventions. *Cancer, 126*(12), 2750–2758. https://doi.org/10.1002/cncr.32860

Strandberg, E., Bean, C., Vassbakk-Svindland, K., Brooke, H. L., Sjövall, K., Börjeson, S., Berntsen, S., Nordin, K., & Demmelmaier, I. (2022). Who makes it all the way? Participants vs. decliners, and completers vs. drop-outs, in a 6-month exercise trial during cancer treatment. Results from the Phys-Can RCT. *Supportive Care in Cancer, 30*(2), 1739–1748. https://doi.org/10.1007/s00520-021-06576-0

Taaffe, D. R., Newton, R. U., Spry, N., Joseph, D., Chambers, S. K., Gardiner, R. A., Wall, B. A., Cormie, P., Bolam, K. A., & Galvão, D. A. (2017). Effects of different exercise modalities on fatigue in prostate cancer patients undergoing androgen deprivation therapy: A year-long randomised controlled trial. *European Urology, 72*(2), 293–299. https://doi.org/10.1016/j.eururo.2017.02.019

Tang, Y., Fu, F., Gao, H., Shen, L., Chi, I., & Bai, Z. (2019). Art therapy for anxiety, depression, and fatigue in females with breast cancer: A systematic review. *Journal of Psychosocial Oncology, 37*(1), 79–95. https://doi.org/10.1080/07347332.2018.1506855

Thraen-Borowski, K. M., Gennuso, K. P., & Cadmus-Bertram, L. (2017). Accelerometer-derived physical activity and sedentary time by cancer type in the United States. *PloS One, 12*(8), e0182554. https://doi.org/10.1371/journal.pone.0182554

Tsimafeyeu, I., Tishova, Y., Zukov, R., Borisov, P., Bondarenko, A., & Zakurdaeva, K. (2021). Testosterone for managing treatment-related fatigue in patients with metastatic renal cell carcinoma: A phase 2 randomized study FARETES. *American Journal of Clinical Oncology, 44*(4), 137–142. https://doi.org/10.1097/coc.0000000000000797

Twomey, R., Yeung, S. T., Wrightson, J. G., Millet, G. Y., & Culos-Reed, S. N. (2020). Postexertional malaise in people with chronic cancer-related fatigue. *Journal of Pain and Symptom Management, 60*(2), 407–416. https://doi.org/10.1016/j.jpainsymman.2020.02.012

Twomey, R., Yeung, S., Wrightson, J. G., Sung, L., Robinson, P. D., Millet, G. Y., & Culos-Reed, S. N. (2021). Physical activity in adults with fatigue after cancer treatment: A systematic review of randomized trials with fatigue as an eligibility criterion. *Communications in Kinesiology, 1*(3). https://doi.org/10.51224/cik.v1i3.40

Van Gessel, L. D., Abrahams, H. J. G., Prinsen, H., Bleijenberg, G., Heins, M., Twisk, J., Van Laarhoven, H. W. M., Verhagen, S., Gielissen, M. F. M., & Knoop, H. (2018). Are the effects of cognitive behavior therapy for severe fatigue in cancer survivors sustained up to 14 years after therapy? *Journal of Cancer Survivorship, 12*(4), 519–527. https://doi.org/10.1007/s11764-018-0690-z

Van Vulpen, J. K., Sweegers, M. G., Peeters, P. H. M., Courneya, K. S., Newton, R. U., Aaronson, N. K., Jacobsen, P. B., Galvão, D. A., Chinapaw, M. J., Steindorf, K., Irwin, M. L., Stuiver, M. M., Hayes, S., Griffith, K. A., Mesters, I., Knoop, H., Goedendorp, M. M., Mutrie, N., Daley, A. J., et al. (2020). Moderators of exercise effects on cancer-related fatigue: A meta-analysis of individual patient data. *Medicine and Science in Sports and Exercise, 52*(2), 303–314. https://doi.org/10.1249/mss.0000000000002154

Vannorsdall, T. D., Straub, E., Saba, C., Blackwood, M., Zhang, J., Stearns, K., & Smith, K. L. (2021). Interventions for multidimensional aspects of breast cancer-related fatigue: A meta-analytic review. *Supportive Care in Cancer, 29*(4), 1753–1764. https://doi.org/10.1007/s00520-020-05752-y

Vempati, R. P., & Telles, S. (2002). Yoga-based guided relaxation reduces sympathetic activity judged from baseline levels. *Psychological Reports, 90*(2), 487–494. https://doi.org/10.2466/pr0.2002.90.2.487

Veni, T., Boyas, S., Beaune, B., Bourgeois, H., Rahmani, A., Landry, S., Bochereau, A., Durand, S., & Morel, B. (2018). Handgrip fatiguing exercise can provide objective assessment of cancer-related fatigue: A pilot study. *Supportive Care in Cancer.* https://doi.org/10.1007/s00520-018-4320-0

Verghese, C., & Abdijadid, S. (2021). *Methylphenidate.* StatPearls Publishing.

Vira, P., Samuel, S. R., Amaravadi, S. K., Saxena, P. P., Rai Pv, S., Kurian, J. R., & Gururaj, R. (2021). Role of physiotherapy in hospice care of patients with advanced cancer: A systematic review. *The American Journal of Hospice & Palliative Care, 38*(5), 503–511. https://doi.org/10.1177/1049909120951163

Wagoner, C. W., Lee, J. T., & Battaglini, C. L. (2021). Community-based exercise programs and cancer-related fatigue: A systematic review and meta-analysis. *Supportive Care in Cancer, 29*(9), 4921–4929. https://doi.org/10.1007/s00520-021-06135-7

Wang, P., Wang, D., Meng, A., Zhi, X., Zhu, P., Lu, L., Tang, L., Pu, Y., & Li, X. (2022). Effects of walking on fatigue in cancer patients: A systematic review and meta-analysis. *Cancer Nursing, 45*(1), E270–E278. https://doi.org/10.1097/NCC.0000000000000914

Wang, R., Huang, X., Wu, Y., & Sun, D. (2021a). Efficacy of qigong exercise for treatment of fatigue: A systematic review and meta-analysis. *Frontiers in Medicine, 8*, 684058. https://doi.org/10.3389/fmed.2021.684058

Wang, X. S., Shi, Q., Bhadkamkar, N. A., Cleeland, C. S., Garcia-Gonzalez, A., Aguilar, J. R., Heijnen, C., & Eng, C. (2019). Minocycline for symptom reduction during Oxaliplatin-based chemotherapy for colorectal cancer: A phase II randomized clinical trial. *Journal of Pain and Symptom Management, 58*(4), 662–671. https://doi.org/10.1016/j.jpainsymman.2019.06.018

Wang, X. S., Shi, Q., Mendoza, T., Lin, S., Chang, J. Y., Bokhari, R. H., Lin, H. K., Garcia-Gonzalez, A., Kamal, M., Cleeland, C. S., & Liao, Z. (2020). Minocycline reduces chemoradiation-related symptom burden in patients with non-small cell lung cancer: A phase 2 randomized trial. *International Journal of Radiation Oncology, Biology, Physics, 106*(1), 100–107. https://doi.org/10.1016/j.ijrobp.2019.10.010

Wang, X. S., Shi, Q., Mendoza, T. R., Garcia-Gonzalez, A., Chen, T.-Y., Kamal, M., Chen, T. H., Heijnen, C., Orlowski, R. Z., & Cleeland, C. S. (2021b). Minocycline for symptom reduction in patients with multiple myeloma during maintenance therapy: A phase II placebo-controlled randomized trial. *Supportive Care in Cancer, 29*(10), 6099–6107. https://doi.org/10.1007/s00520-021-06110-2

Wang, Y. M., Jin, B. Z., Ai, F., Duan, C. H., Lu, Y. Z., Dong, T. F., & Fu, Q. L. (2012). The efficacy and safety of melatonin in concurrent chemotherapy or radiotherapy for solid tumors: A meta-analysis of randomized controlled trials. *Cancer Chemotherapy and Pharmacology, 69*(5), 1213–1220. https://doi.org/10.1007/s00280-012-1828-8

Wilkes, S. (2006). *Bupropion. Drugs Today (Barc), 42*(10), 671–681. https://doi.org/10.1358/dot.2006.42.10.1025701

Williams, S. A., & Schreier, A. M. (2005). The role of education in managing fatigue, anxiety, and sleep disorders in women undergoing chemotherapy for breast cancer. *Applied Nursing Research, 18*(3), 138–147. https://doi.org/10.1016/j.apnr.2004.08.005

Winningham, M. (1996). Fatigue. In S. Groenwald, M. Hansen, M. Frogge, M. Goodman, & C. H. Yarbro (Hrsg.), *Cancer Symptom Management* (S. 42–58). Jones und Bartlett.

Winningham, M., Nail, L., Burke, M., Brophy, L., Cimprich, B., & Jones, L. (1994). *Fatigue and the cancer experience: The state of the knowledge., 21*, 23–36.

Wittman, N., Bernhöster, M., Vogt, L., & Banzer, W. (2011). Körperliche Aktivität bei Tumorerkrankungen – Was weiß der Patient? *62*(5), 116.

Wu, C., Zheng, Y., Duan, Y., Lai, X., Cui, S., Xu, N., Tang, C., & Lu, L. (2019). Nonpharmacological interventions for cancer-related fatigue: A systematic review and Bayesian network meta-analysis. *Worldviews on Evidence-Based Nursing, 16*(2), 102–110. https://doi.org/10.1111/wvn.12352

Wu, H. S., Davis, J. E., & Chen, L. (2021). Bright light shows promise in improving sleep, depression, and quality of life in women with breast cancer during chemotherapy: Findings of a pilot study. *Chronobiology International, 38*(5), 694–704. https://doi.org/10.1080/07420528.2021.1871914

Wu, H. S., Gao, F., Yan, L., & Given, C. (2022). Evaluating chronotypically tailored light therapy for breast cancer survivors: Preliminary findings on fatigue and disrupted sleep. *Chronobiology International, 39*(2), 221–232. https://doi.org/10.1080/07420528.2021.1992419

Xiao, P., Ding, S., Duan, Y., Li, L., Zhou, Y., Luo, X., Xie, J., & Cheng, A. S. (2021). Effect of light therapy on cancer-related fatigue: A systematic review and meta-analysis. *Journal of Pain and Symptom Management*, S0885-3924(0821)00531-00535. https://doi.org/10.1016/j.jpainsymman.2021.09.010

Yarbrough, G. G., Kamath, J., Winokur, A., & Prange, A. J., Jr. (2007). Thyrotropin-releasing hormone (TRH) in the neuroaxis: Therapeutic effects reflect physiological functions and molecular actions. *Medical Hypotheses, 69*(6), 1249–1256.

Yates, P., Aranda, S., Hargraves, M., Mirolo, B., Clavarino, A., McLachlan, S., & Skerman, H. (2005). Randomized controlled trial of an educational intervention for managing fatigue in women receiving adjuvant chemotherapy for early-stage breast cancer. *Journal of Clinical Oncology, 23*(25), 6027–6036.

Yennurajalingam, S., Frisbee-Hume, S., Palmer, J. L., Gado-Guay, M. O., Bull, J., Phan, A. T., Tannir, N. M., Litton, J. K., Reddy, A., Hui, D., Dalal, S., Massie, L., Reddy, S. K., & Bruera, E. (2013). Reduction of cancer-related fatigue with dexamethasone: A double-blind, randomized, placebo-controlled trial in patients with advanced cancer. *Journal of Clinical Oncology,* *31*(25), 3076–3082.

Yennurajalingam, S., Tannir, N. M., Williams, J. L., Lu, Z., Hess, K. R., Frisbee-Hume, S., House, H. L., Lim, Z. D., Lim, K. H., Lopez, G., Reddy, A., Azhar, A., Wong, A., Patel, S. M., Kuban, D. A., Kaseb, A. O., Cohen, L., & Bruera, E. (2017). A double-blind, randomized, placebo-controlled trial of Panax ginseng for cancer-related fatigue in patients with advanced cancer. *Journal of the National Comprehensive Cancer Network, 15*(9), 1111–1120. https://doi.org/10.6004/jnccn.2017.0149

Yennurajalingam, S., Carmack, C., Balachandran, D., Eng, C., Lim, B., Delgado, M., Guzman Gutierrez, D., Raznahan, M., Park, M., Hess, K. R., Williams, J. L., Lu, Z., Ochoa, J., & Bruera, E. (2021). Sleep disturbance in patients with cancer: A feasibility study of multimodal therapy. *BMJ Support Palliat Care, 11*(2), 170–179. https://doi.org/10.1136/bmjspcare-2019-001877

Yennurajalingam, S., Lu, Z., Rozman De Moraes, A., Tull, N. N., Kubiak, M. J., Geng, Y., Andersen, C. R., & Bruera, E. (2022). Meta-Analysis of Pharmacological, Nutraceutical and Phytopharmaceutical Interventions for the Treatment of Cancer Related Fatigue. *Cancers, 15*(1). https://doi.org/10.3390/cancers15010091

Yi, J. C., & Syrjala, K. L. (2017). Anxiety and depression in cancer survivors. *Medical Clinics of North America, 101*(6), 1099–1113. https://doi.org/10.1016/j.mcna.2017.06.005

Young, K. E., & White, C. A. (2006). The prevalence and moderators of fatigue in people who have been successfully treated for cancer. *Journal of Psychosomatic Research, 60*(1), 29–38. https://doi.org/10.1016/j.jpsychores.2005.03.011

Youngstedt, S. D. (2005). Effects of exercise on sleep. *Clinics in Sports Medicine, 24*(2), 355–365. https://doi.org/10.1016/j.csm.2004.12.003

Yuen, H. K., Mitcham, M., & Morgan, L. (2006). Managing post-therapy fatigue for cancer survivors using energy conservation training. *Journal of Allied Health, 35*(2), 121E–139E.

Zee, P. C., & Ancoli-Israel, S. (2009). Does effective management of sleep disorders reduce cancer-related fatigue? *Drugs, 69*(Suppl 2), 29–41.

Zetzl, T., Pittig, A., Renner, A., van Oorschot, B., & Jentschke, E. (2021). Yoga therapy to reduce fatigue in cancer: Effects of reminder e-mails and long-term efficacy. *Supportive Care in Cancer, 29*(12), 7725–7735. https://doi.org/10.1007/s00520-021-06345-z

Ziaeian, B., & Fonarow, G. C. (2016). Epidemiology and aetiology of heart failure. *Nature Reviews: Cardiology, 13*(6), 368–378. https://doi.org/10.1038/nrcardio.2016.25

Zick, S. M., Sen, A., Han-Markey, T. L., & Harris, R. E. (2013). Examination of the association of diet and persistent cancer-related fatigue: A pilot study. *Oncology Nursing Forum, 40*(1), E41–E49. https://doi.org/10.1188/13.Onf.E41-e49

Zick, S. M., Sen, A., Wyatt, G. K., Murphy, S. L., Arnedt, J. T., & Harris, R. E. (2016). Investigation of 2 types of self-administered acupressure for persistent cancer-related fatigue in breast cancer survivors: A randomized clinical trial. *JAMA Oncology, 2*(11), 1470. https://doi.org/10.1001/jamaoncol.2016.1867

Zick, S. M., Colacino, J., Cornellier, M., Khabir, T., Surnow, K., & Djuric, Z. (2017). Fatigue reduction diet in breast cancer survivors: A pilot randomized clinical trial. *Breast Cancer Research and Treatment, 161*(2), 299–310. https://doi.org/10.1007/s10549-016-4070-y

Zorn, S., Ehret, J., Schäuble, R., Rautenberg, B., Ihorst, G., Bertz, H., Urbain, P., & Raynor, A. (2020). Impact of modified short-term fasting and its combination with a fasting supportive diet during chemotherapy on the incidence and severity of chemotherapy-induced toxicities in cancer patients – A controlled cross-over pilot study. *BMC Cancer, 20*(1), 578. https://doi.org/10.1186/s12885-020-07041-7

Versorgungssituation: Herausforderungen und Lösungsmöglichkeiten

5

Markus Horneber, Joachim Weis und Stephanie Otto

Inhaltsverzeichnis

5.1 Algorithmus für das diagnostische und therapeutische Vorgehen
im Versorgungsalltag... 145
5.2 Schwierigkeiten in der aktuellen Versorgungssituation.................................. 148
5.3 Schritte zur Verbesserung der Versorgung.. 151
Literatur... 151

5.1 Algorithmus für das diagnostische und therapeutische Vorgehen im Versorgungsalltag

Für die onkologische Versorgungspraxis lässt sich auf der Grundlage der Empfehlungen der evidenzbasierten Leitlinien, der in den vorangehenden Kapiteln dargestellten Kenntnisse aus der klinischen Forschung und vor dem Hintergrund der praktischen Erfahrungen im Umgang mit von Fatigue betroffenen Krebspatient*innen einen Algorithmus für ein gestuftes diagnostisches und therapeuti-

M. Horneber (✉)
Klinik für Innere Medizin 3 - Schwerpunkt Pneumologie, Universitätsklinik der Paracelsus Medizinischen Privatuniversität, Klinikum Nürnberg Campus Nord, Nürnberg, Deutschland
e-mail: markus.horneber@klinikum-nuernberg.de

J. Weis
Comprehensive Cancer Centers Abteilung Selbsthilfeforschung Universitätsklinikum Freiburg, Freiburg, Deutschland
e-mail: joachim.weis@uniklinik-freiburg.de

S. Otto
Comprehensive Cancer Center Ulm (CCCU), Universitätsklinikum Ulm, Ulm, Deutschland
e-mail: stephanie.otto@uniklinik-ulm.de

J. Weis et al., *Tumorassoziierte Fatigue*, https://doi.org/10.1007/978-3-662-64615-1_5

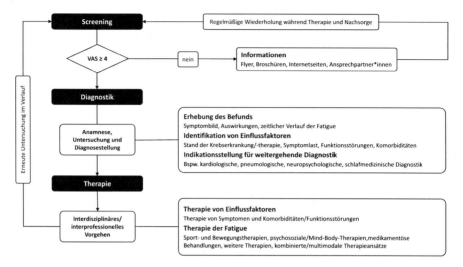

Abb. 5.1 Algorithmus für ein gestuftes Vorgehen zur Diagnostik und Therapie der tumorassoziierten Fatigue

sches Vorgehen ableiten, das sich an der Ausprägung der Symptomatik orientiert (Abb. 5.1).

Den Ausgangspunkt stellt hierbei die Aufmerksamkeit des Behandlungsteams für das Thema Fatigue dar. Diese hat das Thema verdient, wie alle anderen Krankheits- oder Therapie-assoziierten Symptome und Belastungen auch. So sollten Patient*innen ab der Diagnosestellung und möglichst bei allen Kontakten während der Therapiephase und der Nachsorge gezielt nach Müdigkeits- und Erschöpfungssymptomen gefragt werden (Abb. 5.1: „Screening"). Dies kann mit einfachen Fragen und mithilfe einer einfachen numerischen Bewertungsskala geschehen und Teil eines Symptom- und Belastungsscreenings sein. Die Fragen sollten sich hierbei möglichst auf die vorangehende Woche (die letzten 7 Tage) richten. Während einer zyklischen Chemotherapie können die Fragen auch auf die Zeit seit dem letzten Behandlungszyklus und insbesondere die erste Woche nach der Therapie bezogen werden.

Da die Betroffenen die unspezifische Fatiguesymptomatik oft nicht als mögliche Krankheitszeichen interpretieren oder aber bewusst nicht ansprechen, verhindert ein proaktives Screening eine Unterversorgung und ermöglicht eine frühzeitige Identifizierung belasteter Patient*innen. In einem solchen Screening fallen allerdings auch viele Menschen auf, die nur leichte oder zeitlich begrenzte Fatiguesymptome haben (Werte von ≤3/10 entsprechen „keine" bis „geringfügig" ausgeprägte Symptome). Im Sinne des Handlungsfelds zur Stärkung der Patientenorientierung des Nationalen Krebsplans, sollten sie *„niederschwellige, zielgruppengerechte und qualitätsgesicherte"* Informationen zu Maßnahmen und Unterstützungsangeboten erhalten, mit denen sie Fatigue vorbeugen oder mit leichten Fatiguesymptomen so umgehen können, dass sich diese nicht verstärken. Angesichts der mit diesen Maßnahmen verbundenen positiven lebensstilbezogenen Veränderungen ist davon auszugehen, dass das vorgeschlagene Fatigue-Screening auch gesundheitsökonomisch von Nutzen ist.

Geben Patient*innen beim Screening an, dass Fatiguesymptome in den vorangehenden Wochen häufig oder an den meisten Tagen mit einer Ausprägung von ≥4/10 aufgetreten sind, sollte diesen Angaben nachgegangen und als Anlass für eine Fatigue-bezogene Diagnostik gesehen werden (Abb. 5.1: „Diagnostik").

In der Fatigue-bezogenen Diagnostik kommt dem anamnestischen Gespräch die zentrale Rolle zu. Es hat zum Ziel, das genaue Symptombild und dessen Auswirkungen auf die Lebensqualität, die Funktionsfähigkeit und die Teilhabe sowie den zeitlichen Verlauf zu erfassen und nach möglichen Zusammenhängen mit Komorbiditäten und Funktionsstörungen zu suchen. Da Fatiguesymptome in den meisten Fällen nicht allein auftreten, gilt es auf weitere Beschwerden und Belastungen wie aufrechterhaltende Faktoren für Fatigue (z. B. Schmerzen, Übelkeit, Depressivität oder Schlafstörungen) zu achten. Auch kann es eine wichtige Aufgabe sein, den möglichen Zusammenhang zwischen der Fatiguesymptomatik und einer depressiven Störung zu klären, was in orientierender Form mit dem „Zwei-Fragen-Test" möglich ist (Löwe et al., 2005).

Mit einer in dieser Form gezielten Anamnese und einer orientierenden körperlichen Untersuchung lässt sich vor dem Hintergrund der jeweiligen tumorbezogenen Krankheits- und Therapiesituation und möglicher Begleiterkrankungen in der Regel eine Entscheidung über das weitere Vorgehen treffen.

Liegt dieser Schritt der „Diagnostik" (Abb. 5.1) typischerweise in den Händen der onkologisch behandelnden oder nachsorgenden Ärzt*innen, erfordern die sich daran anschließenden Schritte in den meisten Fällen ein interdisziplinäres oder interprofessionelles Vorgehen. So können Überweisungen beispielsweise zur Klärung kardiologischer, pneumologischer, neuropsychologischer oder schlafmedizinischer Fragestellungen angezeigt und die Einbindung fachpflegerischer, psychoonkologischer, bewegungstherapeutischer, rehabilitativer oder palliativmedizinischer Fachleute erforderlich sein.

Bei dem nächsten Schritt (Abb. 5.1: „Therapie") zeigt die Erfahrung, dass es bei vielen Betroffenen nicht möglich ist, eindeutige psychosoziale oder somatische Ursachen der Fatiguesymptome zu identifizieren, auf die sich eine Therapie richten könnte. Daher ist die Behandlung in der Regel symptomatisch und orientiert sich an der individuellen Ausprägung der körperlichen, psychischen und kognitiven Beschwerden, dem Ausmaß der funktionellen Beeinträchtigung, den körperlichen und psychischen Ressourcen und der aktuellen Krankheitssituation. Sie bezieht die Wünsche und Vorstellungen der Betroffenen mit ein, auch mit Blick auf die Förderung der Selbstfürsorge. Als evidenzbasierte Interventionen stehen psychoedukative Maßnahmen, Sport- und Bewegungstherapien, Mind-Body- und verhaltenstherapeutische Verfahren und - mit spezifischer Indikationsstellung - auch medikamentöse Therapien und weitere Ansätze zur Verfügung. Es ist dabei regelmäßig zu überprüfen, ob die vorab festgelegten, auf die Fatiguesymptomatik bezogenen Behandlungsziele erreicht werden und dies auch den überweisenden Ärzt*innen zurückzumelden, damit ggf. die Therapie angepasst oder erneute diagnostische Maßnahmen unternommen werden können.

Bei dem hier vorgeschlagenen Ablauf für die klinische Versorgung kommt den onkologisch behandelnden oder nachsorgenden Ärzt*innen eine zentrale Rolle zu, da bei der tumorassoziierten Fatigue immer auch der Bezug zur Krebserkrankung und -therapie besteht, wenn auch in individuell sehr unterschiedlicher Form. Sie sollten eine zielgerichtete und angemessene Diagnostik bahnen, über Behandlungsmöglichkeiten informieren und bei Bedarf therapeutische Angebote oder Ansprechpartner*innen vermitteln. Eine wichtige Bedeutung hat in diesem Prozess auch das Stellen einer Diagnose, mit der das Beschwerdebild eindeutig beschrieben wird. Die Diagnose kann, wie im sonstigen ärztlichen Sprachgebrauch auch, rein deskriptiv sein, weil die tumorassoziierte Fatigue im Klassifikationssystem der Erkrankungen (ICD) bisher keine eigenständige Krankheitskategorie darstellt. Sie sollte Angaben zu Art, Ausprägung, Dauer und Auswirkungen der Symptomatik beinhalten, z. B. *„Mittelgradiges tumorassoziiertes Fatigue-Syndrom mit vorwiegend körperlicher Ausprägung, seit MM/JJ persistierend"*. Hierbei können auch die Diagnosekriterien der Fatigue Coalition zugrunde gelegt werden (siehe Abschn. 3.2.2).

Je nach Krankheits- und Therapiephase sind im Umgang mit der tumorassoziierten Fatigue einige Besonderheiten zu beachten: Während der onkologischen Therapiephase sollten therapeutische Maßnahmen gegen Fatigue möglichst frühzeitig beginnen, da hierdurch einer Chronifizierung vorgebeugt werden kann. Dabei müssen allerdings die behandlungsbezogenen körperlichen und seelischen, aber auch zeitlichen Belastungen der Betroffen Berücksichtigung finden. Bei persistierender Fatigue in der Nachsorgephase sind die Prozesse der Krankheitsverarbeitung, Anpassung an die veränderte Lebenssituation und mögliche psychosoziale Störungen, aber auch krankheits- oder therapiebedingte Funktionsstörungen zu beachten (siehe dazu auch die S3-Leitlinie zur Psychoonkologie, (Leitlinienprogramm Onkologie, 2023). In fortgeschrittenen Krankheitssituationen, in denen nur noch palliative onkologische Therapieziele bestehen, ist Fatigue häufig ein Teil der gesamten Symptomlast und es bedarf eines multimodalen Symptommanagements. Während der palliativmedizinischen Versorgung sollte sich die Diagnostik und Therapie von Fatigue-Syndromen an den ausführlichen Empfehlungen der S3-Leitlinie zur Palliativmedizin (2020a) orientieren und die individuellen Ressourcen der schwerkranken Betroffenen berücksichtigen (Stone et al., 2023).

5.2   Schwierigkeiten in der aktuellen Versorgungssituation

Als Reaktion auf die Notwendigkeit, die onkologische Versorgung zur tumorassoziierten Fatigue zu verbessern, haben Fachgesellschaften und Organisationen in vielen Ländern Leitlinien zur Diagnostik und Therapie veröffentlicht und Arbeitsgruppen gebildet, um gezielt und systematisch die Forschung voranzubringen. So aktualisiert beispielsweise ein Expertengremium in den USA jährlich die „Clinical Practice Guidelines Cancer-related fatigue" des National Comprehensive Cancer Network (NCCN), die European Society for Medical Oncology (ESMO) hat kürzlich eine europäische Leitlinie erstellt und das Thema hat in nahezu alle evidenzbasierten Leitlinien des „Leitlinienprogramms Onkologie" Eingang gefunden. Auch auf allen großen nationalen und internationalen Krebskongressen der vergangenen Jahre war das Thema in zahlreichen Sitzungen und Vorträgen vertreten.

Damit haben sich seit der wegweisenden Publikation von Vogelzang et al. aus dem Jahr 1997, die auf den erheblichen Krankheitswert der tumorassoziierten Fatigue und die zu geringe Beachtung durch onkologisch tätige Ärzt*innen hinwies, die Erkenntnisse und Informationsmöglichkeiten substanziell verbessert. Dennoch unterschätzen Fachleute auch knapp 20 Jahre später noch die Auswirkungen von Fatigue, wie die Ergebnisse einer Befragung von Patient*innen, Onkolog*innen und onkologische Fachpfleger*innen zeigen, die in den USA die Untersuchung von Vogelzang et al. aufgriff (Williams et al., 2016): Über die Hälfte (58 %) der Patient*innen gab an, dass Fatigue während der Chemotherapie das tägliche Leben stärker beeinträchtigte als andere Symptome, wohingegen nur 29 % der Onkolog*innen und 25 % der onkologischen Fachpfleger*innen zu dieser Einschätzung kamen.

Passend zu diesen weiterhin bestehenden unterschiedlichen Ansichten zu den Auswirkungen der tumorassoziierten Fatigue zeigte sich in etlichen Umfragen, dass Fachleute Leitlinienempfehlungen zu dem Thema kaum umsetzen (Berger et al., 2015; Berger & Mooney 2016; Hilarius et al., 2011; Pearson et al., 2016, 2017). Auch die Ergebnisse von zwei Erhebungen in Deutschland mit über 2500 Krebspatient*innen vermitteln ein ähnliches Bild (Schmidt et al., 2021, 2022):

- Mehr als ein Drittel der Patient*innen kannte den Begriff „Fatigue" oder seine Bedeutung nicht,
- fast zwei Drittel der Patient*innen (58 %) fühlten sich nicht gut über Fatigue informiert,
- diejenigen, die etwas über Fatigue wussten, hatten die Informationen aus Broschüren, Büchern oder dem Internet,
- 41 % waren seit der Diagnosestellung nicht nach Fatiguesymptomen von den onkologisch behandelnden Ärzt*innen gefragt worden und auch Hausärzt*innen und Pflegekräfte hatten nicht danach gefragt,
- 87 % der Patient*innen mit stark ausgeprägten Fatiguesymptomen hatten kein Instrument zur Selbsteinschätzung erhalten,
- die am häufigsten angewendete therapeutische Maßnahme gegen Fatigue war Sport und körperliche Bewegung (68 %), allerdings hatten die Betroffenen die Initiative fast immer selbst ergriffen und
- nur 13 % nutzten psychosoziale Unterstützung und wenn, dann nur selten infolge einer Vermittlung durch die behandelnden Ärzt*innen.

Faktoren für die mangelhafte Umsetzung der klinischen Leitlinien zum Umgang mit der tumorassoziierten Fatigue wurden in den vergangenen Jahren sowohl bei den Fachleuten als auch den Patient*innen sowie im Gesundheitssystem identifiziert (Borneman et al., 2010; Pearson et al., 2015).

Viele Patient*innen informieren die Behandlungsteams nicht von sich aus über Fatiguesymptome, da sie annehmen, dass diese zur Erkrankung und Therapie gehören und nichts dagegen getan werden kann. Auch wollen viele Betroffene die Behandelnden nicht belasten oder haben Sorge vor einer Verzögerung der Tumortherapie oder einer Verringerung der Dosis, wenn sie über unerwünschte Wirkungen berichten (Fitch et al., 2008; Pertl et al., 2014; Stone et al., 2003). Wir sollten nicht erwarten, dass sich die Versorgung zur tumorassoziierten Fatigue verbessert, solange sich Patient*innen nicht ermutigt fühlen, von sich aus über Symptome und Belastungen, die mit der Krebserkrankung und -therapie verbunden sind, zu sprechen und dabei Gehör und Unterstützung finden.

Für die behandelnden Fachleute stellte in der Vergangenheit vor allem das Fehlen von wirksamen Therapieansätzen gegen Fatigue eine wesentliche Schwierigkeit dar. Das hat sich mit der Entwicklung und Evaluation von verschiedenen wirksamen Therapieansätzen und deren Empfehlung in frei zugänglichen, evidenzbasierten klinischen Leitlinien grundlegend geändert. Hinzu kommt die Präsenz des Themas auf vielen Kongressen und Fortbildungen in den letzten Jahren. Dennoch sind viele in der onkologischen Versorgung Tätige sich dessen offenbar nicht bewusst. So berichteten mehr als die Hälfte der Ärzt*innen in einer Erhebung in Australien über mangelnde Kenntnisse zur Diagnostik und Behandlung der tumorassoziierten Fatigue und äußerten den Wunsch nach gezielter Information und Fortbildung hierzu (Pearson et al., 2015). In einer weiteren Umfrage kannte die Mehrheit der ärztlich und pflegerisch in der Onkologie Tätigen die Empfehlungen für körperliche Aktivität und Training nicht, und knapp die Hälfte war der Ansicht, dass Betroffene mit Fatigue sich ausruhen sollten (Nadler et al., 2017). Auch in Deutschland wird die Teilnahme an Programmen zum körperlichen Training oder zur psychosozialen Unterstützung bei Fatigue von Ärzt*innen nur selten empfohlen, entweder, weil sie nicht über deren Wirksamkeit Bescheid wissen, oder der Meinung sind, solchen Empfehlungen würden die Patient*innen nicht nachkommen (Schmidt et al., 2021). Es erscheint also notwendig, dass Fachleute ihre bisherigen Annahmen über tumorassoziierte Fatigue überprüfen.

Zu den wesentlichen systembedingten Hinderungsfaktoren gehört, dass die zur Umsetzung eines leitlinienorientierten Umgangs erforderlichen Ressourcen fehlen und dass Kliniken, Praxen und therapeutische Einrichtungen daher nicht in der Lage sind, die evidenzbasierten Interventionen in der Regelversorgung anzubieten (Borneman et al., 2007, 2010; Pearson et al., 2015). Dies wird nicht nur an der Unklarheit der Kostenerstattung deutlich, sondern auch an den fehlenden Stellen für qualifizierte Therapeut*innen und dem Mangel an zertifizierten Einrichtungen für supervidierte nichtmedikamentöse Therapieangebote sowie an kaum vorhandenen, interdisziplinär und interprofessionell arbeitenden Expert*innengruppen für ein integriertes Symptommanagement.

Ein Teil der systembedingten Barrieren lässt sich dadurch begründen, dass die tumorassoziierte Fatigue ein heterogenes Krankheitsbild ist, für das es zum jetzigen Zeitpunkt keine spezifische Ätiologie, Biomarker oder Taxonomie zur Klassifizierung gibt. Zudem sind die wirksamen Interventionen komplex und in der sektorenübergreifenden klinischen Versorgung schwer umsetzbar. Dennoch erscheint eine gemeinsame Anstrengung zur Umsetzung der evidenzbasierten Kenntnisse auf der Ebene der Gesundheitssysteme angesichts der Häufigkeit und der Auswirkungen der tumorassoziierten Fatigue dringend geboten.

5.3 Schritte zur Verbesserung der Versorgung

Einige grundlegende Voraussetzungen für die Verbesserung der Versorgung zur tumorassoziierten Fatigue sind bereits gegeben. So existieren evidenzbasierte Leitlinien zur Diagnostik und Therapie der tumorassoziierten Fatigue, es gibt fundierte Konzepte sowohl für die grundlagenorientierte als auch für die klinische Forschung und auch erste praxisorientierte Ansätze. So hat beispielsweise die Bayerische Krebsgesellschaft e. V. in zehn ihrer Beratungsstellen ein ambulantes Angebot für eine ärztlich geleitete Diagnostik und Beratung von Patient*innen mit überschwelliger Fatigue geschaffen, das prospektiv evaluiert wird (Müller et al., 2023).

Damit Leitlinien jedoch auf allen Ebenen und über den gesamten Krankheits- und Therapieverlauf die Versorgung wirksam beeinflussen und verbessern können, muss ihre Implementierung einem geplanten, schrittweisen und fundierten Vorgehen folgen (Gagliardi et al., 2011; Kastner et al., 2015; Liang et al., 2017; Peters et al., 2022). Dabei sollte das Vorgehen theorie- bzw. modellgeleitet sein, z. B. anhand des „Knowledge-to-action Framework", wie es in Australien versucht wird (Jones et al., 2021). Auch sollten erfolgreiche Strategien, wie z. B. bei der Umsetzung von den AWMF-Leitlinien zu den Themen Schmerz und Depression, berücksichtigt werden.

Zudem ist eine begleitende systematische Evaluation angezeigt (Agbejule et al., 2021; Damschroder et al., 2009), die mit einer Pilotphase beginnen sollte, die eine Untersuchung der Machbarkeit der Implementierung in den verschiedenen Versorgungssektoren zum Ziel hat. Hierbei haben interprofessionelle Konzepte für ein systematisches Symptom- und Belastungsmanagement ein großes Potenzial für eine erfolgreiche Umsetzung.

Grundsätzlich werden für alle qualifizierten Projekte finanzielle Ressourcen benötigt, da nicht zu erwarten ist, dass in Kliniken, Praxen und sonstigen therapeutischen Versorgungseinrichtungen ohne zusätzliche Zeit und Vergütung die dafür notwendige Mehrarbeit geleistet werden kann. Daher ist die Bereitstellung von finanziellen Ressourcen für die einzelnen Schritte der Umsetzung und der begleitenden Maßnahmen unbedingt erforderlich.

Literatur

Agbejule, O. A., Hart, N. H., Ekberg, S., Koczwara, B., Ladwa, R., Simonsen, C., Pinkham, E. P., & Chan, R. J. (2021). Bridging the research to practice gap: A systematic scoping review of implementation of interventions for cancer-related fatigue management. *BMC Cancer, 21*(1), 809. https://doi.org/10.1186/s12885-021-08394-3

Berger, A. M., & Mooney, K. (2016). Dissemination and implementation of guidelines for cancer-related fatigue. *Journal of the National Comprehensive Cancer Network, 14*(11), 1336–1338.

Berger, A. M., Mitchell, S. A., Jacobsen, P. B., & Pirl, W. F. (2015). Screening, evaluation, and management of cancer-related fatigue: Ready for implementation to practice? *CA: A Cancer Journal for Clinicians, 65*(3), 190–211.

Borneman, T., Piper, B. F., Sun, V. C., Koczywas, M., Uman, G., & Ferrell, B. (2007). Implementing the Fatigue Guidelines at one NCCN member institution: Process and outcomes. *Journal of the National Comprehensive Cancer Network, 5*(10), 1092–1101. https://doi.org/10.6004/jnccn.2007.0090

Borneman, T., Koczywas, M., Sun, V. C., Piper, B. F., Uman, G., & Ferrell, B. (2010). Reducing patient barriers to pain and fatigue management. *Journal of Pain and Symptom Management, 39*(3), 486–501. https://doi.org/10.1016/j.jpainsymman.2009.08.007

Damschroder, L. J., Aron, D. C., Keith, R. E., Kirsh, S. R., Alexander, J. A., & Lowery, J. C. (2009). Fostering implementation of health services research findings into practice: A consolidated framework for advancing implementation science. *Implementation Science, 4*(1), 50. https://doi.org/10.1186/1748-5908-4-50

Fitch, M. I., Mings, D., & Lee, A. (2008). Exploring patient experiences and self-initiated strategies for living with cancer-related fatigue [marg.fitch@sunnybrook.ca]. *Canadian Oncology Nursing Journal, 18*(3), 124–140.

Gagliardi, A. R., Brouwers, M. C., Palda, V. A., Lemieux-Charles, L., & Grimshaw, J. M. (2011). How can we improve guideline use? A conceptual framework of implementability. *Implement Sci, 6*, 26. https://doi.org/10.1186/1748-5908-6-26

Hilarius, D. L., Kloeg, P. H., van der Wall, E., Komen, M., Gundy, C. M., & Aaronson, N. K. (2011). Cancer-related fatigue: Clinical practice versus practice guidelines. *Supportive Care in Cancer, 19*(4), 531–538. https://doi.org/10.1007/s00520-010-0848-3

Jones, G., Gollish, M., Trudel, G., Rutkowski, N., Brunet, J., & Lebel, S. (2021). A perfect storm and patient-provider breakdown in communication: Two mechanisms underlying practice gaps in cancer-related fatigue guidelines implementation. *Supportive Care in Cancer, 29*(4), 1873–1881. https://doi.org/10.1007/s00520-020-05676-7

Kastner, M., Bhattacharyya, O., Hayden, L., Makarski, J., Estey, E., Durocher, L., Chatterjee, A., Perrier, L., Graham, I. D., Straus, S. E., Zwarenstein, M., & Brouwers, M. (2015). Guideline uptake is influenced by six implementability domains for creating and communicating guidelines: A realist review. *Journal of Clinical Epidemiology, 68*(5), 498–509. https://doi.org/10.1016/j.jclinepi.2014.12.013

Leitlinienprogramm Onkologie (Deutsche Krebsgesellschaft, D. K., & AWMF). (2020a). *Erweiterte S3-Leitlinie Palliativmedizin für Patienten mit einer nichtheilbaren Krebserkrankung. Langversion 2.2.* (Vol. AWMF-Registernummer: 128/001OL).

Leitlinienprogramm Onkologie (Deutsche Krebsgesellschaft, D. K., & AWMF). (2023). *Psychoonkologische Diagnostik, Beratung und Behandlung von erwachsenen Krebspatient*innen. Langversion 2.1 – September 2023.* (Vol. AWMF-Registernummer: 032/051OL).

Liang, L., Bernhardsson, S., Vernooij, R. W., Armstrong, M. J., Bussières, A., Brouwers, M. C., & Gagliardi, A. R. (2017). Use of theory to plan or evaluate guideline implementation among physicians: A scoping review. *Implement Sci, 12*(1), 26. https://doi.org/10.1186/s13012-017-0557-0

Löwe, B., Kroenke, K., & Gräfe, K. (2005). Detecting and monitoring depression with a two-item questionnaire (PHQ-2). *Journal of Psychosomatic Research, 58*(2), 163–171. https://doi.org/10.1016/j.jpsychores.2004.09.006

Müller, K., Fischer, I., Koller, M., & Besseler, M. (2023). Special consultation hour for patients with cancer-related fatigue: Study protocol of an observational study of a nationwide health care structure by the Bavarian Cancer Society (BKG) in Bavaria. *Psychotherapie, Psychosomatik, Medizinische Psychologie.* https://doi.org/10.1055/a-1970-6457. (Tumor-Fatigue-Sprechstunde der Bayerischen Krebsgesellschaft e.V.: Studienprotokoll einer Beobachtungsstudie zur flächendeckenden Versorgungsstruktur in Bayern.)

Nadler, M., Bainbridge, D., Tomasone, J., Cheifetz, O., Juergens, R. A., & Sussman, J. (2017). Oncology care provider perspectives on exercise promotion in people with cancer: An examination of knowledge, practices, barriers, and facilitators. *Supportive Care in Cancer, 25*(7), 2297–2304. https://doi.org/10.1007/s00520-017-3640-9

Pearson, E. J., Morris, M. E., & McKinstry, C. E. (2015). Cancer-related fatigue: A survey of health practitioner knowledge and practice. *Supportive Care in Cancer, 23*(12), 3521–3529.

Pearson, E. J. M., Morris, M. E., & McKinstry, C. E. (2016). Cancer-related fatigue: Appraising evidence-based guidelines for screening, assessment and management. *Supportive Care in Cancer, 24*(9), 3935–3942. https://doi.org/10.1007/s00520-016-3228-9

Pearson, E. J. M., Morris, M. E., & McKinstry, C. E. (2017). Cancer related fatigue: Implementing guidelines for optimal management. *BMC Health Services Research, 17*(469), 1–11.

Pertl, M. M., Quigley, J., & Hevey, D. (2014). "I'm not complaining because I'm alive": Barriers to the emergence of a discourse of cancer-related fatigue. *Psychology & Health, 29*(2), 141–161. https://doi.org/10.1080/08870446.2013.839792

Peters, S., Sukumar, K., Blanchard, S., Ramasamy, A., Malinowski, J., Ginex, P., Senerth, E., Corremans, M., Munn, Z., Kredo, T., Remon, L. P., Ngeh, E., Kalman, L., Alhabib, S., Amer, Y. S., & Gagliardi, A. (2022). Trends in guideline implementation: An updated scoping review. *Implement Sci, 17*(1), 50. https://doi.org/10.1186/s13012-022-01223-6

Schmidt, M. E., Bergbold, S., Hermann, S., & Steindorf, K. (2021). Knowledge, perceptions, and management of cancer-related fatigue: The patients' perspective. *Supportive Care in Cancer, 29*(4), 2063–2071. https://doi.org/10.1007/s00520-020-05686-5

Schmidt, M. E., Milzer, M., Weiß, C., Reinke, P., Grapp, M., & Steindorf, K. (2022). Cancer-related fatigue: Benefits of information booklets to improve patients' knowledge and empowerment. *Supportive Care in Cancer, 30*(6), 4813–4821. https://doi.org/10.1007/s00520-022-06833-w

Stone, P., Ream, E., Richardson, A., Thomas, H., Andrews, P., Campbell, P., Dawson, T., Edwards, J., Goldie, T., Hammick, M., Kearney, N., Lean, M., Rapley, D., Smith, A. G., Teague, C., & Young, A. (2003). Cancer-related fatigue – A difference of opinion? Results of a multicentre survey of healthcare professionals, patients and caregivers. *European Journal of Cancer Care (English Language Edition), 12*(1), 20–27.

Stone, P., Candelmi, D. E., Kandola, K., Montero, L., Smetham, D., Suleman, S., Fernando, A., Rojí, R. (2023). *Management of Fatigue in Patients with Advanced Cancer Opinion statement Current Treatment Options in Oncology* 24(2), 93–107 https://doi.org/10.1007/s11864-022-01045-0

Vogelzang, N. J., Breitbart, W., Cella, D., Curt, G. A., Groopman, J. E., Horning, S. J., Itri, L. M., Johnson, D. H., Scherr, S, L., Portenoy, R. K. (1997). Patient, caregiver, and oncologist perceptions of cancer-related fatigue: results of a tripart assessment survey. The Fatigue Coalition. *Semin Hematol. 34*(3 Suppl 2):4–12.

Williams, L. A., Bohac, C., Hunter, S., & Cella, D. (2016). Patient and health care provider perceptions of cancer-related fatigue and pain. *Supportive Care in Cancer: Official Journal of the Multinational Association of Supportive Care in Cancer, 24*(10), 4357–4363. https://doi.org/10.1007/s00520-016-3275-2

Erratum zu: Prävention und Therapie

Stephanie Otto, Markus Horneber und Joachim Weis

Erratum zu:
Kapitel 4 in: J. Weis et al., *Tumorassoziierte Fatigue*
https://doi.org/10.1007/978-3-662-64615-1_4

Liebe Leserin, lieber Leser,
   vielen Dank für Ihr Interesse an diesem Buch. Leider haben sich trotz sorgfältiger Prüfung Fehler in der Tabelle 4.1 eingeschlichen, die uns erst nach Drucklegung aufgefallen sind. Die betreffende Tabelle ist jetzt korrigiert. Außerdem wurde der Anhang im Backmatter des Buches hinzugefügt.

Die aktualisierte Version des Kapitels finden Sie unter
https://doi.org/10.1007/978-3-662-64615-1_4

Tab. 4.1 Evidenzbasierte FITT-Trainings-Empfehlungen bei tumorassoziierter Fatigue. (Modifiziert nach ACSM Guidelines 2019. Aus Campbell et al., 2019)

Trainingsmodalität	F (frequency) Frequenz	I (intensity) Intensität	T (time) Zeit Sätze/Wdh	T (type) Art	Periodisierung (Wochen)	Phase	Supervidiert/ Home based
Ausdauer	3x/Woche	65 % HRmax 45 % VO$_2$max RPE 12	je 30 min	Walking, Nordic Walking, Radfahren, Schwimmen, u. a.	12 Wochen	Während der Behandlung Survivorship	S HB
Kraft	2x/Woche	60 % 1-RM RPE 12	2 × 12–15 WDH	Training an großen und mit kleinen Geräten (5–6 Übungen, Hauptmuskelgruppen)	12 Wochen	Während der Behandlung Survivorship	S HB
Kombiniertes Ausdauer-/ Krafttraining	3x/Woche + 2x/Woche	65 % HRmax 45 % VO$_2$max RPE 12 60 % 1-RM RPE 12	je 30 min 2 × 12–15 WDH	s. o.	12 Wochen	Während der Behandlung Survivorship	S HB

S: Supervidiert; HB: Home Based (häusliches Training); HRmax: Heart Rate maximal (maximale Herzfrequenz); 1-RM: max: Ein-Wiederholungsmaximum; WDH: Wiederholungen; RPE: Rating of Perceived Exertion (Borg-Skala)

Anhang

Informations- und Beratungsmöglichkeiten für Betroffene und Angehörige

Broschüren

Fatigue – chronische Müdigkeit bei Krebs
Blaue Ratgeber der Stiftung Deutsche Krebshilfe (DKH) Nr. 51
https://www.krebshilfe.de/infomaterial/Blaue_Ratgeber/Fatigue-Chronische-Muedigkeit-bei-Krebs_BlaueRatgeber_DeutscheKrebshilfe.pdf

FATIGUE: Erschöpfung und Müdigkeit bei Krebs
Informationsblatt des Krebsinformationsdienstes des Deutschen Krebsforschungszentrums
https://www.krebsinformationsdienst.de/service/iblatt/iblatt-fatigue-bei-krebs.pdf

Fatigue – wenn Müdigkeit quälend wird
Informationsbroschüre der Bayerischen Krebsgesellschaft e.V.
https://www.bayerische-krebsgesellschaft.de/uploads/tx_ttproducts/datasheet/Broschuere-Fatigue_2023_web.pdf

Fitness trotz Fatigue
Informationsbroschüre zu Bewegung und Sport der Deutschen Fatigue Gesellschaft e.V. (DFaG)
https://deutsche-fatigue-gesellschaft.de/wp-content/uploads/2020/03/DFaG_FitnessTrotzFatigue_Broschuere.pdf

Erschöpfung bei Krebs
Informationsbroschüre des Nationalen Centrums für Tumorerkrankungen (NCT) Heidelberg und des Krebsverbands Baden-Württemberg e.V.
https://www.nct-heidelberg.de/fileadmin/media/nct-heidelberg/flyer/KVBW_NCT_Fatigue_Patientenratgeber_2023.pdf

J. Weis et al., *Tumorassoziierte Fatigue*, https://doi.org/10.1007/978-3-662-64615-1

Rundum müde – Fatigue bei Krebs
Ein Ratgeber der Krebsliga Schweiz für Betroffene und Angehörige
https://ozh.ch/gitz/wp-content/uploads/sites/8/2016/10/rundum-muede-fatigue-bei-krebs-011028012111-1.pdf

Internetseiten
Die Erkrankung Fatigue: Symptome, Behandlung, Umgang
Informationen der Deutschen Fatigue Gesellschaft e. V.
https://deutsche-fatigue-gesellschaft.de/

Fatigue bei Krebspatienten: Was tun bei Müdigkeit und Erschöpfung?
Informationen des Krebsinformationsdiensts des Deutschen Krebsforschungszentrums
https://www.krebsinformationsdienst.de/leben/fatigue/fatigue-index.php

Fatigue bei Krebs – Überblick
Informationen des ONKO-Internetportals der Deutschen Krebsgesellschaft
https://www.krebsgesellschaft.de/onko-internetportal/onko-internetportal.html

Fatigue: Erschöpfung bei Krebs
Informationsseiten des Öffentlichen Gesundheitsportals Österreichs
https://www.gesundheit.gv.at/krankheiten/krebs/info/fatigue.html

Fatigue bei Krebs
Informationsseiten der Krebsliga Schweiz
https://www.krebsliga.ch/ueber-krebs/nebenwirkungen/fatigue-bei-krebs

Beratungsstellen
Persönliche Krebsberatung – das INFONETZ KREBS
Die Deutsche Krebshilfe steht Betroffenen nach einer Krebsdiagnose mit dem Team vom INFONETZ KREBS zur Seite:
https://www.krebshilfe.de/helfen/rat-hilfe/persoenliche-krebsberatung-infonetzkrebs/

Fragen zu Krebs? Wir sind für Sie da
Ärztinnen und Ärzte des Krebsinformationsdiensts des Deutschen Krebsforschungszentrums bieten aktuelles Wissen, individuelle Informationen und Hilfe zur Bewältigung von Krebs:
https://www.krebsinformationsdienst.de/

Tumor-Fatigue-Sprechstunde der Bayerischen Krebsgesellschaft
Beratungsangebot an verschiedenen Standorten in Bayern:
https://www.bayerische-krebsgesellschaft.de/krebsberatungsstellen/fatigue-sprechstunde/?L=0

Adressen zur psychosozialen Beratung vor Ort
Adressen von Krebsberatungsstellen finden Sie auf der Website des Krebs-informationsdienstes des Deutschen Krebsforschungszentrums:
www.krebsinformationsdienst.de/wegweiser/adressen/krebsberatungs-stellen.php
Betroffene, Angehörige oder Interessierte finden bei den Landeskrebsgesell-schaften Hilfe, Rat und Antworten auf ihre Fragen sowie Adressen von Beratungs-stellen in ihrer Nähe
https://www.krebsgesellschaft.de/landeskrebsgesellschaften.html

Informationen zu Sport- und Bewegungstherapieangeboten
Bewegung und Sport vor, während und nach Krebserkrankungen
Beratung, Vermittlung und Vernetzung für Betroffene, Zuweisende, Fachkräfte und Trainingsinstitutionen des Netzwerks OnkoAktiv:
https://netzwerk-onkoaktiv.de/

Fachleute für die Onkologische Trainings- und Bewegungstherapie (OTT)
Ansprechpartnerinnen und -partner finden, die an der Uniklinik Köln und der Deut-schen Sporthochschule Köln speziell im Umgang mit onkologischen Patientinnen geschult sind:
https://cio.uk-koeln.de/leben-mit-krebs/bewegung/ott-therapeutensuche/

Rehabilitations-Sportgruppen
Suchangebot des Deutschen Behindertensportverbands (DBS):
https://www.dbs-npc.de/rehasportgruppe-finden.html

Sport- und Bewegungsangebote
Suchangebot des Deutschen Olympischen Sportbundes (DOSB)
https://suche.service-sportprogesundheit.de/

Krebs-Selbsthilfe
Leben mit Krebs
Informationen zur Krebs-Selbsthilfe und zum Finden von Ansprechpartnerinnen und -partnern vom Haus der Krebs-Selbsthilfe – Bundesverband e.V.
https://www.hausderkrebsselbsthilfe.de/

Informationen für Fachleute

Fachgesellschaften und Institutionen

Deutsche Fatigue Gesellschaft e.V. (DFaG)
www.deutsche-fatigue-gesellschaft.de

**Deutsche Gesellschaft für Hämatologie und Medizinische Onkologie
(DGHO) – Arbeitskreis Fatigue**
https://www.dgho.de/arbeitskreise/a-g/fatigue

**Deutsche Krebsgesellschaft – Arbeitsgemeinschaft Supportive Maßnahmen in
der Onkologie (AGSMO)**
https://www.krebsgesellschaft.de/arbeitsgemeinschaften/agsmo.html

Leitlinien

Im Leitlinienprogramm Onkologie finden sich in den **S3-Querschnittsleitlinien
zur Palliativmedizin, Psychoonkologie und Komplementärmedizin** Informationen zur Diagnostik und Therapie der tumorassoziierten Fatigue
    https://www.leitlinienprogramm-onkologie.de/leitlinien/uebersicht
    In der **S3-Leitlinie Müdigkeit der AWMF** finden sich spezifische Informatio-
nen zur Diagnostik und Therapie der tumorassoziierten Fatigue
    https://register.awmf.org/assets/guidelines/053-0021_S3_Muedig-
keit_2023-01_01.pdf

Cancer-Related Fatigue
NCCN Clinical Practice Guidelines in Oncology (NCCN Guidelines®) – kosten-
freier Login erforderlich
    https://www.nccn.org/guidelines/guidelines-detail?category=3&id=1424

Cancer-related fatigue
ESMO Clinical Practice Guidelines for diagnosis and treatment
    https://www.esmo.org/guidelines/guidelines-by-topic/esmo-clinical-practice-
guidelines-supportive-and-palliative-care/cancer-related-fatigue

Fatigue
Guidelines der Oncology Nursing Society (ONS) – kostenpflichtiger Login erforderlich
    https://www.ons.org/pep/fatigue

**Pan-Canadian practice guidelines for screening and managing cancer-
related fatigue**
Canadian Association of Psychosocial Oncology
    https://www.capo.ca/resources/Documents/Guidelines/5.%20A%20Pan%20Ca-
nadian%20Practice%20Guideline%20for%20Screening,%20Assessment,%20
and%20Management%20of%20Cancer-Related%20Fatigue%20in%20Adults.pdf

Fatigue (PDQ®) – Health Professional Version
National Cancer Institute (USA)
    https://www.cancer.gov/about-cancer/treatment/side-effects/fatigue/
fatigue-hp-pdq

Verordnungs- und Abrechnungsmöglichkeiten für Rehabilitationssport

Verordnung von Rehabilitationssport oder Funktionstraining (Internetformular G850 der Deutschen Rentenversicherung)
https://www.gvjl.de/files/GVJL/PDF/Service/Reha-Sport%20%C3%BCber%20RV/G0850.pdf

Antrag auf Kostenübernahme für Rehabilitationssport oder Funktionstraining (Muster 56)
https://www.kbv.de/media/sp/Muster56_2023.pdf

Information für Versicherte zur Verordnung von Rehabilitationssport oder Funktionstraining
https://www.deutsche-rentenversicherung.de/SharedDocs/Formulare/DE/_pdf/G0852.html;jsessionid=9B243B0DD7682B46E477122F85ACA26D.delivery2-2-replication

Kooperation und Weiterbildung zur Sport- und Bewegungstherapieangeboten

Netzwerk OnkoAktiv
https://netzwerk-onkoaktiv.de/

Onkologische Trainings- und Bewegungstherapie (OTT)
https://cio.uk-koeln.de/leben-mit-krebs/bewegung/ott-fortbildung/

Stichwortverzeichnis

A

ABCB1-Gen 29
Abwärtsspirale 19
Achtsamkeitsbasierte Stressreduktion 107
Achtsamkeitsmeditation 101
Adaptationsvorgang des Organismus 23
Aerobe Kapazität 86
Aktinfilamentsystem der Skelettmuskulatur 26
Aktivitätstracker 100
Akupressur 111
Akupunktur 111
Akute Fatiguesymptomatik 23
Allostase 20
Allostatic load. *Siehe* Allostatische Last
Allostatic overload 20
Allostatische Last 20, 23
Allostatischer Regelungsprozess 21
American College of Sports Medicine (ACSM) 90
Amphetamin 115
Anämie 80
Anamnese 51
Angststörung 29
Anpassungsfähigkeit des Organismus 20
Anpassungsprozess, maladaptiver 29
Antidepressivum 116
Apparative Untersuchung 51
Armodafinil 116
Ärztliches Berufsrecht 77
Atemübung 107
Atmungsstörung, schlafbezogene 61
Aufklärung 77
Ausdauer 85
Ausdauertraining 85
    Wirksamkeit 88
Auslösender Faktor 25
Autonomes Nervensystem 20
    Störungen 33

B

Barriere für bewegungstherapeutische
        Interventionen
    auf Seiten der Fachleute 95
    auf Seiten der Patienten 95
Beratung 77, 98
Berufliche Reintegration 124
Biopsychosoziales Modell 23
Biotransformationsenzym 28
Borg-Skala 92
Bradford-Hill-Kriterien 24
Bupropion 116
Burnout-Syndrom 11

C

Catechol-O-Methyltransferase 28
Chair Stand Test 64
Chronic Fatigue Syndrome (ME/CFS) 11, 66
Chronifizierung 22, 148
Chronische Erkrankung mit Fatigue 2
Copingstrategie 60
    maladaptive 103
Cortisol 31

D

Damage-associated molecular patterns 26
Default-Mode-Netzwerk 34
Depression 29, 59
Diagnosekriterium 148
Diagnosestellung 148
Dosis-Wirkungs-Beziehung 24
Dysbalance im Energieverbrauch 30
Dysfunktionale Kognition 103
Dysregulation
    des Schlafverhaltens 103
    von körperlicher Aktivität und Bewegung 103

E

Effort Expenditure for Rewards Task 30
Einflussfaktor
    antineoplastische Therapie 24
    behandelbare Faktoren 79
    konstitutionelle Faktoren 27
    prämorbide Faktoren 29
    psychosoziale Faktoren 29
    Tumorerkrankung 24
Einzelnukleotid-Polymorphismus 27
Einzeltherapie 98
Eisenmangel 80
Empowerment 99
Energiestoffwechsel 27, 30
Entspannungstechnik 100
Entzündungsprozess, unterschwelliger 25, 29
Erklärungsmodell 18
Ernährungsscreening 65
Ernährungstherapie 110
Erschöpfung 2
Erythropoesestimulierendes Agens 80
Erythrozytentransfusion 81
Evidenzbasierte Leitlinie 151

F

Familienangehörige 100
Fasten 111
Fatigue Coalition 2, 4, 5, 51, 148
Fatigue-Screening 49
    Schwellenwert 50
FITT-Empfehlung 90
Fragebogen 55
Frailty 62

G

Galaminrezeptor 28
Gebrechlichkeit 61
Gehirnstoffwechsel 34
Genetischer Risikofaktor 27
Ginseng 118
Glucocorticoid 117
Glucocorticoidrezeptor 31
Glutamaterge Neurotransmission 25
Glutamat-Signalweg 26
Glutathiontransferase 28
Gruppentherapie 98
    expressiv-supportive 105
Guarana 119

H

Handgriffkraft 64
Herzfrequenzvariabilität 33

High Intensity Training 89
Hochbetagte 89
Homöostase 20
Hypnose 102
Hypogonadismus 79
Hypothalamus-Hypophysen-
    Nebennierenrinden-Achse 20, 31
    HHN-A-Kompetenz 32
Hypothyreose 79

I

ICD-10 11
Inaktivität 84
Indolamin-2,3-Dioxygenase 25
Inflammatorischer Vorgang 25
Information 77
Informationsmaterial 77
Informationsvermittlung 98
Insulinresistenz 30
Interozeption 21
Interprofessionelles Konzept 151
Interviewleitfaden 53
Intrusion 60
Ionisierende Strahlung 26

K

Katecholaminerges System 28
Kausale Bedingung
    hinreichende 22
    notwendige 22
Kausalzusammenhang 24
Ketogene Diät 111
Klinisches Interview 53, 59
Knowledge-to-action Framework 151
Kognitiv-behaviorale Intervention 98
Kognitiv-behaviorales Modell 19
Kognitiv-behaviorale Therapie (CBT) 103
Kognitive Umstrukturierung 101
Kommunikation über Fatigue 11
Komorbidität 81
Körperliche Leistungsfähigkeit 63
Körperliches Training 84
    Barrieren und Hindernisse 95
    Gegenanzeigen und Risiken 94
    Hinweise 93
Körperliche Untersuchung 51
Kraft 85
Kraftleistungsfähigkeit 63
Krafttraining 85
    Wirksamkeit 88
Krankheitsverarbeitung 60
Künstlerisches Therapieverfahren 108

L
Laboruntersuchung 51
Laktatstufentest 63
Leistungsfähigkeit, körperliche 63
Leitlinienprogramm Onkologie 148
Lichttherapie 109

M
Malen 108
Massage, medizinische 112
Meditationsübung 100
Melatonin 82, 119
Meta-Ethnografie 10
Metakognitives Modell 21
Methylphenidat 113
Mikroglia 25
Mind-Body-Verfahren 105
Mindfulness-Based Stress Reduction
    (MBSR) 107
Minocyclin 120
6-Minuten-Gehtest 64
Mitochondriale Dysfunktion 30
Modafinil 115
Molekulare Uhr 28
Müdigkeit 2
Multidimensionaler Fragebogen 55
Multimodale Therapie 121
Musiktherapie 108

N
National Comprehensive Cancer Network
    (NCCN) 2
Nationaler Krebsplan 146
Netzwerk OnkoAktiv 96
Neurasthenie 11
Neuroendokrines System 31
Neuroinflammatorischer Prozess 25
Neuronale NO-Synthase 28
Nicht erholsamer Schlaf 82

O
Obstruktive Schlafapnoe (OSA) 82
Onkologische Rehabilitation 123

P
Palliativmedizinische Versorgung 89
Paroxetin 116
Partner*in 100
Pathophysiologischer Prozess 25
Periodic Limb Movement Disorder 61, 82

Persönlichkeitsmerkmal 29
P-Glykoprotein 29
Physiologische Fatigue 18
Plastizieren 108
Polysomnografie 61
Prädiktive Regulation 21
Prähabilitation 97
Prämorbider Faktor 29
Prävalenz 3
Progressionsangst 103
Proinflammatorisches Zytokin 25
Psychischer Stressor 19
Psychoedukation 98
Psychosozialer Einfluss 29
Psychostimulans 113

Q
Qi-Gong 106
Qualitätsstandard 97

R
Reaktive Sauerstoffspezies 30
Regenerationsvorgang des Organismus 23
Regulationsstörung 31
Resilienz 101
Rezidivangst 103
RPE-Skala 92

S
Sarkopenie 62
Schlafhygiene 82, 100
Schläfrigkeit 61
Schlafstörung 61
Schutzfaktor 22
Screening 146
Selbsteinschätzung 55
Selbstfürsorge 105
Selbsthypnose 102
Selbstmanagement 99
Selbstregulationstheorie 102
Selbstwahrnehmung 105
Selbstwirksamkeit 87
    allostatische 8
Seneszenz, zelluläre 26
Short Physical Performance Battery 64
Sickness Behaviour 25
Somatischer Stressor 19
Somatosensorische Amplifikation 30
Sozialer Stressor 19
Sozialmedizinische Begutachtung 67
Spiroergometrie 63

Sport-und Bewegungstherapie 84
Stress-Allostase-Modell 19
Stressbewältigung 99
Stressor 20
Stressreduktion 101
Supportivtherapie 83
Sympathikotonus 33
Symptomcluster 10, 83
Symptomscreening und-management 83
Synonym 3

T
Tagebuchtechnik 100
Tageslichttherapie 82
Tagesschläfrigkeit 61
Tai-Chi 106
Tanztherapie 108
Thyreoliberin 121
Timed-Up-and-Go-Test 64
Trainingsdauer 88
Trainingsprogramm, ambulantes 89
Trainingsreiz 84
Trainingstagebuch 96
Training, supervidiertes 88
Transporterprotein 28
Tryptophan-Kynurenin-Stoffwechsel 26
Tryptophanstoffwechsel 25
Tumorerkrankungsaktivität 25
Tumormilieu 25

U
Überlastung, stressbedingte 20
Ubiquitin-Proteasom-System 26
Unerwünschte Arzneimittelwirkung 65

V
Verarbeitungsstrategie 29, 103
Versorgungsalgorithmus 145, 146
    Diagnostik 147
    Therapie 147
Versorgungssektor 151
Versorgungsstruktur 97
Viszerosensorischer Kortex 21
Vitamin-B6-Stoffwechsel 26
Vulnerabilität 23
    erworbene somatische und psychosoziale
        Eigenschaften 23
    konstitutionelle Merkmale 23

W
Wearable 96
Weiterbildungsangebot 97
Widerstandsfähigkeit 23

Y
Yoga 105

Z
Zelluläre Seneszenz 26
Zentrales Nervensystem, Störungen 33
Zirkadiane Rhythmik 32
Zwei-Fragen-Test 59, 147
Zytokingen 28
Zytostatische Wirkung 25

Printed in the United States
by Baker & Taylor Publisher Services